CORPO HUMANO

órgãos, sistemas e funcionamento

2ª edição

Rafael Zorzi

Iriam Gomes Starling

Editora Senac São Paulo – São Paulo – 2017

Supervisão Editorial
Bianca Encarnação

Conteúdo e Supervisão Médica
Rafael Zorzi

Ilustrações
Iriam Gomes Starling

Redação
Leonor Leal e Bianca Encarnação

Acompanhamento Técnico-pedagógico
Ana Lucia Jezuino, Mercilda Bartmann
e Paulo Bruno

Consultor-médico da Área de Saúde
Fernando Luiz Barroso

Projeto Gráfico, Diagramação e Capa
Rodolpho Oliva

Revisão
Alexandre Rodrigues Alves

Produção Gráfica
Antonio Carlos De Angelis

Dados Internacionais de Catalogação na Publicação (CIP)
(Jeane Passos de Souza - CBR 8ª/6189)

Zorzi, Rafael
Corpo humano: órgãos, sistemas e funcionamento / Rafael Zorzi; ilustrações de Iriam Gomes Starling. 2ª ed. – São Paulo : Editora Senac São Paulo, 2017.

Bibliografia.
ISBN 978-65-5536-348-7 [Venda internacional]

1. Anatomia 2. Corpo humano I. Starling, Iriam Gomes II. Título.

17-518s CDD-611
BISAC MED005000

Índice para catálogo sistemático
1. Anatomia : Corpo humano 611

Editora Senac São Paulo
Rua 24 de Maio, 208 – 3º andar
Centro – CEP 01041-000 – São Paulo – SP
Caixa Postal 1120 – CEP 01032-970 – São Paulo – SP
Tel. (11) 2187-4450 – Fax (11) 2187-4486
E-mail: editora@sp.senac.br
Home page: http://www.livrariasenac.com.br

Nota do editor

Imagens científicas do corpo humano exercem fascínio sobre quase todos nós. Prova disso foi o incrível sucesso da exposição *Corpo humano – Real e fascinante*, apresentada no Brasil em 2008-2009 e que já percorreu mais de 30 países com público que supera a casa dos 4 milhões.

Curiosidade à parte, para estudantes e profissionais de saúde, imagens de órgãos e músculos são fundamentais para a compreensão da anatomia e do funcionamento dos diversos sistemas. Entretanto, o acesso aos atlas e livros de anatomia e fisiologia é bastante restrito, uma vez que, em geral, tais obras chegam ao mercado em idiomas estrangeiros e com preços muitas vezes inviáveis para os estudantes, em especial os de nível técnico.

Durante um ano, o médico cardiologista Rafael Zorzi e a cirurgiã e artista plástica Iriam Gomes Starling trabalharam em parceria para elaborar um livro de fácil leitura e mais de 150 ilustrações inéditas, de alta qualidade científica e estética, para alunos e profissionais da área de saúde e bem-estar.

Para o Senac São Paulo, esta é mais uma oportunidade de reafirmar seu compromisso com a educação para o trabalho e a cidadania, oferecendo publicações que contribuem para o aprimoramento do mercado editorial brasileiro.

Sumário

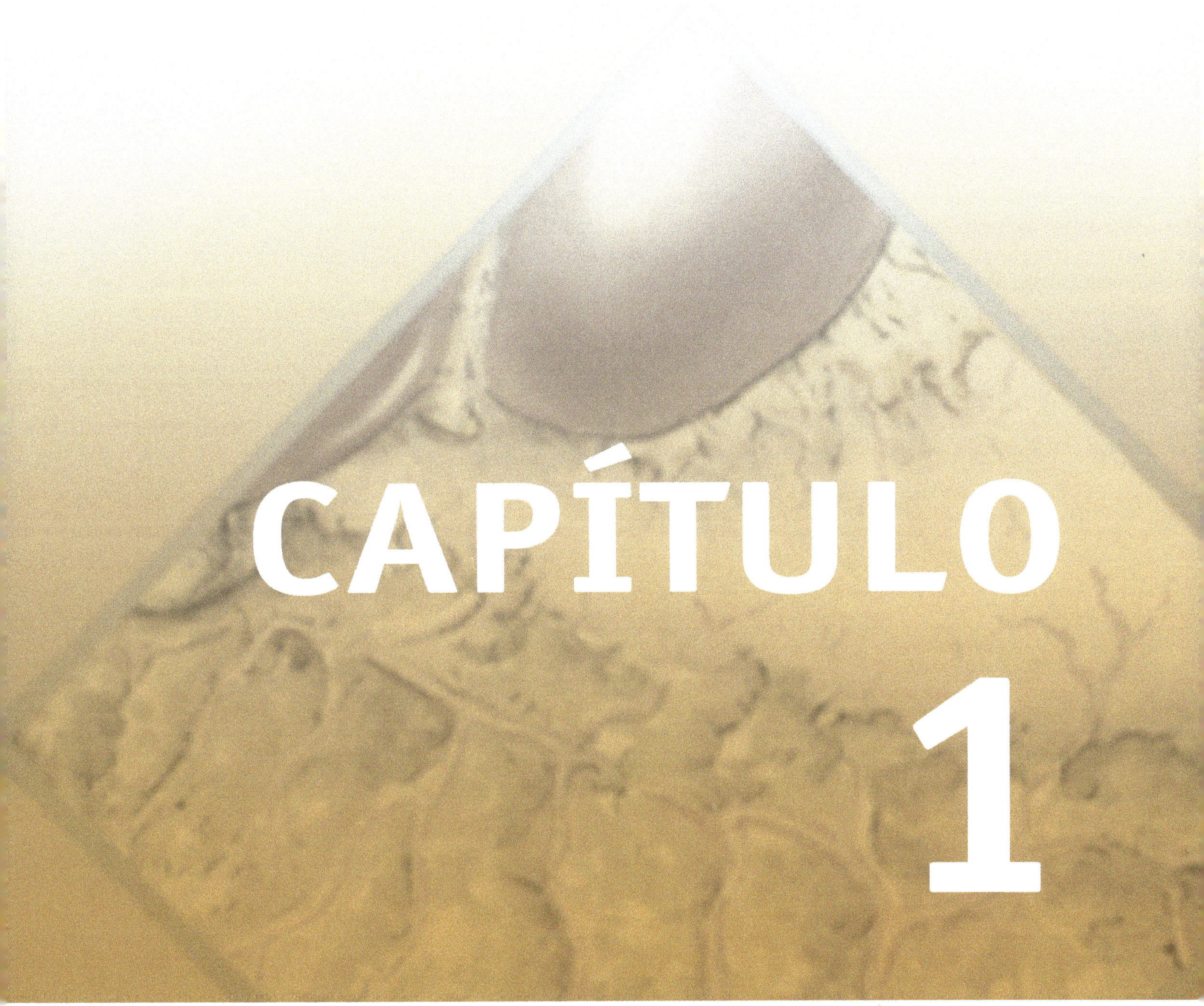

CAPÍTULO 1

Termos e conceitos básicos

Embora no dia a dia os profissionais de saúde possam usar termos populares para designar as partes do corpo humano, no ambiente de trabalho é indispensável que empreguem uma linguagem correta e precisa. Desse modo, cada um compreenderá perfeitamente o que o outro quer dizer, evitando mal-entendidos que possam ocasionar danos ao paciente.

Por isso, é importante iniciar o estudo do organismo humano com a apresentação da terminologia adotada atualmente na Anatomia. Trata-se de uma linguagem universal.

Veja, a seguir, os termos relacionados à posição, à divisão e aos movimentos do corpo, que auxiliam na sua descrição anatômica e funcional.

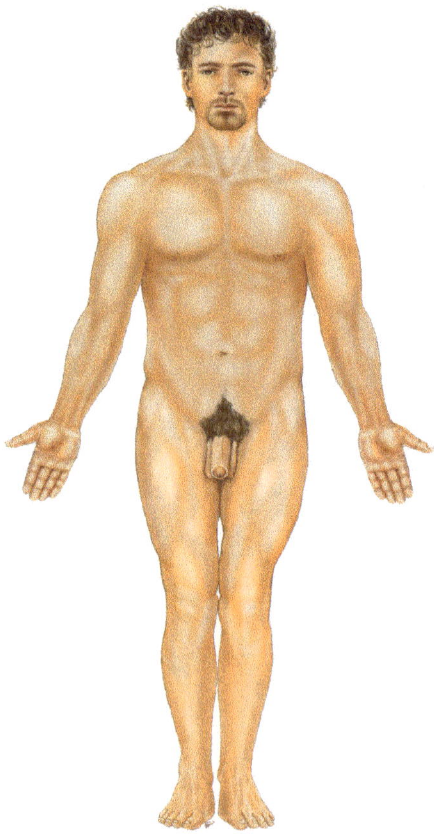

Posição anatômica

Todas as descrições apresentadas neste capítulo partem de uma posição específica, considerada padrão, denominada posição anatômica. É a posição na qual o corpo deve ser imaginado para todas as descrições e é definida de modo a não deixar dúvidas quanto às relações entre as diferentes partes do corpo.

A posição anatômica apresenta as seguintes características:

- Indivíduo de pé, ereto, com a cabeça e o olhar voltados para frente.
- Membros superiores pendentes, com as palmas das mãos viradas para frente.
- Membros inferiores juntos, com os dedos dos pés para frente.

Planos anatômicos de secção

Para descrever as estruturas do corpo humano, parte-se da posição anatômica, tendo três planos como base: sagital, coronal e horizontal. Esses planos são superfícies imaginárias que atravessam o corpo em diferentes direções e pontos.

Plano sagital

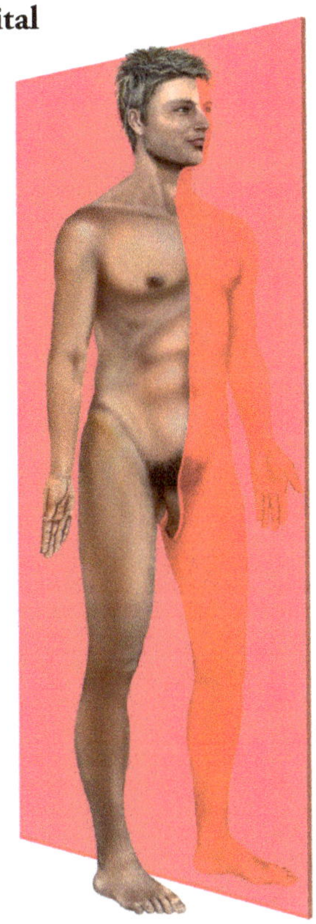

O plano sagital é vertical e corta o corpo longitudinalmente, dividindo-o em duas partes, direita e esquerda. Qualquer plano que tenha esse comportamento é considerado sagital, onde quer que atravesse o corpo. Quando um plano sagital passa pela linha mediana do corpo, dividindo-o em duas metades simétricas, como mostra a figura, é chamado de plano sagital mediano.

O plano coronal (ou frontal) também é vertical, porém, perpendicular ao plano mediano. Ele divide o corpo em porções anterior e posterior. Qualquer plano que apresente tais características é dito coronal, não importa em que local passe pelo corpo.

O plano horizontal (ou transversal) atravessa o corpo transversalmente, dividindo-o em porções superior e inferior. Qualquer plano que apresente tais características é dito horizontal, não importa em que local passe pelo corpo.

Plano coronal

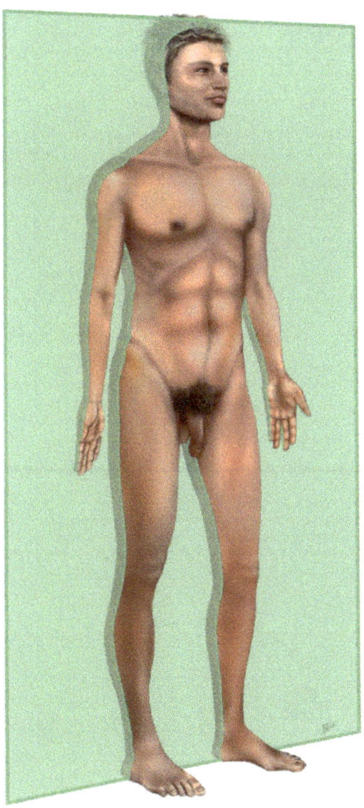

Plano horizontal

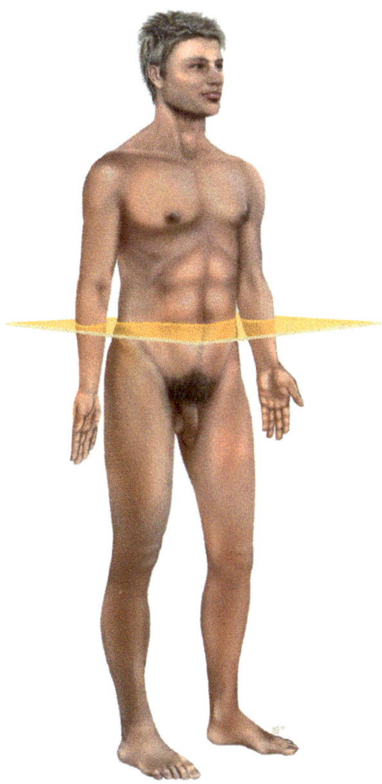

Os três planos anatômicos sobre o mesmo corpo

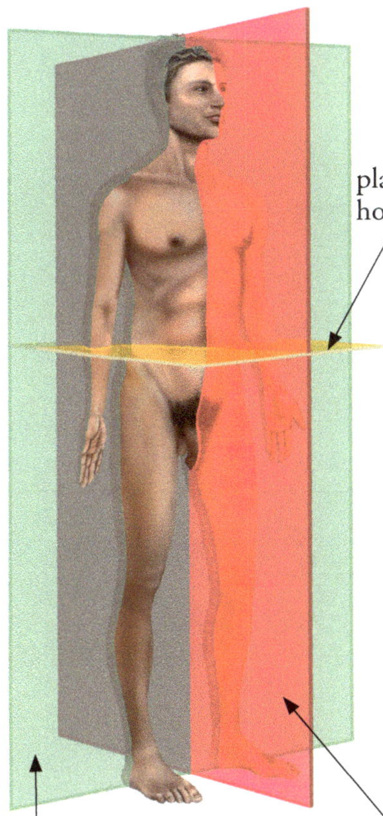

Termos de relação ou de comparação

Os principais termos empregados na localização das partes do nosso corpo são termos comparativos, ou seja, relacionam uma estrutura do corpo a um plano ou a outra estrutura. Usá-los facilita bastante a comunicação entre os profissionais, seja numa conversa, na leitura de um livro, no cumprimento de uma ordem ou na realização de um procedimento.

Estruturas medial e lateral

Uma estrutura é definida como medial quando está mais próxima do plano sagital mediano e será lateral se estiver mais afastada desse mesmo plano.

Analisando a imagem, observa-se que, na posição anatômica, o olho é lateral ao nariz porque está mais afastado no plano mediano, do mesmo modo que a orelha é lateral ao olho. No entanto, o olho é medial à orelha, já que está mais próximo do plano mediano do que ela.

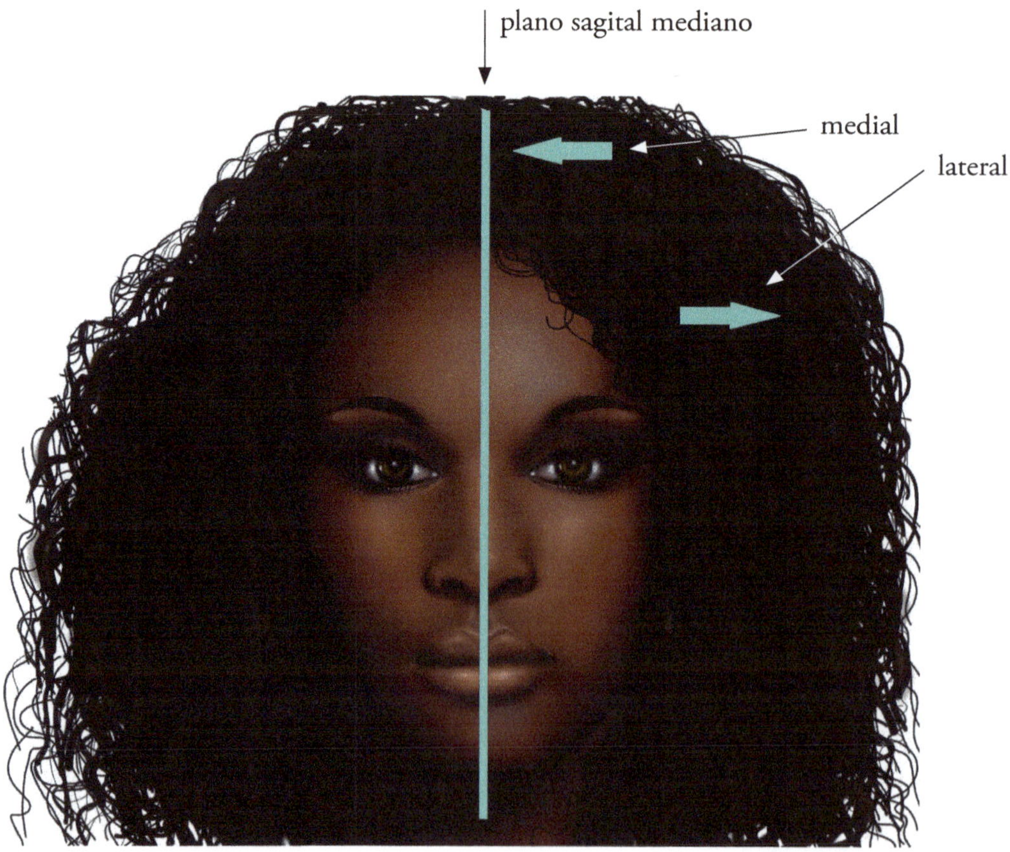

Estruturas anterior e posterior

Caracteriza-se como anterior ou ventral a estrutura que está à frente de um plano coronal. Mas, se estiver atrás desse mesmo plano, a estrutura é chamada de posterior ou dorsal.

Por exemplo, diz-se que o dorso é posterior e que a região peitoral é anterior.

Estruturas superior e inferior

A estrutura que está mais próxima à cabeça, acima de um plano horizontal, é definida como superior ou cranial. Ao contrário, se ela estiver mais próxima dos pés, abaixo de um plano horizontal, será definida como inferior ou caudal.

Nota-se que a cabeça é superior e o tórax é inferior ao pescoço.

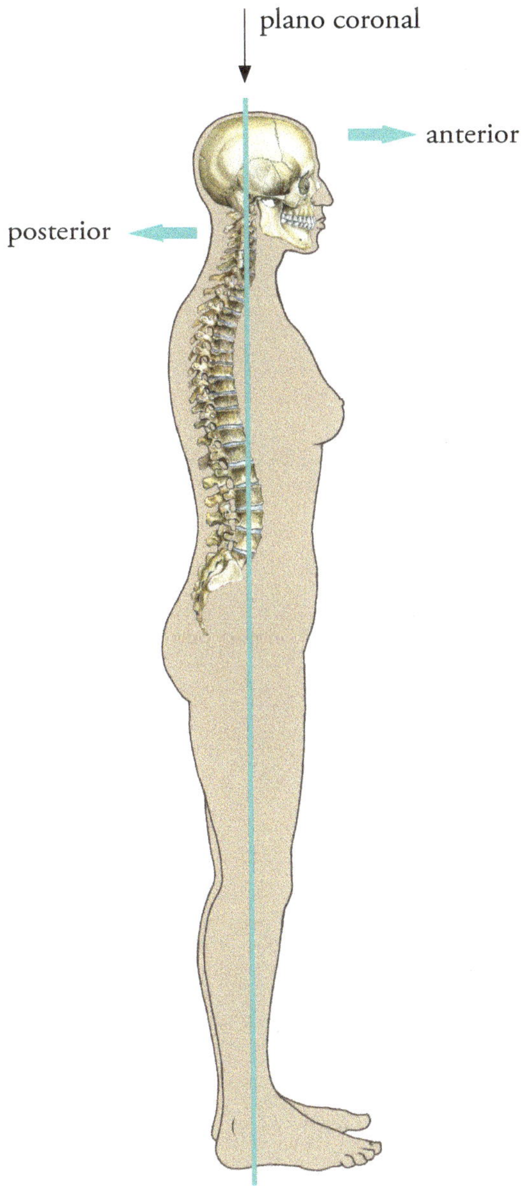

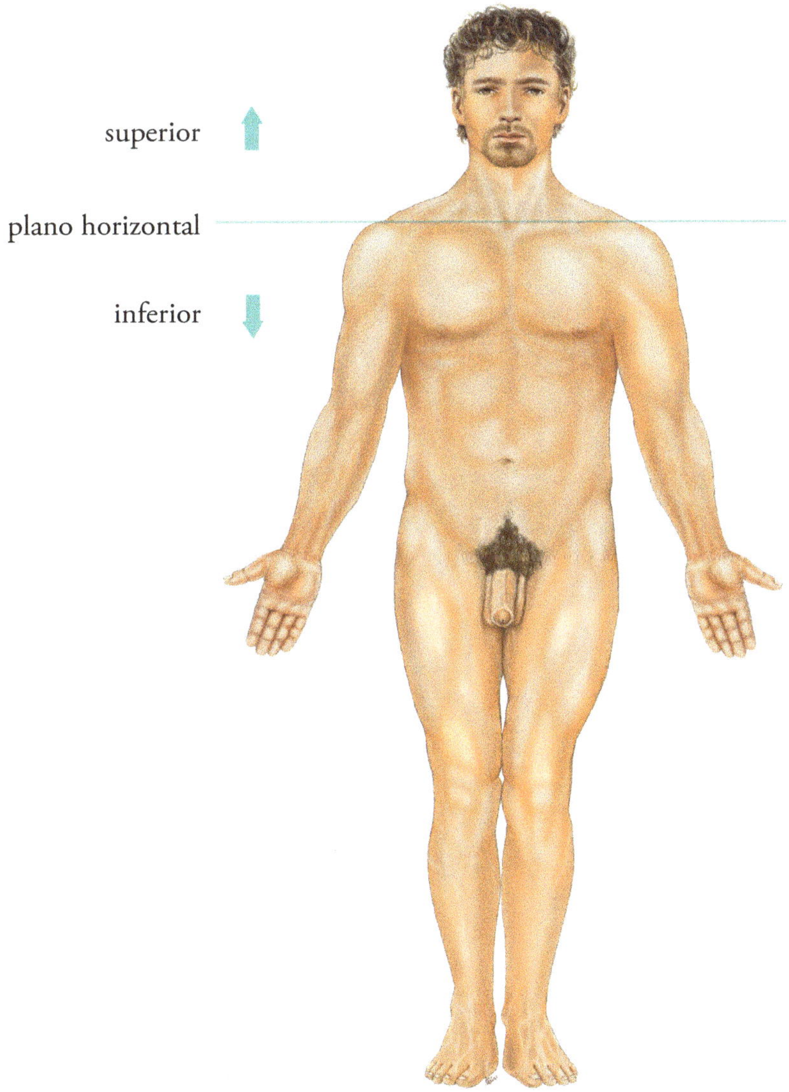

Estruturas proximal e distal

A porção de uma estrutura que está mais próxima de seu ponto de origem é dita proximal. Entretanto, se essa porção está mais distante do ponto de origem da estrutura, será apontada como distal.

No caso de uma porção situada em qualquer um dos membros, por exemplo, deve-se tomar o tronco como referência, como ponto de origem. Desse modo, é dito que, em relação ao membro inferior, a coxa é sua porção proximal, pois está mais próxima do tronco. Já a mão é uma porção distal do membro superior, pois está mais distante do tronco.

Nota-se que o cotovelo é distal ao ombro, porém proximal em relação à mão.

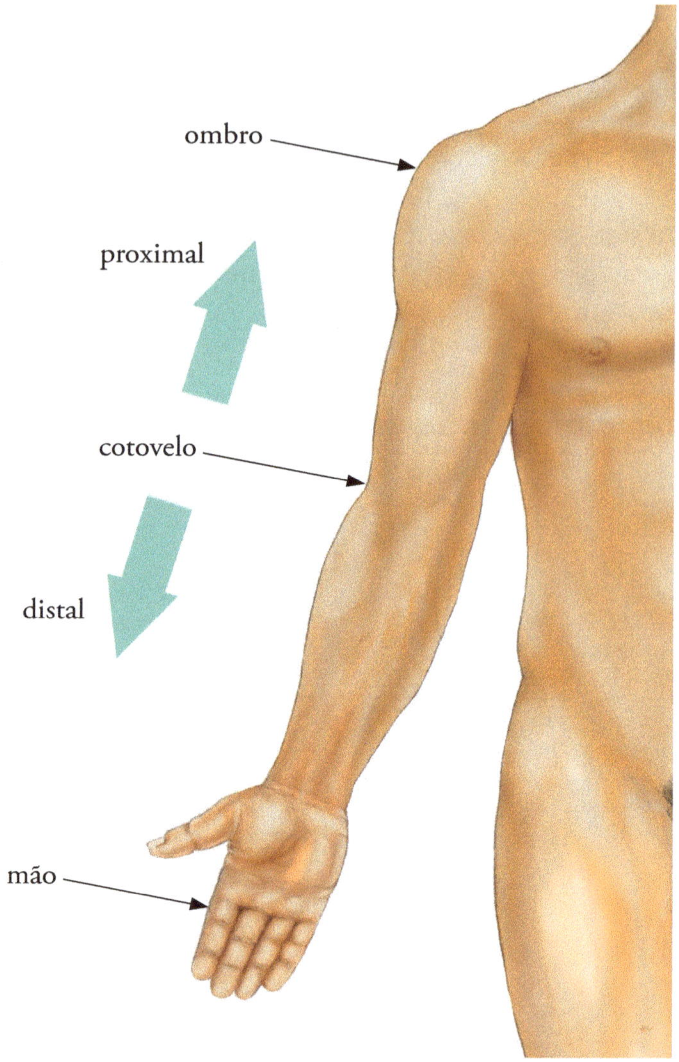

Estruturas superficial e profunda

Em relação à superfície do corpo, dizemos que uma estrutura é superficial ou profunda conforme esteja mais próxima ou mais distante da superfície, respectivamente.

Os músculos do abdome, por exemplo, são mais superficiais, enquanto órgãos internos, como o fígado, são mais profundos.

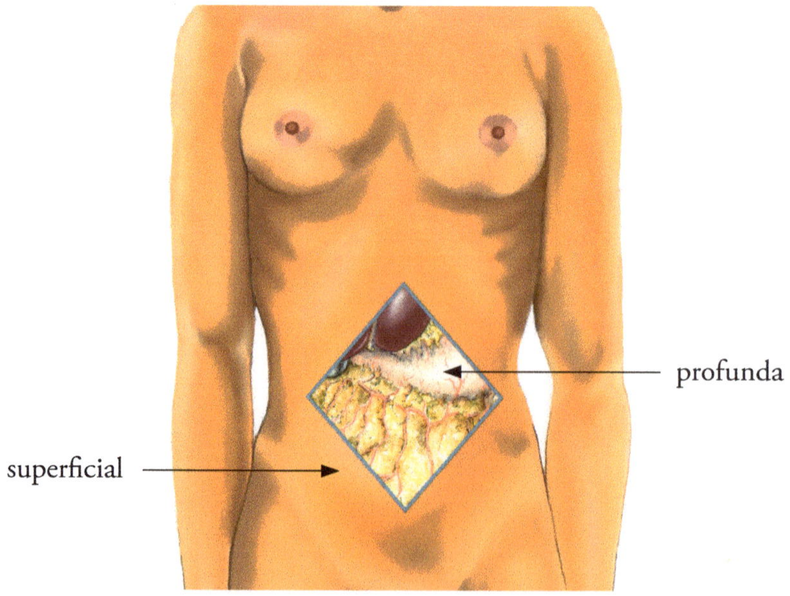

Estruturas ipsilateral e contralateral

Duas estruturas são ipsilaterais quando estão no mesmo lado do corpo e contralaterais quando estão em lados opostos.

Por exemplo: o apêndice e o fígado são ipsilaterais, enquanto a vesícula biliar e o baço são contralaterais.

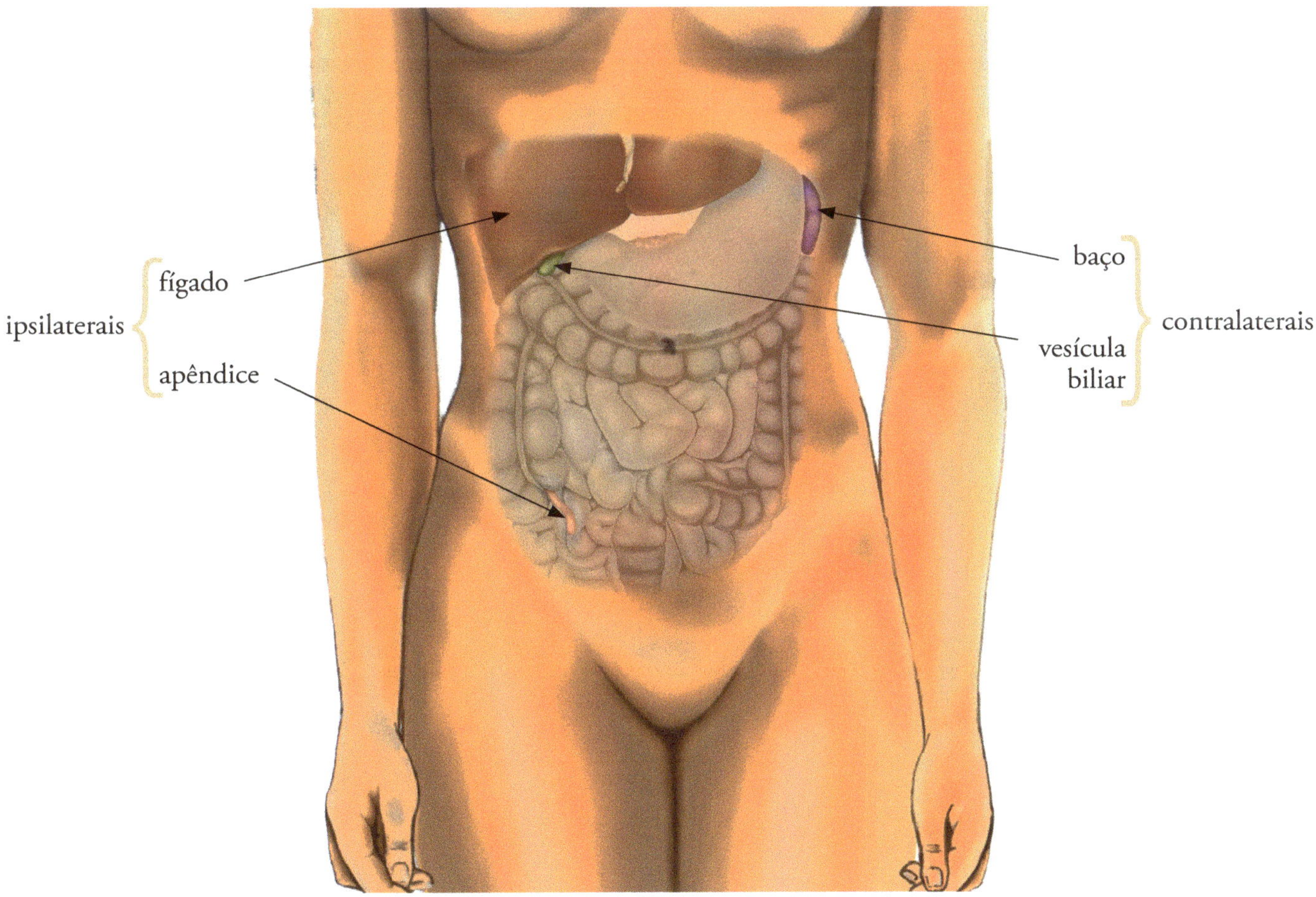

Termos de movimento

Os termos analisados anteriormente descrevem posições estáticas, em que o corpo está parado, na posição anatômica. Mas há termos que descrevem os movimentos, como você verá a seguir.

Flexão e extensão

Quando se dobra uma parte do corpo sobre a outra, diminuindo a angulação entre elas, faz-se uma flexão. Ao contrário, quando se retorna à posição original, aumentando a angulação entre elas, faz-se uma extensão. Para melhor visualização desses movimentos, faça você mesmo uma flexão, levando a mão até o ombro do mesmo lado. Faça também uma extensão voltando o membro superior à posição original.

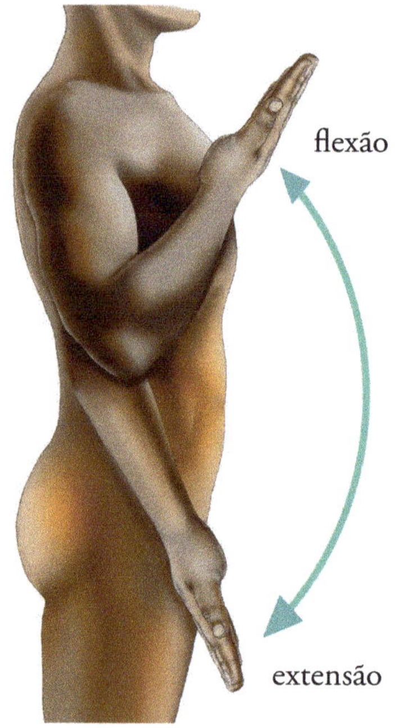

Outros exemplos de flexão e extensão:

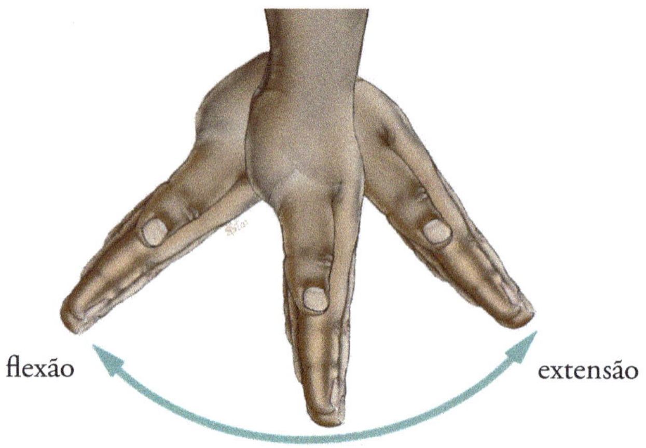

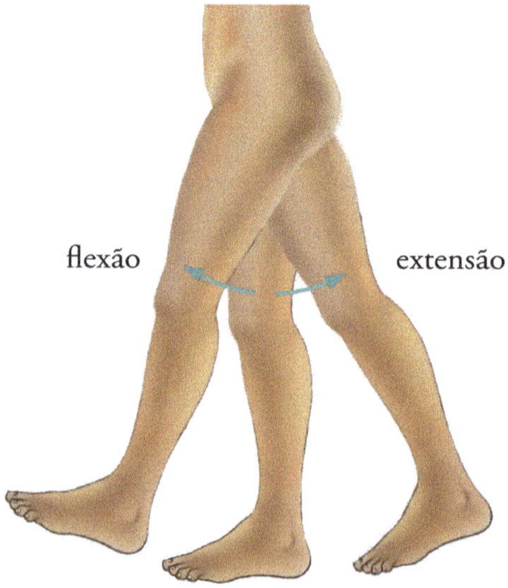

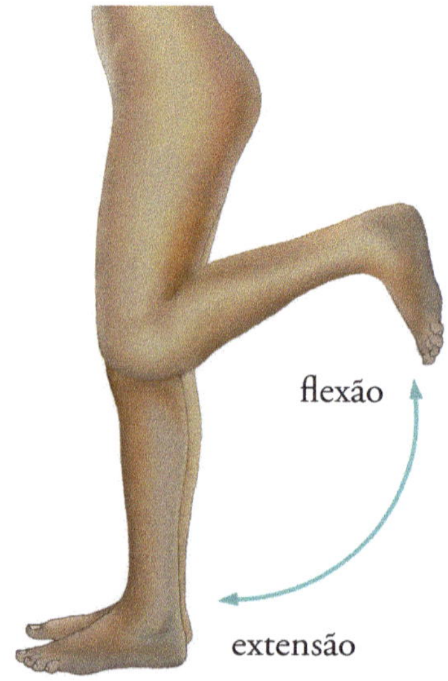

Abdução e adução

Sempre que se afasta uma parte do corpo em relação ao plano mediano produz-se um movimento denominado abdução. Quando uma parte do corpo se aproxima do plano mediano produz-se um movimento oposto, de nome parecido, mas de significado inverso: adução.

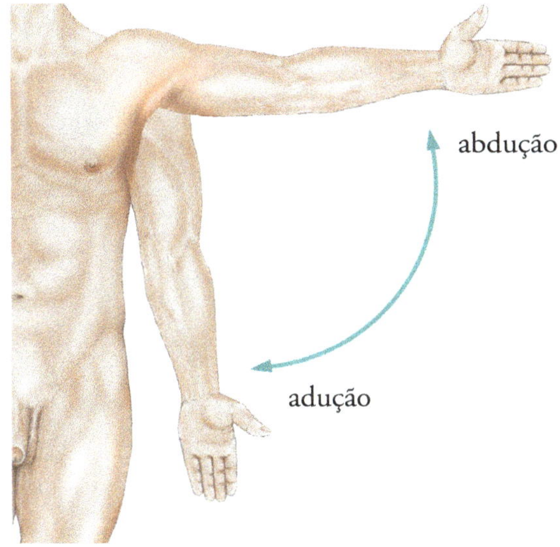

Ao abrir o braço como se fosse espreguiçar, realiza-se um movimento de abdução. Ao retornar o braço à posição anatômica, o movimento é de adução.

A seguir, temos outros exemplos de abdução e adução dos membros superiores e inferiores:

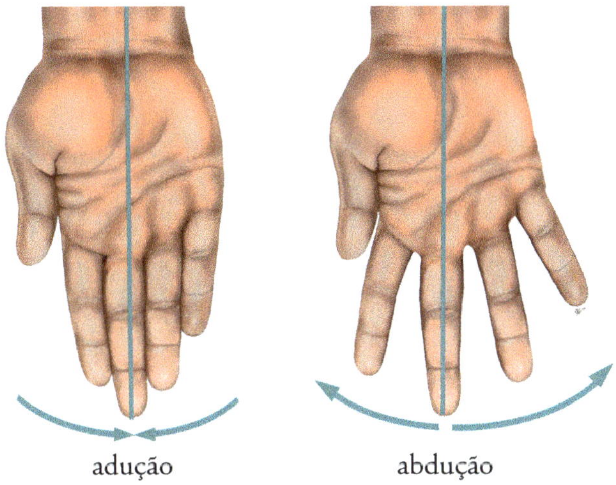

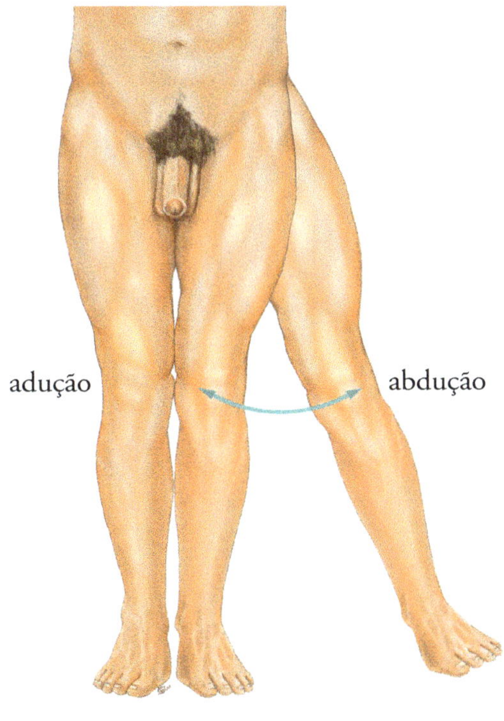

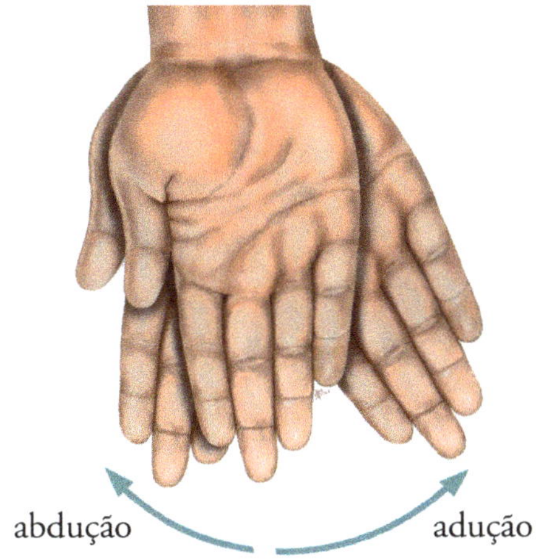

Rotação

Quando uma parte do corpo gira ao redor do seu próprio eixo longitudinal, ocorre um movimento de rotação. As setas indicam um movimento de rotação dos membros em torno do seu próprio eixo longitudinal.

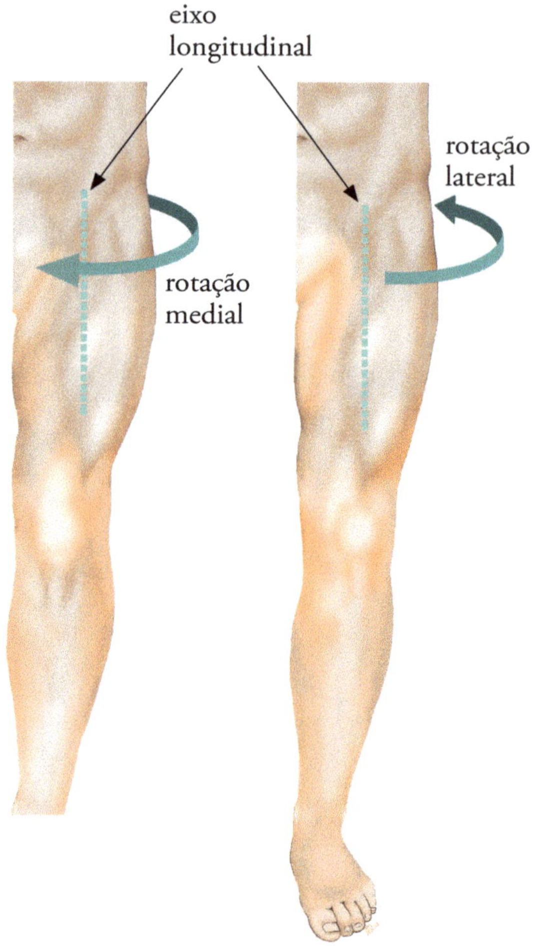

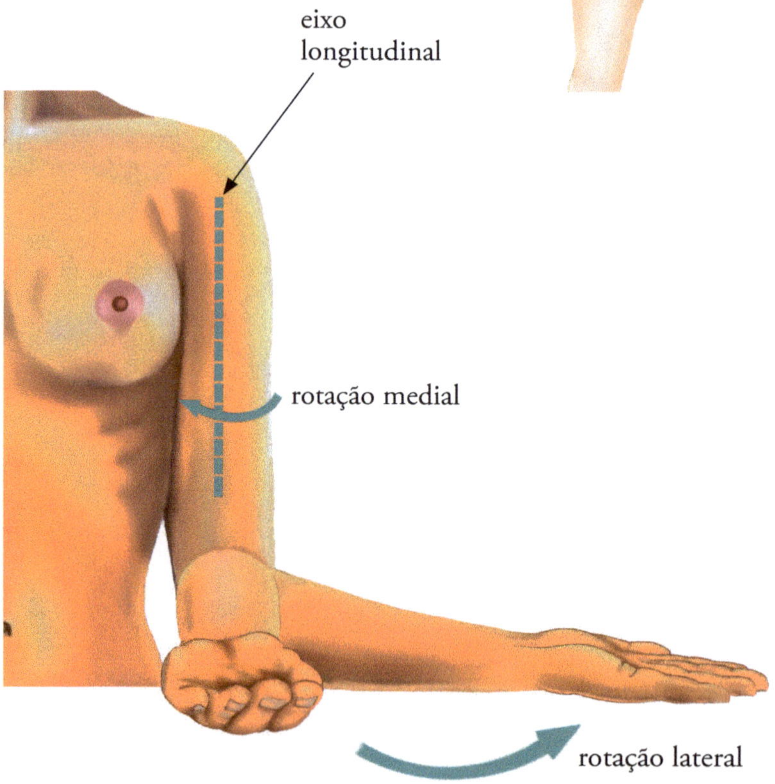

Supinação e pronação

O movimento de supinação acontece quando o antebraço se movimenta de modo a colocar o membro superior na posição anatômica, em que as palmas das mãos ficam viradas para frente. Ao contrário, quando o movimento leva a uma posição de palma da mão virada para trás, ele é chamado de pronação. As setas indicam esses movimentos:

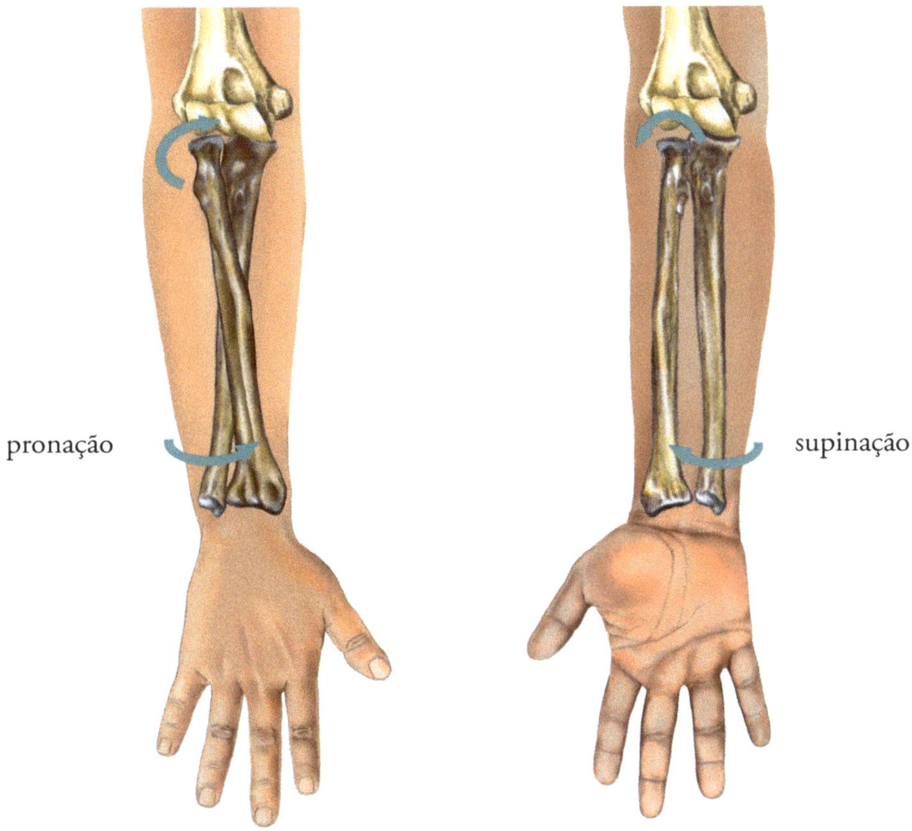

Regiões anatômicas do corpo

O conhecimento de todos os termos tratados até então pode ser insuficiente para indicar uma parte mais específica do corpo quando da descrição de uma lesão, por exemplo. Para evitar esse tipo de dificuldade, vale a pena conhecer as regiões em que o corpo humano é dividido, do ponto de vista anatômico.

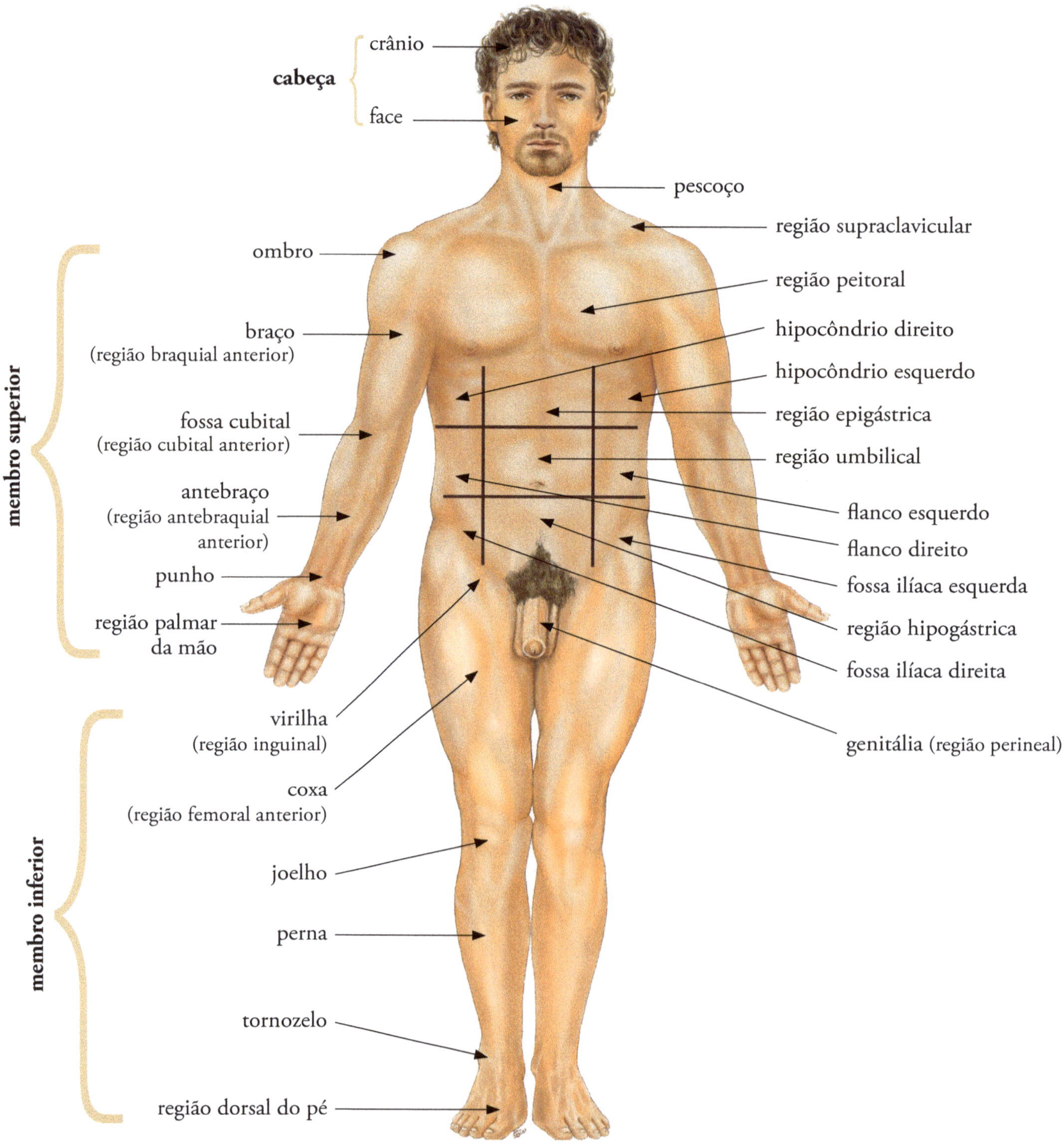

De maneira bastante genérica, diz-se que o corpo humano é composto de cabeça, tronco e membros. Em anatomia, é importante subdividir melhor o corpo.

A cabeça é o segmento mais superior do corpo e pode ser dividida em crânio e face. O crânio é a região mais superior e posterior, que abriga o encéfalo, a parte mais nobre do sistema nervoso. A face, popularmente chamada de rosto, é anterior, abrigando os órgãos dos sentidos (olhos, nariz, orelhas) e a porção inicial dos sistemas digestório e respiratório.

A cabeça se liga ao tronco pelo pescoço, região estreita e de anatomia interna bastante complexa, por onde passam estruturas musculares, viscerais, vasculares e nervosas.

O tronco é a maior porção do corpo e pode ser dividido em tórax, abdome e pelve. Os membros superiores ligam-se ao tronco na região do tórax, podendo ser divididos em: axila, braço, cúbito (popularmente chamado de "cotovelo"), antebraço, punho e mão – de proximal para distal.

Os membros inferiores podem ser divididos, também de proximal para distal, em: região glútea, região inguinal, coxa, joelho e região poplítea, perna, tornozelo e pé.

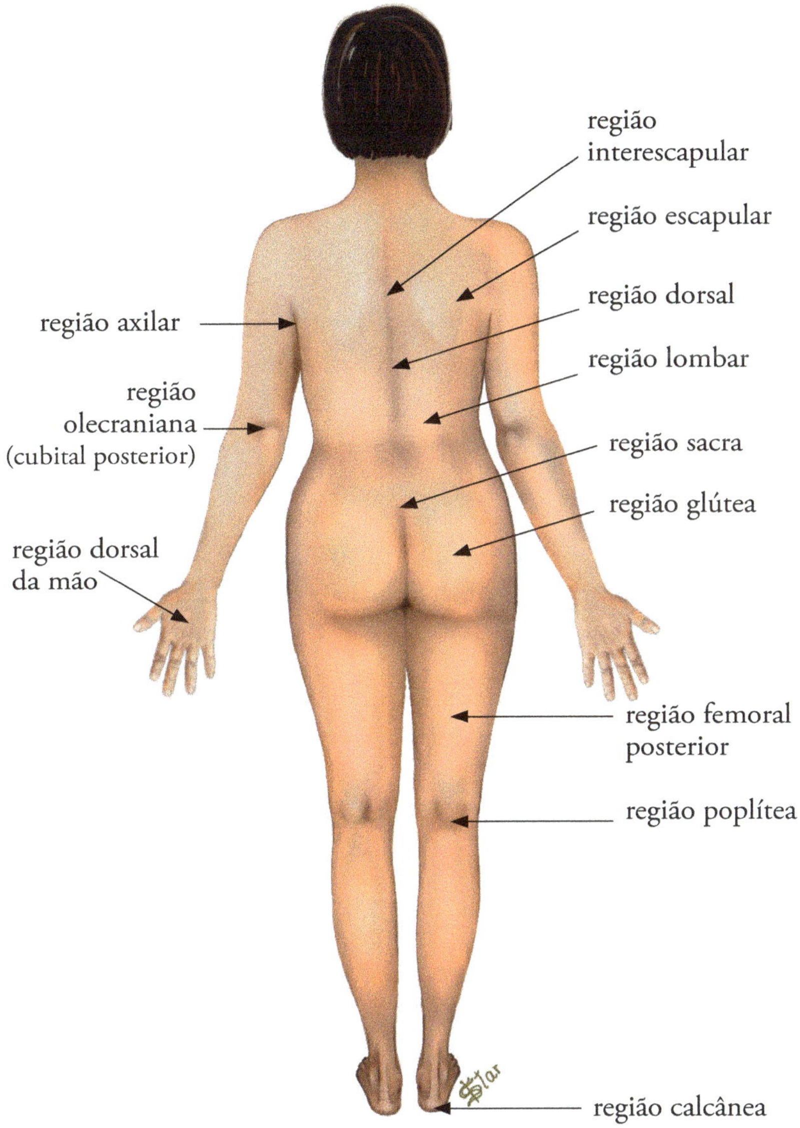

Anatomia superficial e profunda do corpo

O corpo é revestido superficialmente pela pele. Abaixo dela, há uma camada de tecido subcutâneo com quantidade variável de gordura e, mais abaixo, uma camada muscular. Em alguns pontos específicos não há essa camada muscular, como na região anterior da perna, onde se percebe a superfície óssea da tíbia logo abaixo do subcutâneo, o que torna as pancadas na "canela" especialmente dolorosas.

Entremeados às camadas musculares encontram-se os vasos sanguíneos e os nervos. Abaixo, fica a estrutura óssea e articular, formando o arcabouço do corpo.

Na cabeça e no tronco, além dessa estrutura básica, há cavidades que servem para abrigar os órgãos internos. No crânio, a cavidade craniana abriga o encéfalo. Na região do dorso, no meio da coluna vertebral, localiza-se o canal vertebral, que abriga outra parte do sistema nervoso central: a medula espinhal. No tronco, há três cavidades: torácica, abdominal e pélvica.

Entre a cavidade torácica e a cavidade abdominal existe uma visível separação: o músculo diafragma, que forma uma barreira entre elas, deixando passar somente algumas estruturas por meio de orifícios nesse mesmo músculo. Já entre as cavidades abdominal e pélvica não há limite definido, de forma que as estruturas podem transitar com mais liberdade entre elas. Por esse motivo, costuma ser também usada a nomenclatura cavidade abdominopélvica.

Quanto ao conteúdo, a cavidade torácica abrange o coração, os pulmões, alguns órgãos do sistema respiratório como traqueia e brônquios, além do esôfago, parte do sistema digestório. A cavidade abdominal possui o fígado, a vesícula biliar, o baço, o estômago, o intestino delgado e parte do intestino grosso. Já a cavidade pélvica contém os órgãos genitais internos, a bexiga e parte dos intestinos.

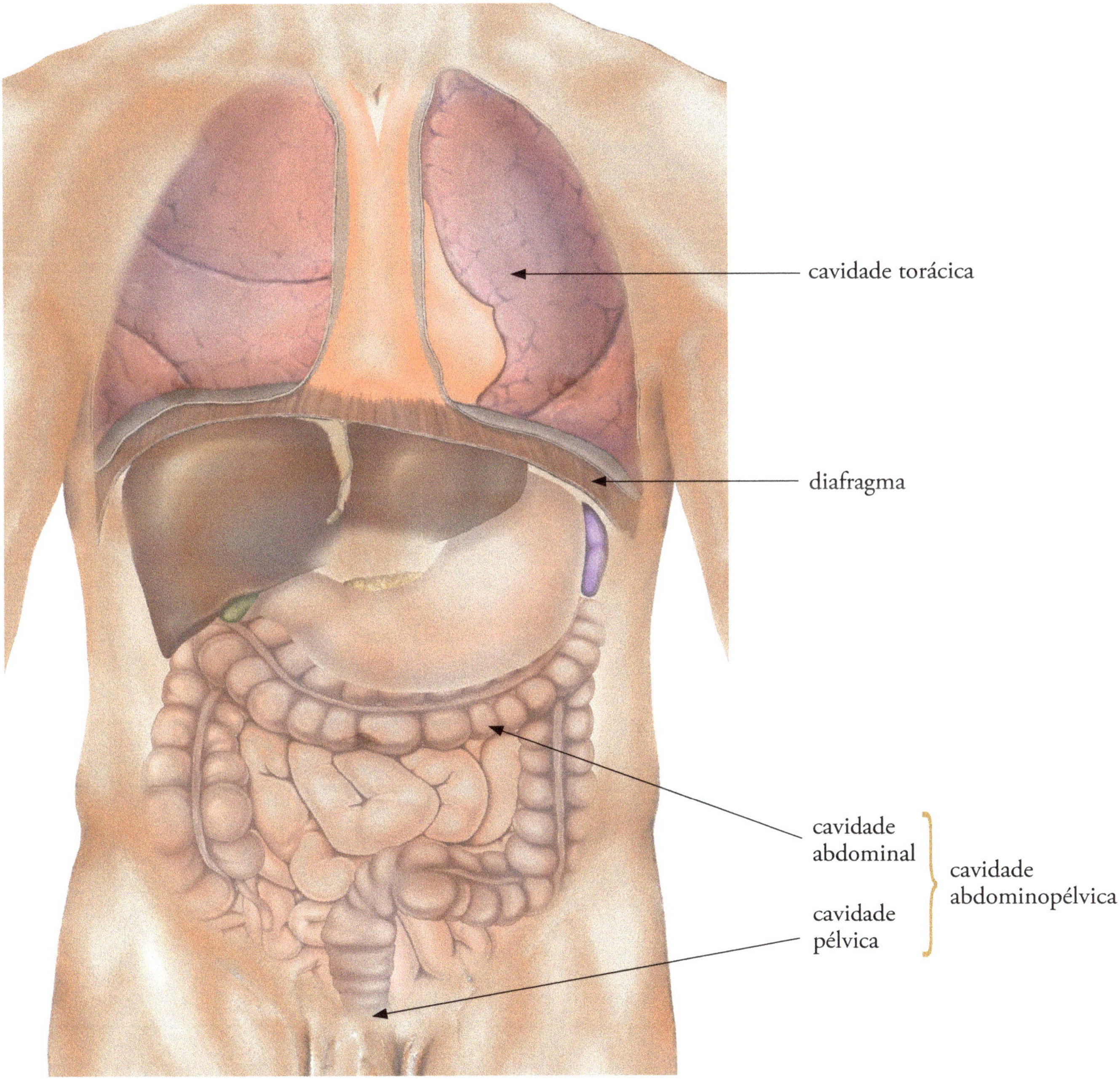

Cavidades anatômicas

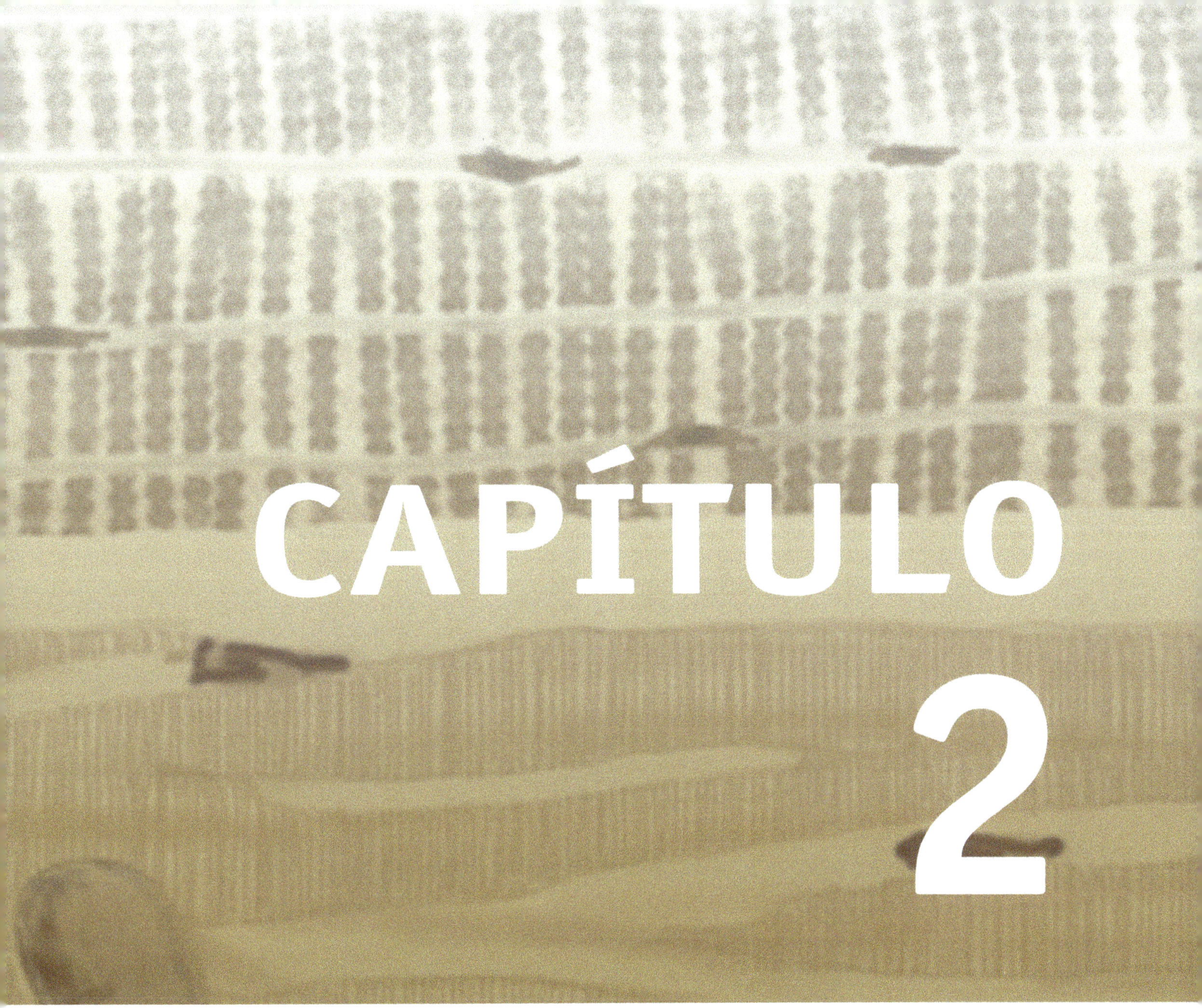

CAPÍTULO 2

Células e tecidos

Desde a Antiguidade sabe-se que o organismo é composto por órgãos que atuam em conjunto para realizar determinadas funções. Esses agrupamentos são os sistemas (digestório, respiratório, etc.), e o conjunto dos sistemas é o próprio organismo. E isso é tudo que se pode ver a olho nu.

No século XVII, porém, o cientista inglês Robert Hooke fez uma importante descoberta: ao observar um pedaço de cortiça ao microscópio, notou uma série de compartimentos, que chamou de células – ou seja, pequenas celas. A partir de então, iniciou-se o estudo da célula, a unidade formadora dos organismos vivos. Ela é caracterizada por ser a menor porção de matéria viva capaz de se reproduzir, gerando outras células como ela.

Célula

Alguns seres vivos são compostos por apenas uma célula, como as bactérias e os protozoários. São os organismos unicelulares.

Já no organismo de animais superiores, como aves, peixes, insetos ou mamíferos, existem bilhões de células de variados tipos, que se agrupam formando tecidos, os quais formarão os órgãos. Esses são os organismos pluricelulares.

No organismo dos animais, que incluem o homem, as células são compostas por membrana celular, citoplasma e núcleo.

Célula animal

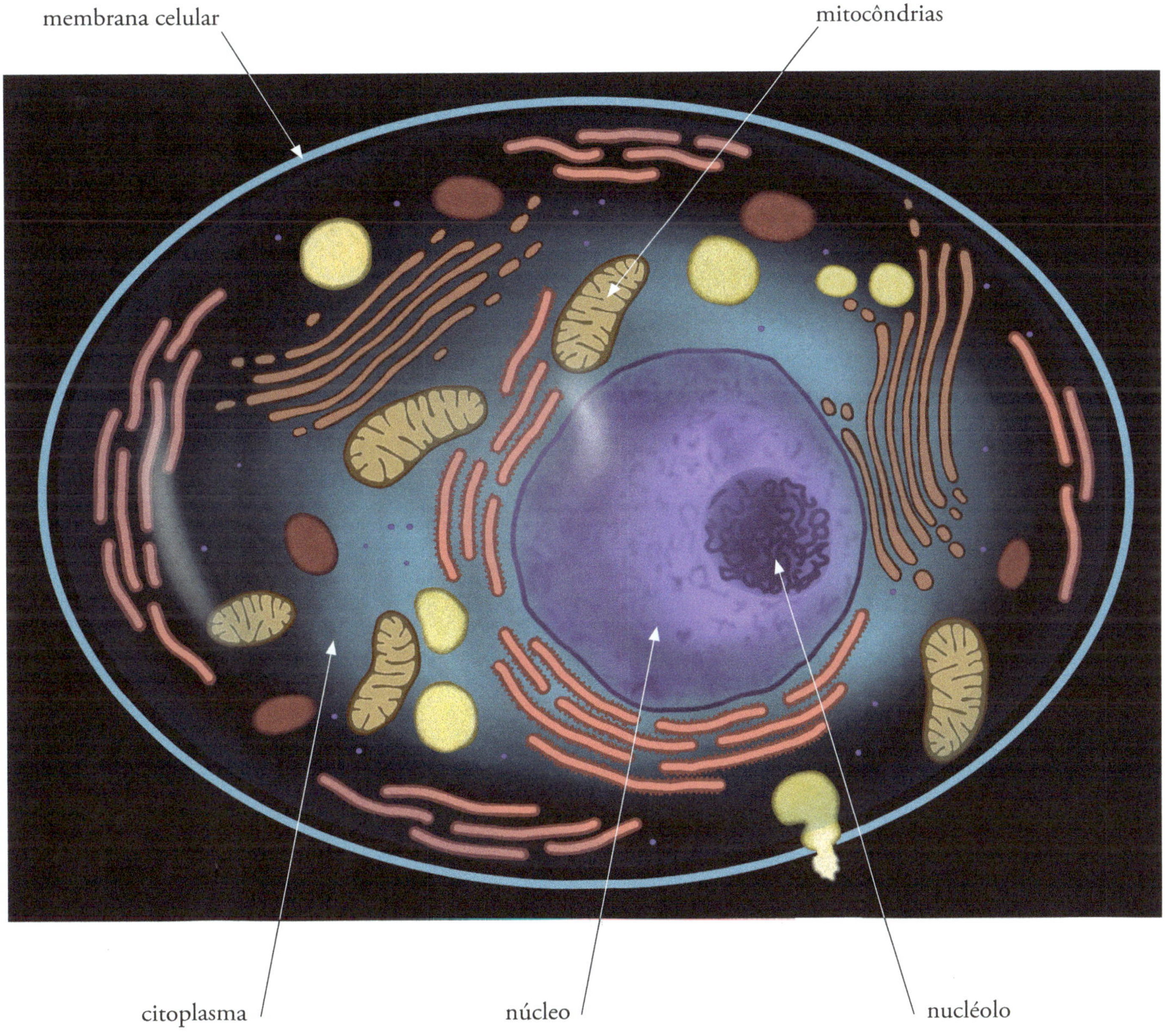

Membrana celular

É a camada mais externa, que envolve e protege a célula contra as agressões do ambiente. A membrana da célula animal é bastante fina, ao contrário das de cortiça que Hooke viu em seu microscópio.

Além de proteger e delimitar a célula, a membrana tem outra função importantíssima: selecionar substâncias que podem entrar ou sair da célula.

Citoplasma

É a parte da célula contida entre o núcleo e a membrana celular. O citoplasma é composto por uma substância gelatinosa que dá forma e sustentação à célula; é onde estão as organelas.

As organelas são pequenas estruturas que exercem funções essenciais para o funcionamento e a reprodução celulares, que são a base dos processos vitais do organismo. Por isso, é dito que elas estão para a célula assim como os órgãos estão para o organismo.

Dentre as organelas de uma célula animal estão o lisossomo, a mitocôndria, o retículo endoplasmático rugoso, o retículo endoplasmático liso e o complexo de Golgi.

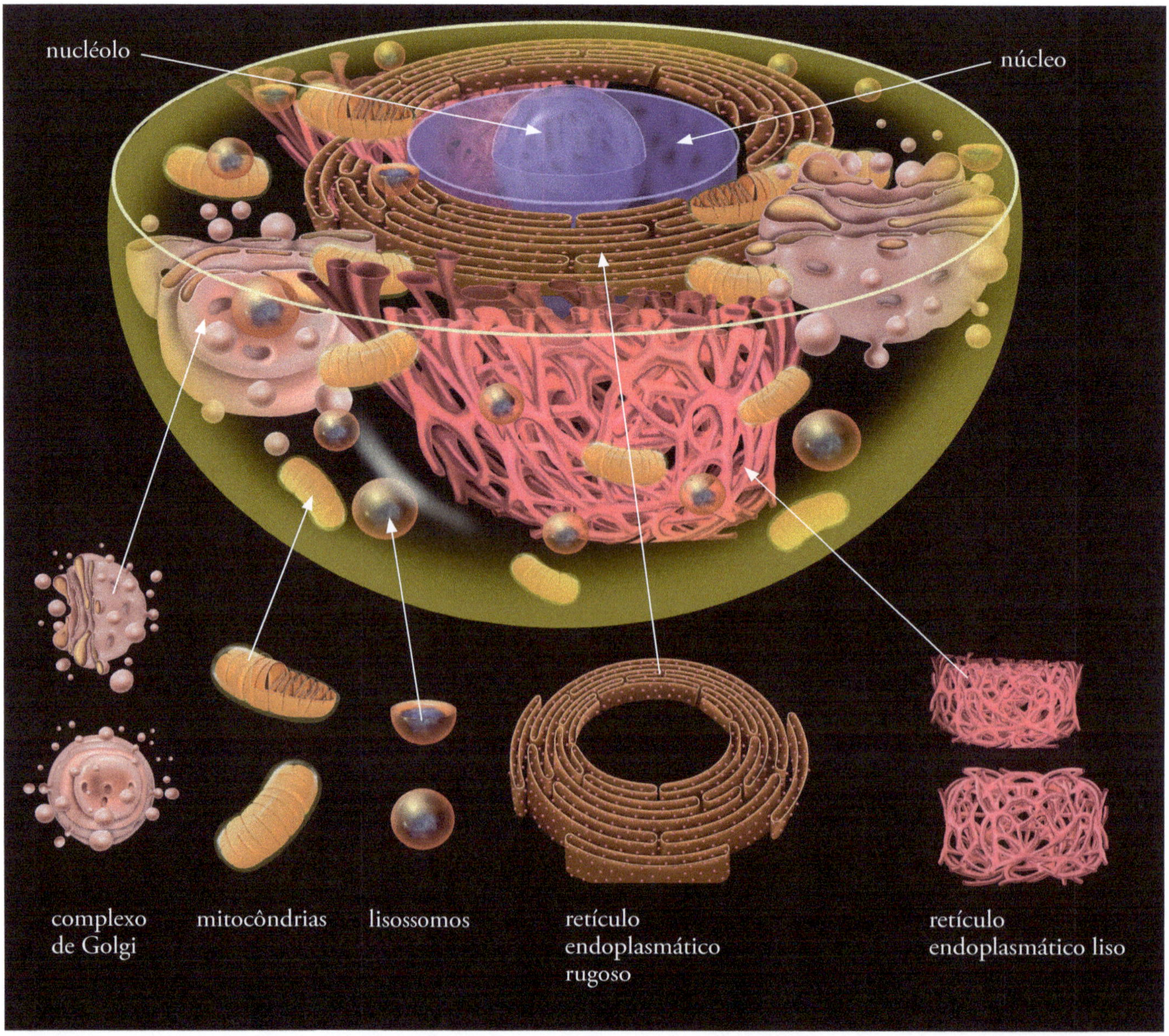

Lisossomos

São organelas arredondadas, cheias de enzimas – isto é, proteínas que ajudam a produzir reações químicas em uma substância. Essas enzimas são capazes de quebrar as moléculas que penetram na célula pela membrana e, assim, realizam a digestão celular.

Mitocôndrias

São organelas de estrutura arredondada ou alongada, responsáveis pela geração de energia na célula. As mitocôndrias usam a glicose e o oxigênio na produção de energia, que pode ser necessária de imediato ou armazenada em uma molécula denominada ATP, que mais tarde pode ser destruída quimicamente e liberar energia para as funções da célula. Dessa forma, quando a glicose não está disponível, como nos casos dos jejuns prolongados, o organismo pode retirar energia das gorduras ou das proteínas por meio de outras reações químicas.

O trabalho das mitocôndrias é aumentado sempre que as funções orgânicas exigem. Quando isso ocorre, aparecem substâncias ácidas que, em quantidade excessiva, podem levar a alterações orgânicas, como a câibra, resultante do excessivo trabalho das mitocôndrias do tecido muscular.

Retículo endoplasmático rugoso

Estrutura formada por uma série de vesículas – pequenas "bolhas" com líquido que se encontram suspensas no citoplasma celular –, o retículo endoplasmático rugoso contém ribossomos em suas paredes, um tipo de organela responsável pela produção de proteínas no organismo humano.

Retículo endoplasmático liso

Caracteriza-se por um conjunto de vesículas que transportam e armazenam produtos dentro da célula, como proteínas, hormônios e outros. O retículo endoplasmático liso, ao contrário do rugoso, não possui ribossomos em suas paredes.

Complexo de Golgi

É uma organela constituída de vesículas achatadas e superpostas que armazenam as proteínas formadas no retículo endoplasmático rugoso. A partir dessas proteínas, o complexo de Golgi atua na síntese de várias outras substâncias, através de operações químicas que possibilitam às células vivas fabricar diversas substâncias necessárias ao organismo a que elas pertencem.

Núcleo

É um corpúsculo imerso no citoplasma, geralmente no meio da célula. O núcleo é responsável por guardar informações genéticas, aquelas que são transmitidas hereditariamente, definindo muitas das características do organismo, como cor dos olhos e cabelos, formato do corpo, algumas doenças de caráter hereditário, etc.

Essas informações tão importantes são armazenadas por meio de um código molecular (o código genético) numa substância chamada cromatina, situada dentro do núcleo celular. Cada porção desse código é chamada gene e está relacionada a uma função específica, como cor dos olhos, estatura, etc.

Quando o núcleo se divide, ocorre a organização da cromatina em estruturas denominadas cromossomos. A espécie humana possui 46 cromossomos em cada célula, sendo 44 autossômicos e dois sexuais. Os cromossomos sexuais, responsáveis pela herança relacionada ao sexo, são identificados como X e Y e estão presentes de modo diferente no homem e na mulher. A mulher possui dois cromossomos X, enquanto o homem possui um cromossomo X e um Y. Os outros 44 cromossomos, os autossômicos, são aqueles que estão ligados a características não relacionadas ao sexo, como, por exemplo, cor dos cabelos e dos olhos.

No processo de divisão celular, ocorre a duplicação dos cromossomos e a distribuição de cada cópia a cada uma das células que vai se originar desse processo, gerando duas células idênticas onde antes só havia uma. Dessa forma, o núcleo atua na reprodução celular, produzindo cópias da célula original, e cada uma delas tem seu próprio núcleo com uma cópia completa do material genético.

Às vezes, em consequência de problemas na divisão celular, pode haver um cromossomo a mais ou a menos na célula, acarretando transtornos no desenvolvimento. Esse é o caso da síndrome de Down, que se caracteriza por um retardo no desenvolvimento físico e mental provocado pela presença de um cromossomo autossômico a mais na célula.

No núcleo celular também existem, além da cromatina, outras estruturas muito importantes. O nucléolo é uma delas; ajuda na coordenação da reprodução celular. Essa é uma função essencial para a manutenção da vida no organismo, dado que as células têm um tempo de vida útil e necessitam ser substituídas por outras idênticas após sua morte.

Cromossomos

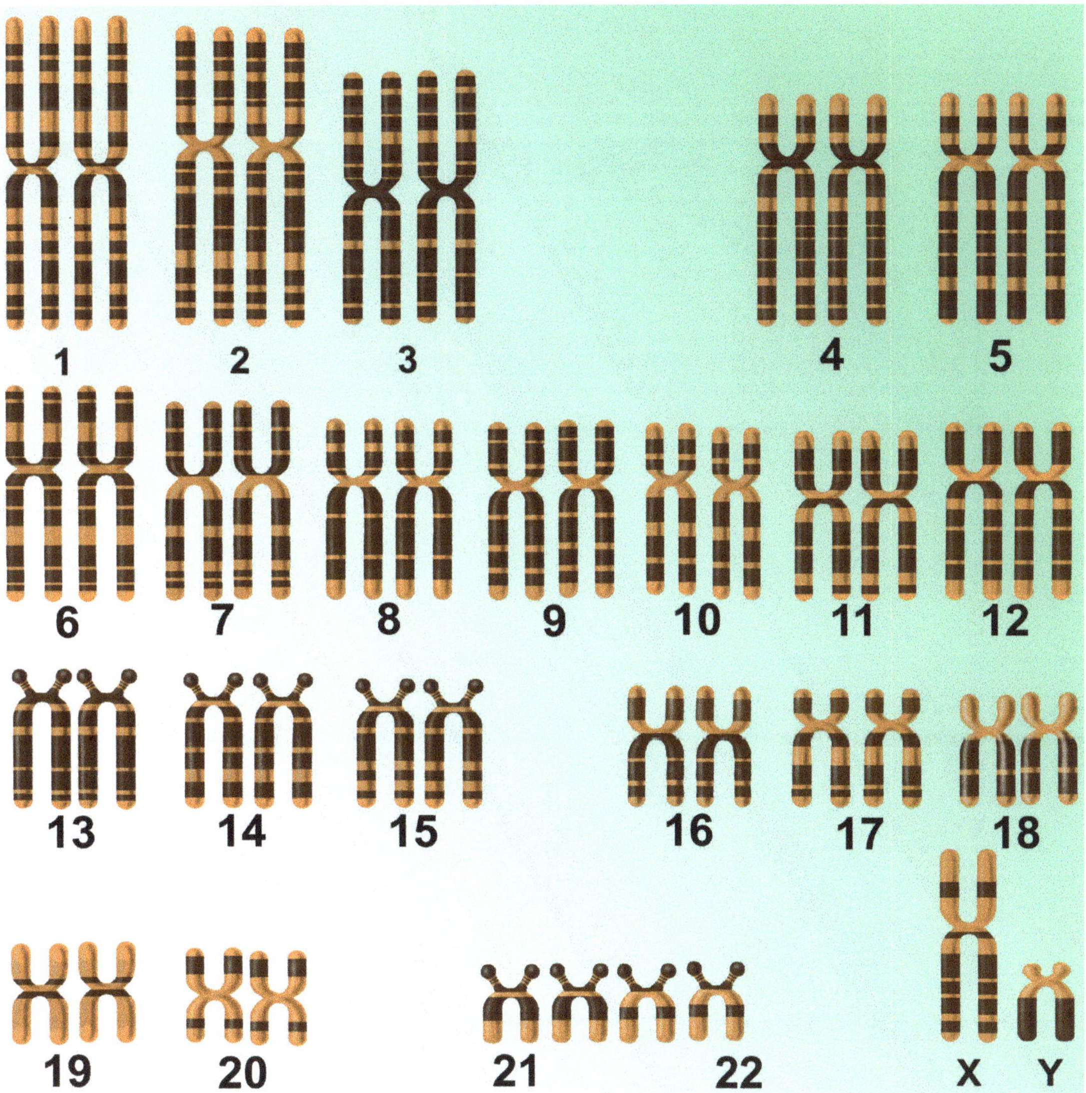

Tecidos

Os tecidos são agrupamentos de células, semelhantes ou não, que estão juntas para realizar determinadas funções. Entre as células de um tecido existe uma substância intercelular ou intersticial que as ajuda a realizar suas funções.

No corpo humano, há quatro tipos básicos de tecido: epitelial, conjuntivo, muscular e nervoso.

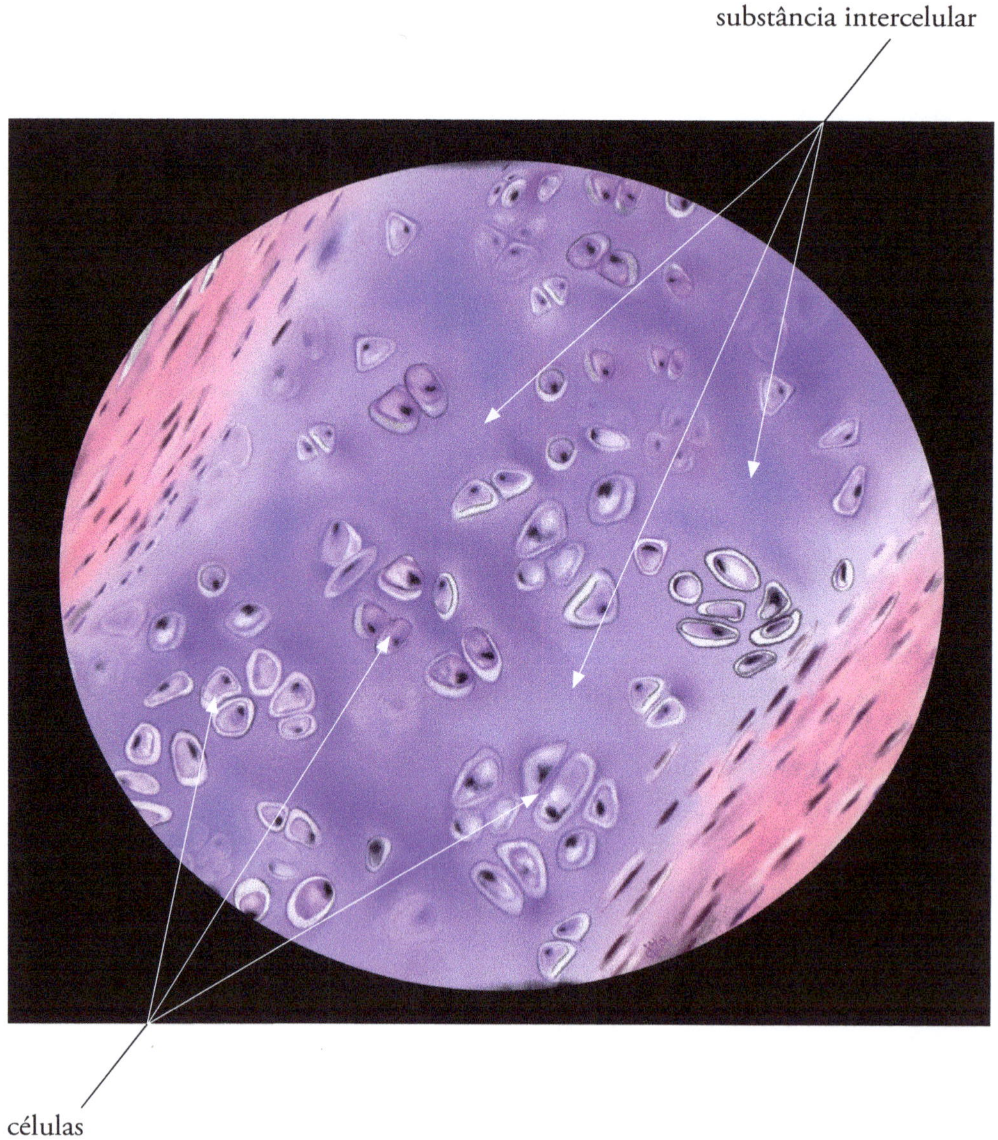

Tecido epitelial

É formado por células bastante juntas, razão pela qual tem pouca ou nenhuma substância intersticial. Com essa intensa união das células, também há pouco espaço para vasos sanguíneos. Por isso, o tecido epitelial recebe o apoio do tecido conjuntivo para a nutrição de suas células. A presença de pouca substância intercelular também é responsável pela maior resistência do tecido, tornando-o ideal para o desempenho de duas funções básicas: revestimento e secreção glandular.

O tecido epitelial de revestimento recobre as superfícies corporais e as cavidades corporais, proporcionando proteção aos órgãos e às estruturas adjacentes. Ele é encontrado em várias partes do corpo, como, por exemplo:

- Na epiderme (camada mais externa da pele) – revestindo o corpo externamente.
- Nas mucosas (interior da boca, do nariz, do estômago, da traqueia e outros) – revestindo os órgãos internamente.
- Nas serosas (como a pleura, no pulmão, e o peritônio, na cavidade abdominal) – revestindo os órgãos externamente.

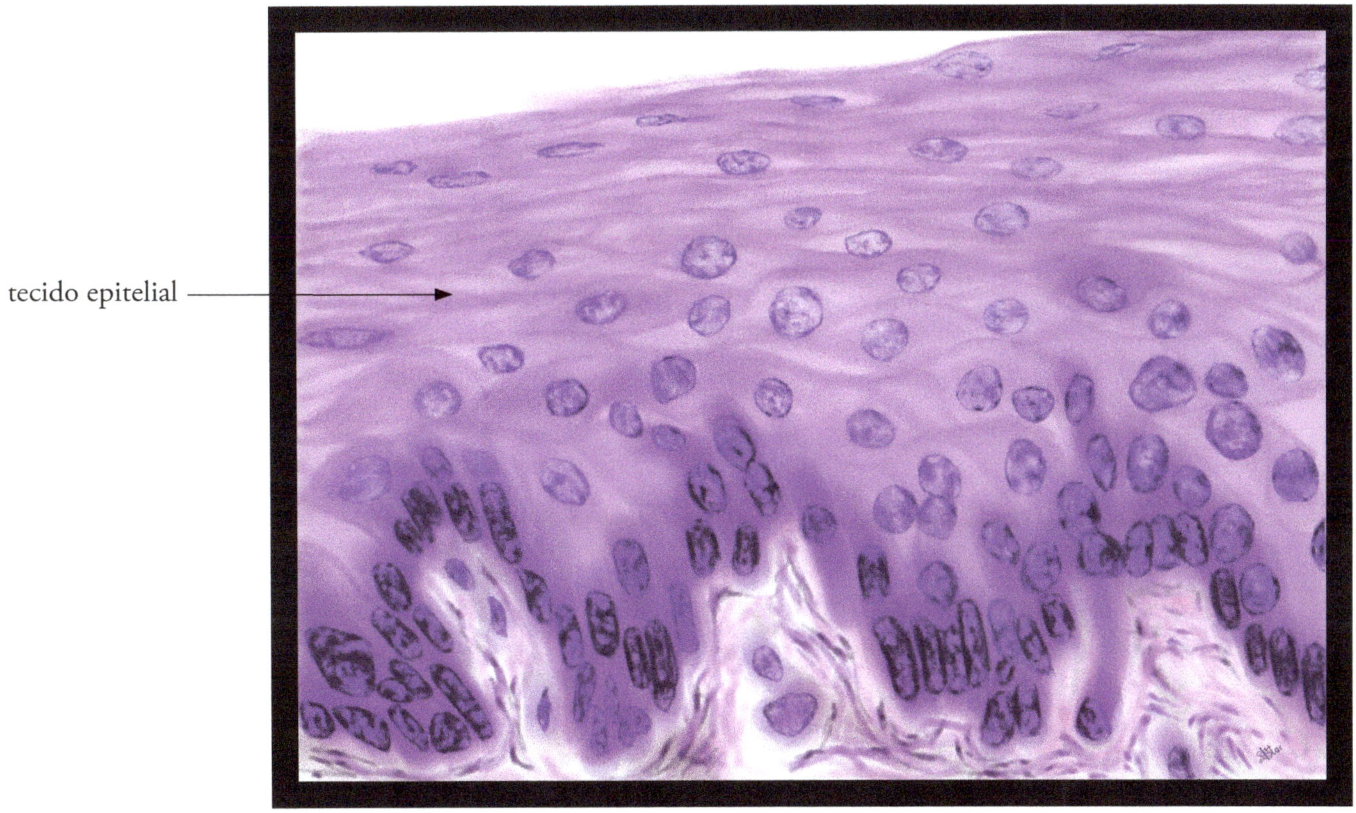

A PELE

Ela é formada por duas camadas: a epiderme, que é tecido epitelial, e a derme, de tecido conjuntivo. A epiderme tem várias camadas de células, sendo por isso chamada de epitélio pavimentoso estratificado queratinizado. A camada mais superficial é constituída de células mortas, recobertas por uma proteína muito resistente, a queratina (daí sua caracterização como queratinizada). Essa camada descama periodicamente, renovando a epiderme com as células vivas das camadas inferiores, que também acabam morrendo e são recobertas por queratina, num processo contínuo e ininterrupto. A estrutura queratinizada da pele reduz sua capacidade de absorção, o que diminui a possibilidade de penetração de agentes físicos, químicos e biológicos em nosso corpo, fazendo com que a pele atue como primeira barreira do sistema de defesa do organismo.

Estrutura da pele

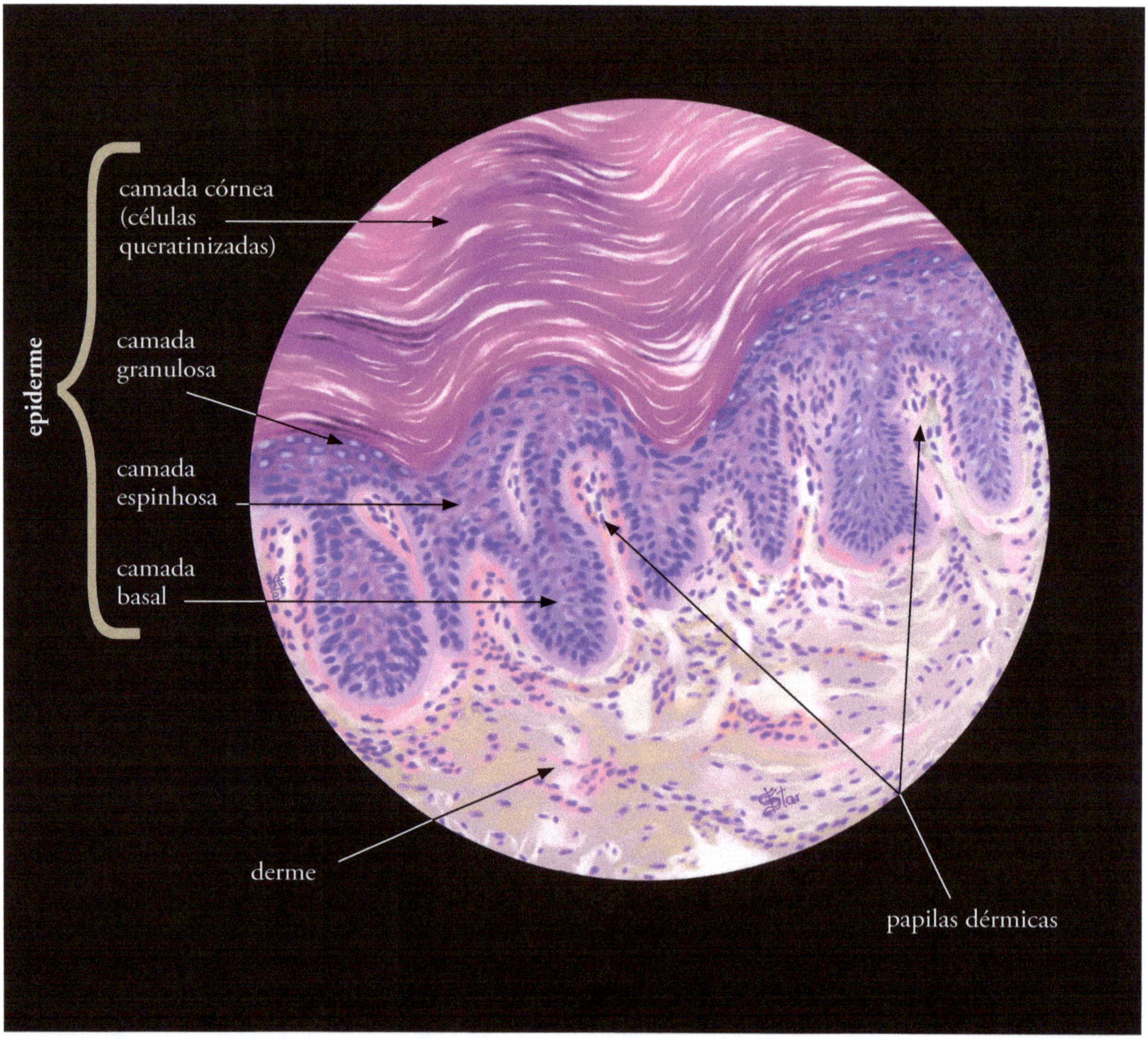

Secreção glandular

É uma função do tecido epitelial realizada por células especializadas que podem atuar individualmente ou em grupo, formando glândulas. As células glandulares têm retículos endoplasmáticos rugosos e complexos de Golgi muito desenvolvidos, graças à grande produção e ao armazenamento de substâncias. As glândulas podem ser classificadas em:

- **Exócrinas** – liberam suas secreções no interior de órgãos ou na superfície corporal por meio de ductos.
- **Endócrinas** – liberam suas secreções, os hormônios, na corrente sanguínea (mais detalhes no capítulo 13, relativo ao sistema endócrino).

Tecido epitelial glandular (tireoide)

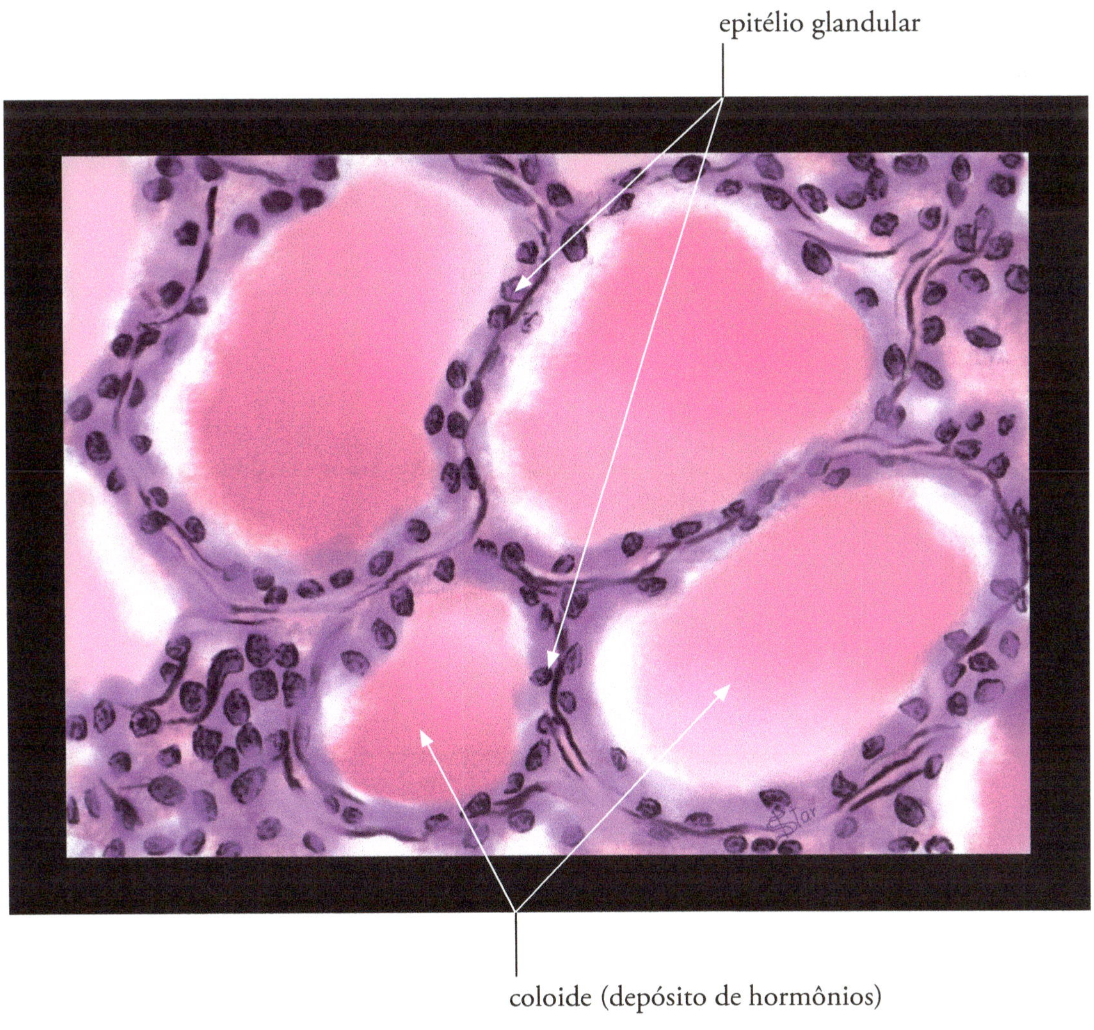

Tecido conjuntivo

O tecido conjuntivo caracteriza-se por possuir grande quantidade de substância intersticial (a matriz extracelular). Ele se subdivide em vários tipos, cada qual com uma função.

Tecido conjuntivo frouxo

Preenche os espaços entre as fibras musculares, dá sustentação e envolve vasos sanguíneos, além de oferecer apoio ao tecido epitelial. É de estrutura delicada e pouco resistente.

Tecido conjuntivo denso

Nele predominam as fibras colágenas, ricas em colágeno, proteína que dá maior resistência ao tecido. Encontra-se na derme, aumentando a capacidade de proteção da pele, e nos tendões musculares, que são submetidos a uma grande força de tração.

Tecido conjuntivo (pele)

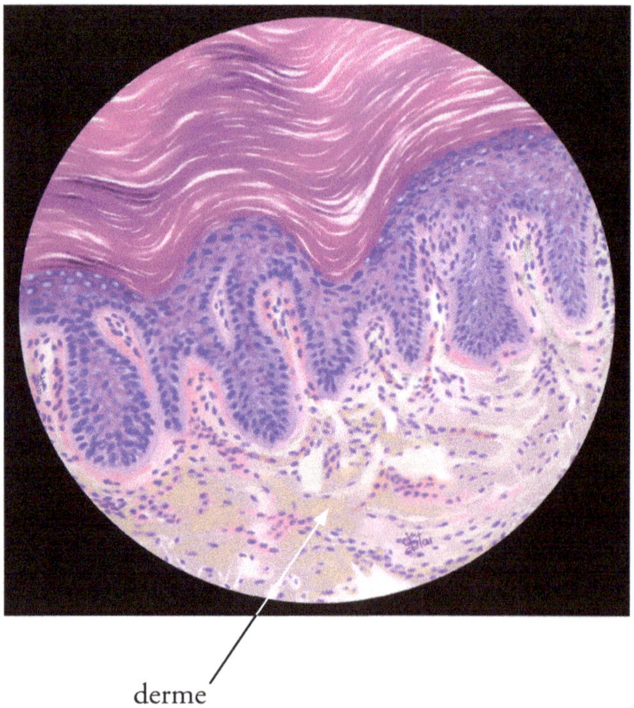

Tecido conjuntivo (tendão)

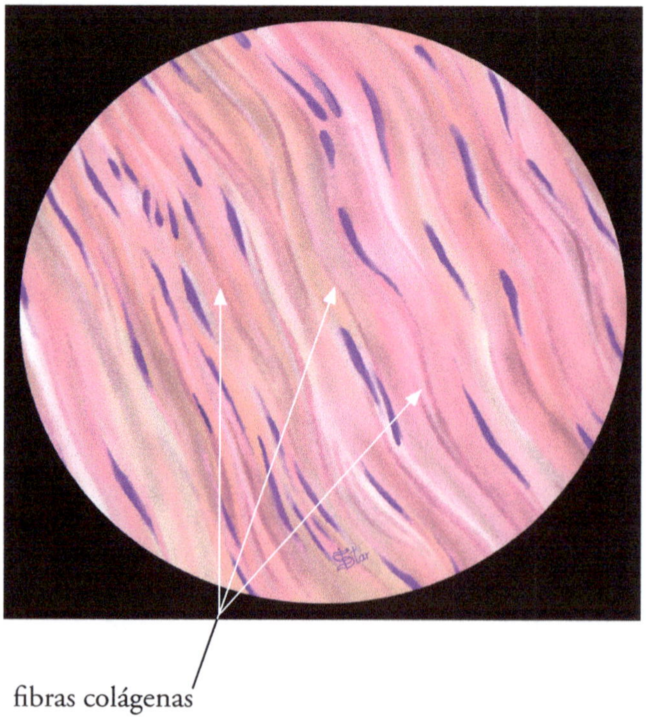

Tecido adiposo

Também chamado de gordura, esse tecido contém células especiais, os adipócitos (ou células adiposas), que armazenam gordura capaz de gerar energia numa situação de falta de glicose. Os adipócitos podem armazenar grandes quantidades de gordura, aumentando em muitas vezes o seu tamanho.

Fibras elásticas

Estão presentes no material intersticial e são capazes de conferir notável elasticidade ao tecido. Esse tipo de fibra é encontrado em alguns ligamentos e na parede das artérias.

Tecido adiposo

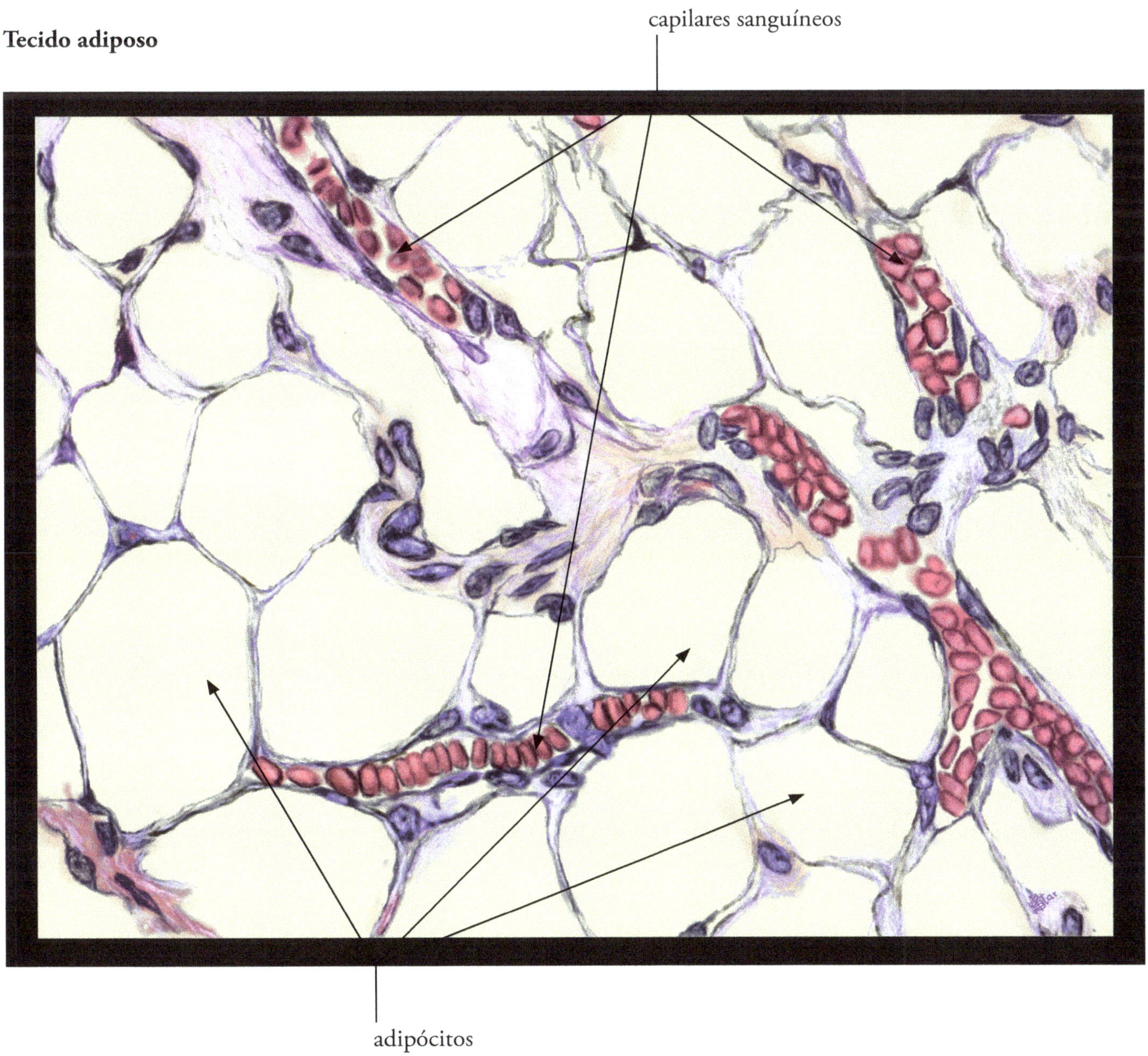

Tecido cartilaginoso

A cartilagem é um tecido resistente, porém com certa flexibilidade e com importante função modeladora. Seu material intersticial é especialmente rico em colágeno, entre outras substâncias. Existem três tipos de cartilagem:

- **Hialina** – em que predominam a substância intercelular e muitas fibrilas colágenas. Encontra-se nas articulações, traqueia e brônquios.
- **Elástica** – que tem muitas fibras elásticas, como no pavilhão da orelha.
- **Fibrosa** ou **fibrocartilagem** – com grande quantidade de fibras, principalmente colágenas. São as mais resistentes e podem ser encontradas nos discos articulares e intervertebrais.

Tecido ósseo

O osso é um tecido cuja substância intercelular calcificada lhe proporciona extraordinária dureza. No meio da substância calcificada há células que caracterizam o osso como uma estrutura viva.

Sangue

Tecido muito especial cuja substância intercelular líquida é o plasma, no qual circulam as células sanguíneas, que podem ser dos seguintes tipos:

- **Hemácias** ou **glóbulos vermelhos** – transportam oxigênio para os tecidos. São células sem núcleo.
- **Leucócitos** ou **glóbulos brancos** – defendem o organismo.
- **Plaquetas** – fragmentos celulares responsáveis pela coagulação sanguínea.

Tecido cartilaginoso

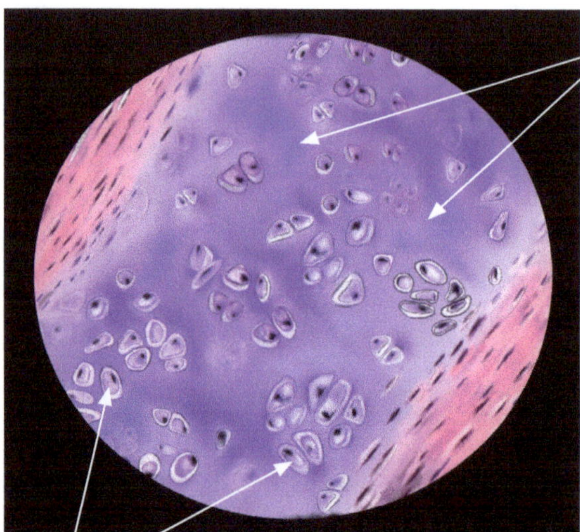

Sangue

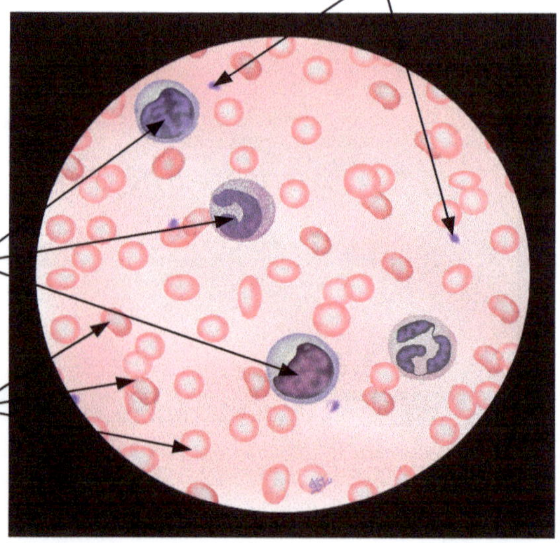

Tecido muscular

Formado por células especiais, tem como principal característica a capacidade de contração. Isso é possível porque no citoplasma dessas células existem filamentos que interagem entre si, encurtando o comprimento da célula.

Músculo liso

Ao microscópio, esse tecido tem aspecto liso. É constituído por células longitudinais também chamadas de fibras musculares. É o tipo de músculo presente nas vísceras. Suas contrações são involuntárias, ocorrem independentemente da vontade do indivíduo.

Músculo estriado esquelético

Tecido em que as células apresentam várias estrias, resultantes da ordenação dos filamentos em feixes paralelos. São chamados de esqueléticos porque estão, na maioria das vezes, presos a partes do esqueleto, e quando se contraem provocam os movimentos do corpo. São músculos controlados pela vontade do indivíduo.

Músculo estriado cardíaco

Esse tipo de músculo também tem células com estrias, porém sua contração independe da vontade do indivíduo. Existe unicamente no miocárdio, o músculo do coração.

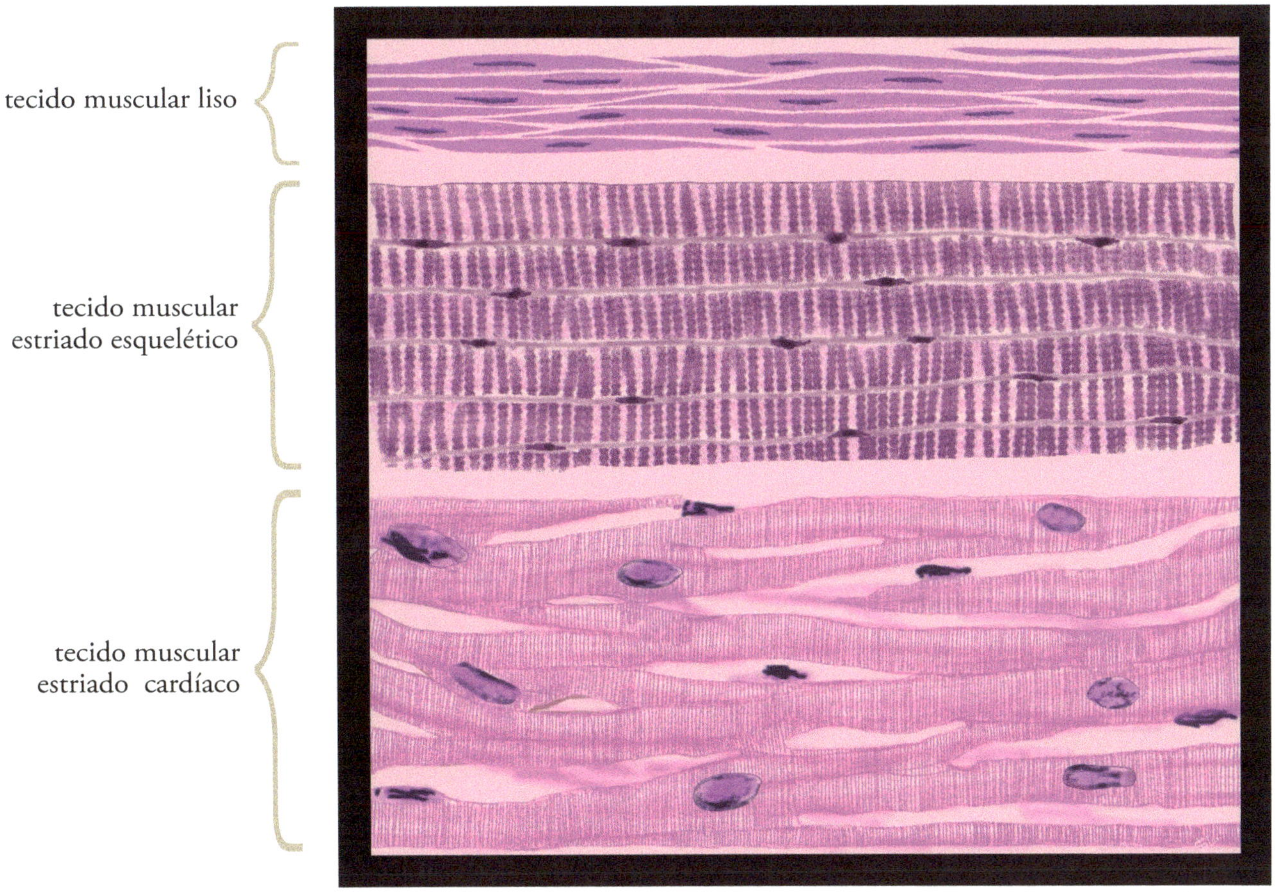

Tecido nervoso

É especializado em produzir e conduzir impulsos elétricos, essenciais para todas as funções do sistema nervoso, possibilitando o controle da motricidade e da sensibilidade do corpo. O tecido nervoso permite ainda ao ser humano o exercício de suas funções cognitivas – memória, reflexão e aprendizado.

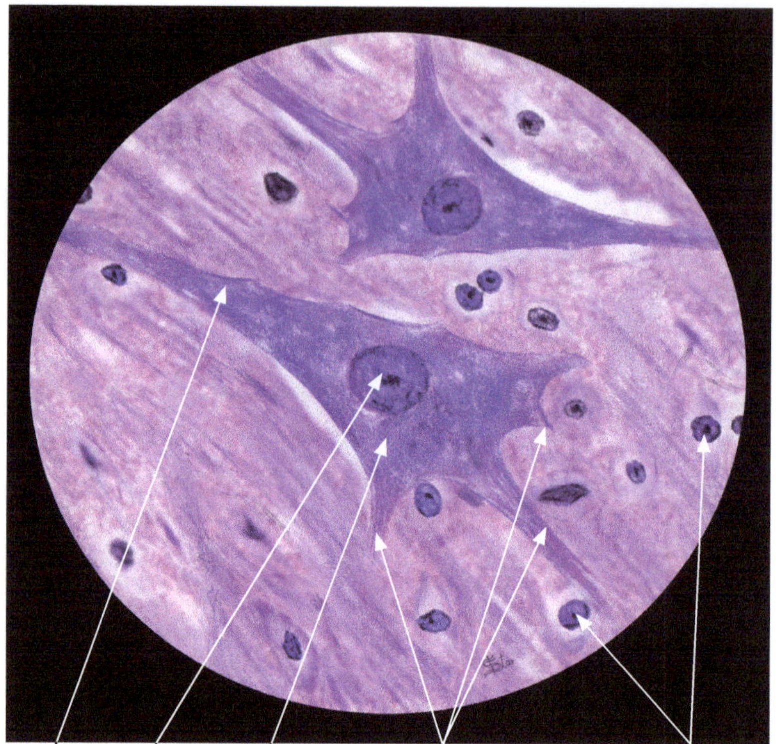

As células que produzem e conduzem os impulsos elétricos nervosos são os neurônios. Além deles, existem as células da glia (ou gliais), que dão sustentação aos neurônios, ajudando-os também em sua nutrição.

Os neurônios têm dois tipos de prolongamentos citoplasmáticos: os axônios e os dendritos. Os axônios são longos e grossos, capazes de transmitir os impulsos da célula aos locais mais distantes do nosso corpo. Os nervos, por exemplo, são feixes de axônios muito compridos, às vezes com mais de um metro. Já os dendritos são ramificações mais delicadas e mais curtas que recebem os impulsos nervosos e os transmitem ao corpo celular. Esses estímulos passam ao axônio e, então, a outros neurônios ou órgãos.

DAS CÉLULAS AO ORGANISMO HUMANO

As células que desempenham funções correlatas dão origem a tecidos de vários tipos, que se agrupam para formar os órgãos, cada qual com sua propriedade específica. A união de vários órgãos forma um sistema com características próprias, a fim de realizar um objetivo comum. Os sistemas, por sua vez, se unem e se integram para fazer do organismo humano uma estrutura muito elaborada, eficiente e harmônica.

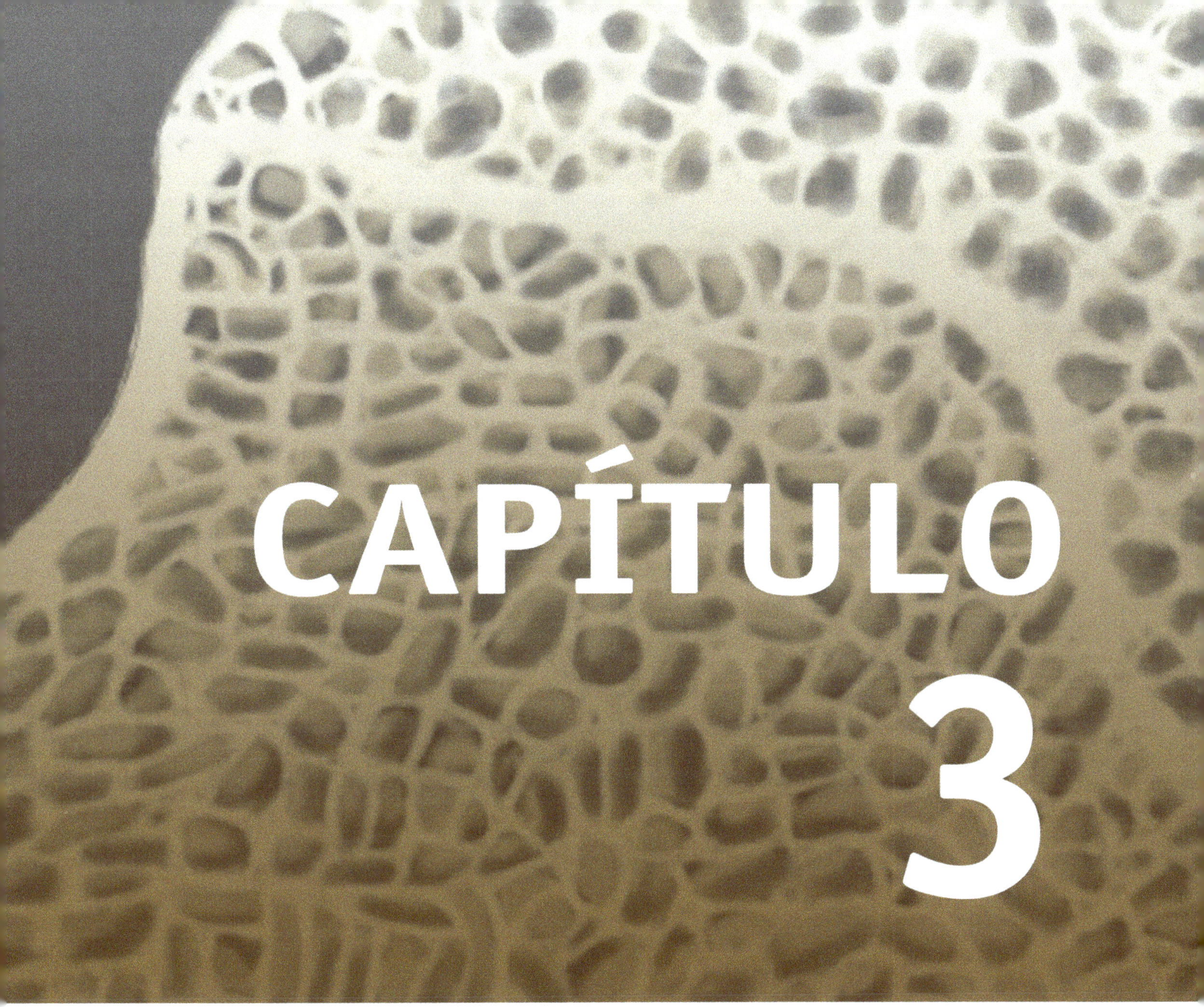

CAPÍTULO 3

Sistema esquelético

O corpo humano tem aproximadamente 206 ossos, que formam o chamado sistema esquelético. Os ossos são órgãos vivos e dinâmicos e, como os demais, têm vasos sanguíneos e nervos. Por isso, crescem e, quando são danificados, podem se recuperar.

À medida que se tornam mais velhos, os ossos se modificam ou são submetidos a situações especiais. Quando não são usados, como, por exemplo, no caso de um membro paralisado, ficam enfraquecidos. Ao contrário, quando suportam um aumento de carga por um longo período, podem se tornar mais resistentes. O osso também pode ser absorvido pelo organismo, como acontece com parte da mandíbula após a extração de um dente. Portanto, uso ou desuso, carga de trabalho, posição e compressão, entre outros fatores, determinam modificações nos ossos. Esse processo, tecnicamente denominado remodelação óssea, é constante ao longo da vida, ou seja, o organismo está sempre formando e absorvendo massa óssea.

OSTEOPOROSE

É uma das doenças mais comuns na atualidade, especialmente frequente em mulheres idosas e de meia idade. A osteoporose consiste na redução progressiva da massa dos ossos, com aumento de sua porosidade, consequência de uma taxa de reabsorção óssea maior que a taxa de formação.

O desenvolvimento dessa doença pode estar relacionado a fatores hormonais (queda dos estrogênios), história familiar, alcoolismo, tabagismo e sedentarismo. A osteoporose pode provocar dores e deformações ósseas, mas pode ser prevenida, ao menos parcialmente, com uma dieta rica em cálcio e com exercícios.

Os ossos do corpo humano possuem formatos variados. Para classificação, eles são divididos em grandes grupos:

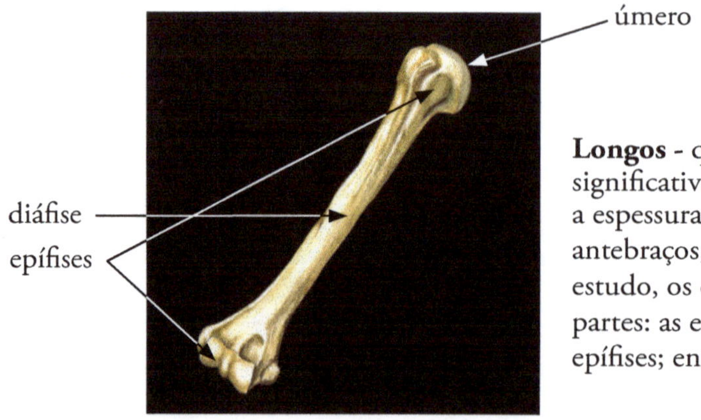

Longos - quando o comprimento é significativamente maior que a largura e a espessura, como nos ossos dos braços, antebraços, coxas e pernas. Para efeito de estudo, os ossos longos são divididos em partes: as extremidades são denominadas epífises; entre elas fica o corpo ou diáfise.

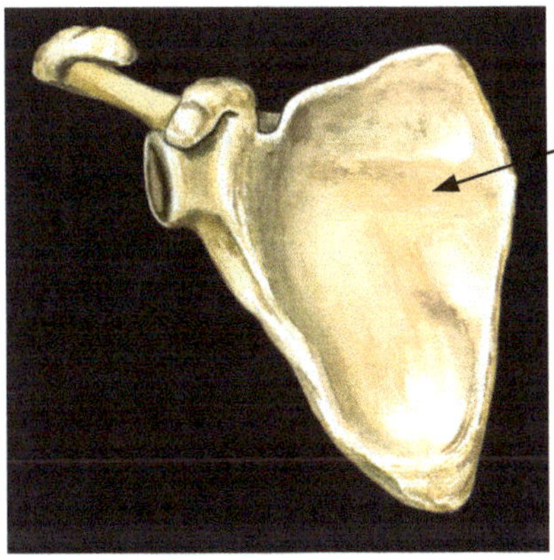

Chatos ou planos - quando o comprimento e a largura são equivalentes, sendo ambos consideravelmente maiores que a espessura, como na calota craniana e na escápula.

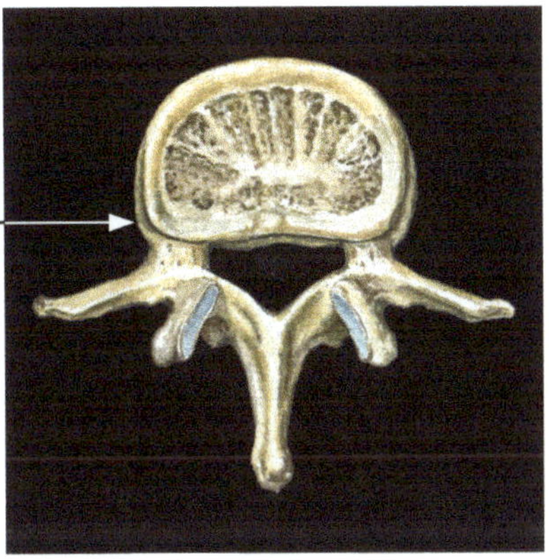

Irregulares - quando as formas não se enquadram em nenhum padrão predeterminado, como as vértebras e alguns ossos da face.

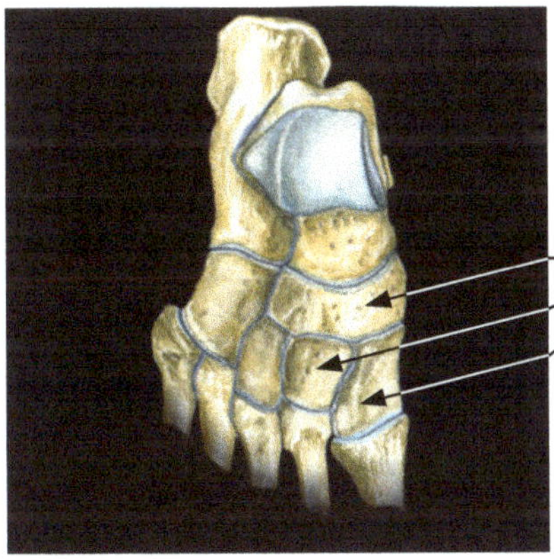

Curtos - quando o comprimento, a largura e a espessura se aproximam, como nos ossos do tarso, localizados nos pés.

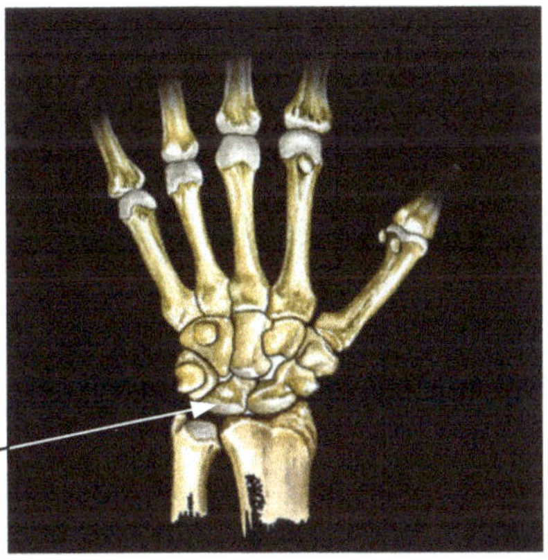

Sesamoides - pequenos ossos arredondados ou ovais, semelhantes a sementes de sésamo ou gergelim, que se formam no interior de tendões, como a patela, no joelho. Alguns ossos sesamoides são inconstantes, isto é, podem estar presentes em algumas pessoas e em outras não. Em geral, surgem no interior de tendões submetidos a maior atrito e tensão, ajudando na sua proteção.

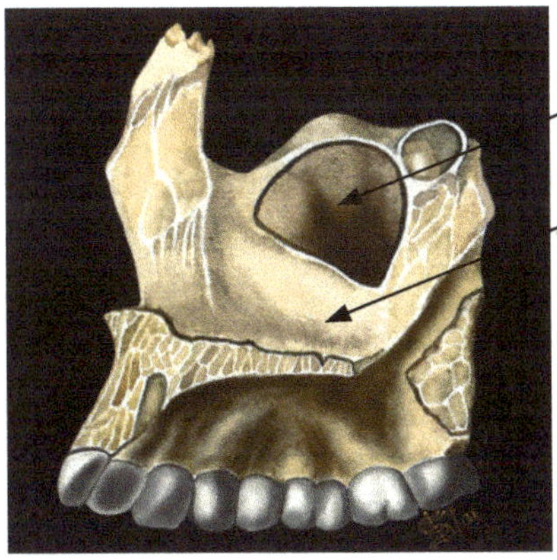

Pneumáticos - quando possuem cavidades cheias de ar, denominadas seios, como no osso frontal e nos maxilares e temporais.

ESTRUTURA DE UM OSSO LONGO

Um osso longo em corte longitudinal revela uma camada mais densa de tecido ósseo na periferia, o osso compacto, e uma camada interna com espaços aéreos entre colunas finas ósseas, o osso trabeculado (ou osso esponjoso). No interior dessa camada interna há uma cavidade, o canal medular, onde se encontra a medula óssea. A principal função da medula óssea é a produção das células sanguíneas, particularmente nos ossos longos e planos.

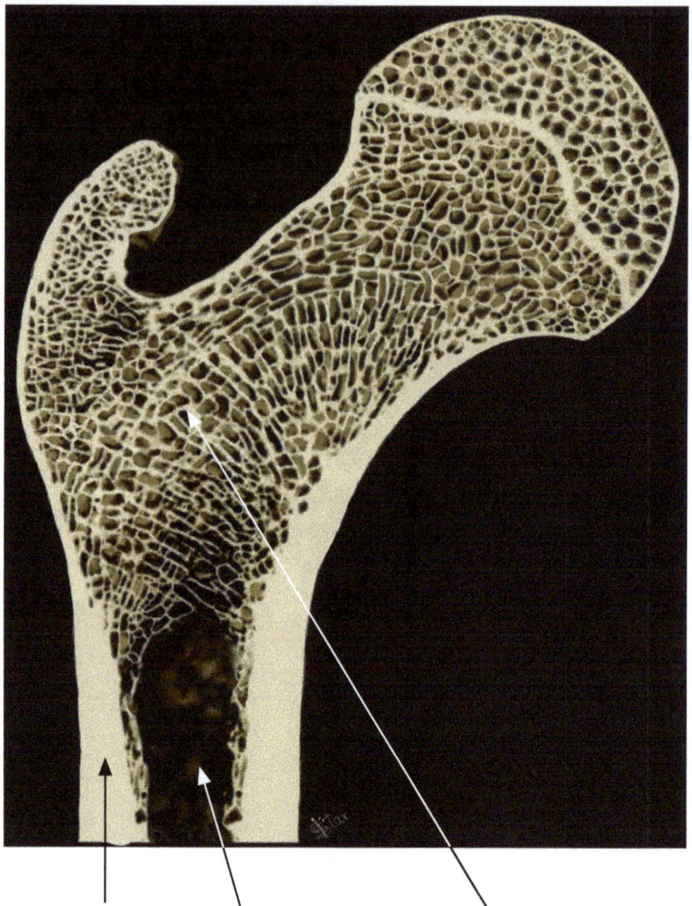

FRATURAS

As fraturas são rupturas na estrutura do osso provocadas por acidentes contusos (a popular pancada) ou fragilidade óssea. Podem ser dos seguintes tipos:

- **Fratura exposta** – uma ou mais extremidades fraturadas perfuram a pele e ficam expostas ao ambiente (há mais facilidade de ocorrer infecção por contaminação bacteriana).
- **Fratura cominutiva** – ocorre maior destruição óssea, deixando vários fragmentos de osso no local.
- **Fratura impactada** – uma das extremidades fraturadas penetra a outra geralmente pelo canal medular.
- **Fratura em galho verde** – apenas um dos lados do osso se fratura, deixando o outro íntegro, porém encurvado. Mais comum em crianças devido à maior flexibilidade do osso.

O conjunto dos ossos e das articulações forma o esqueleto ou sistema esquelético. Suas funções são:

- **Sustentação e conformação** do corpo, já que os ossos são estruturas rígidas que sustentam o peso de todas as partes do corpo e dão forma a elas.

- **Proteção** de vários órgãos nobres, como o cérebro, o coração e os pulmões, que ficam dentro de caixas ósseas.

- **Movimentação**, graças aos músculos que estão fixados nos ossos. As articulações ordenam e dirigem os movimentos.

- **Armazenamento de minerais**, como o cálcio e o fósforo, que são essenciais em vários processos realizados pelo organismo.

- **Produção de células do sangue**, o que ocorre na medula óssea, localizada no interior de alguns ossos, como os do quadril e o fêmur.

O sistema esquelético subdivide-se em duas partes principais: o esqueleto axial e o esqueleto apendicular. O axial é constituído por ossos que acompanham o eixo longitudinal central do corpo – crânio, coluna vertebral e caixa torácica. O apendicular compreende os membros inferiores e superiores, além da cintura pélvica e da cintura escapular, que ligam, respectivamente, cada um desses membros ao esqueleto axial.

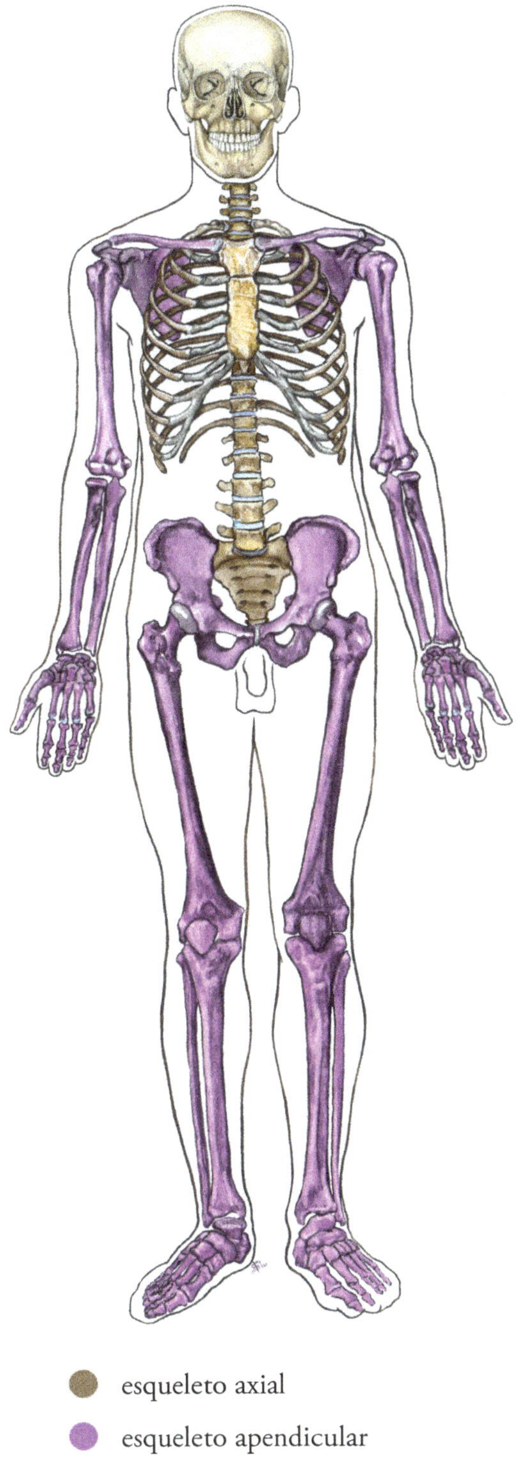

Estudo do esqueleto axial

Crânio

O crânio é a porção mais superior do esqueleto axial. Ele repousa acima da coluna vertebral e possui 22 ossos, dos quais somente a mandíbula é amplamente móvel. Pode ser dividido em duas partes, de acordo com suas funções: neural e visceral.

O crânio neural, de localização superior e posterior, abriga e protege o encéfalo, que é toda a parte do sistema nervoso localizada dentro do crânio, incluindo o cérebro. Essa parte do crânio possui oito ossos:

- Um frontal, que delineia a testa.
- Dois parietais, no alto da cabeça.
- Um occipital, na parte posterior da cabeça ou nuca, estendendo-se para a base do crânio.
- Dois temporais, nas porções laterais próximas às orelhas.
- Um esfenoide, na base do crânio.
- Um etmoide, na base do crânio, que ajuda na formação da órbita e das fossas nasais. Esse é um osso de difícil localização por estar situado profundamente no crânio.

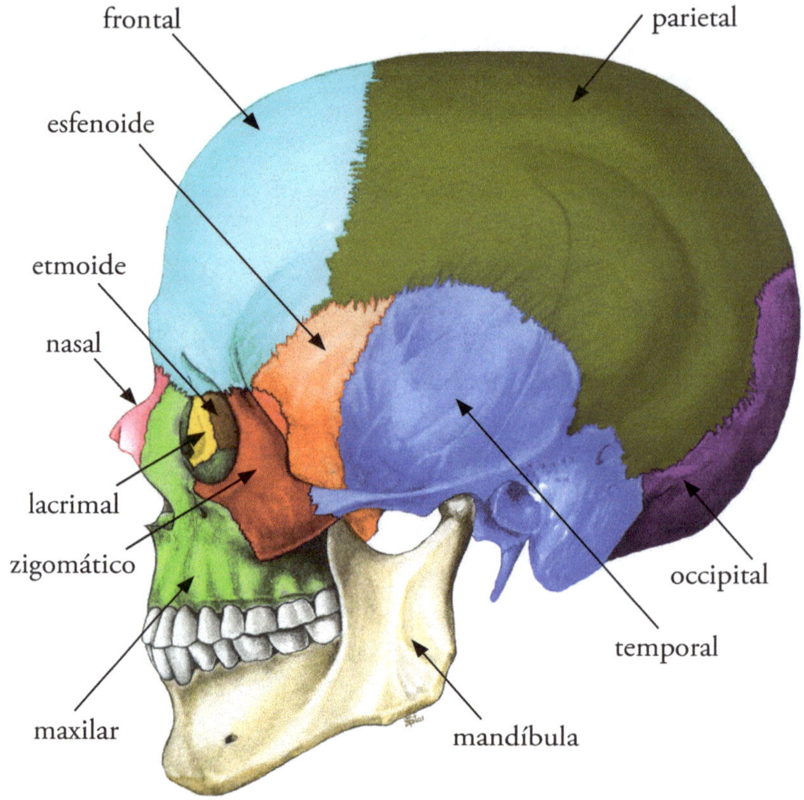

Vista lateral

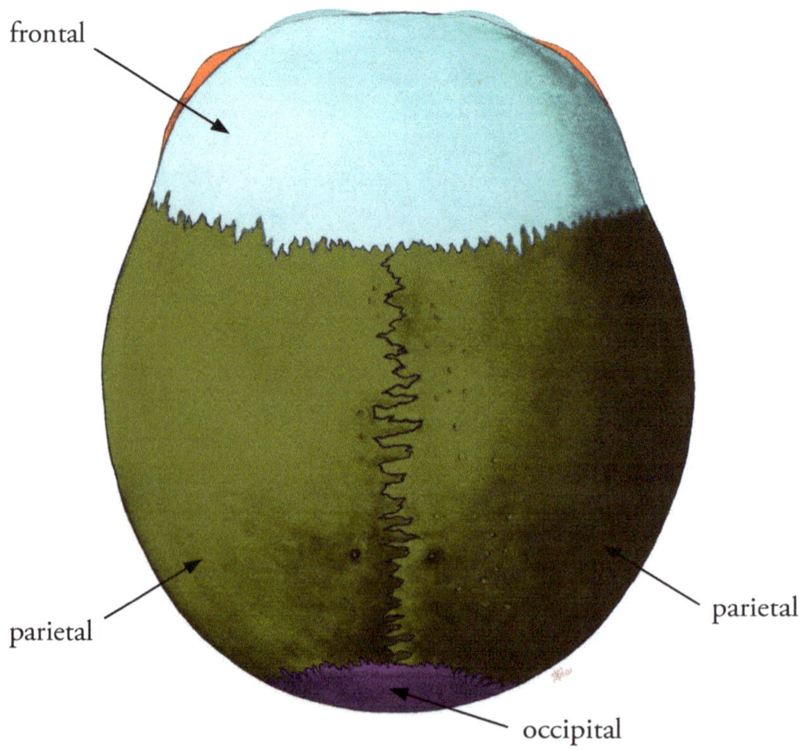

Vista superior

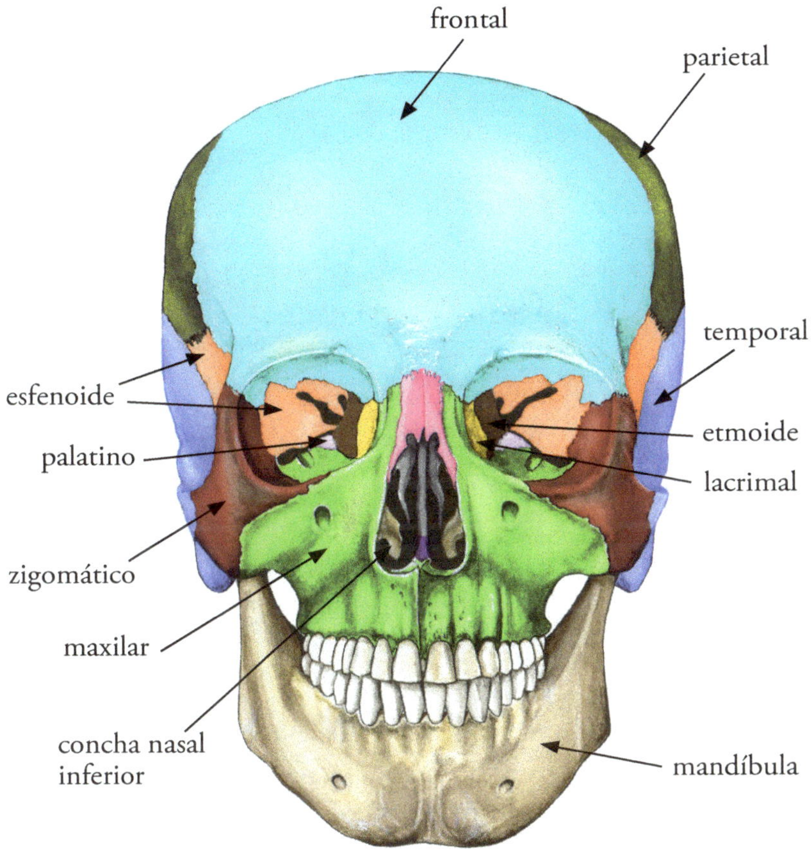

Vista anterior

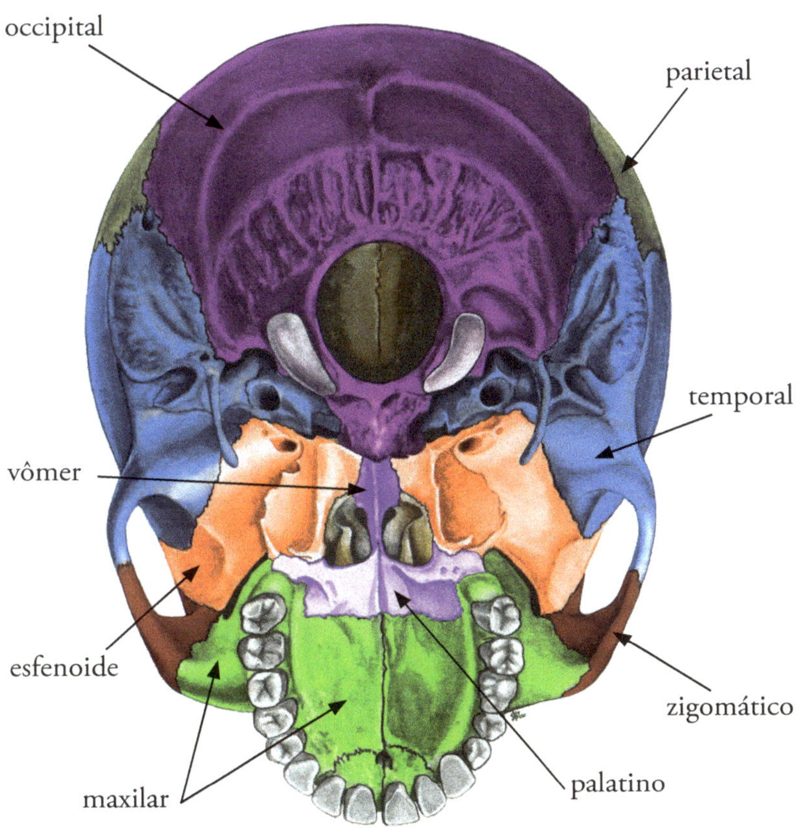

Vista inferior

O crânio visceral ou face, de localização anterior e inferior, abriga e protege os órgãos dos sentidos e dos aparelhos respiratório e digestório, como olhos, orelhas, nariz e boca. Essa parte do crânio possui 14 ossos:

- Dois zigomáticos, que formam as maçãs do rosto.
- Dois maxilares, que incluem a arcada dentária superior.
- Uma mandíbula, onde se implanta a arcada dentária inferior.
- Dois palatinos, que formam parte do palato, também conhecido como céu da boca.
- Dois nasais, na porção externa e mais alta do nariz.
- Um vômer, no septo nasal.
- Duas conchas nasais inferiores, no interior das fossas nasais.
- Dois lacrimais, dentro da cavidade orbitária.

Tão importante quanto conhecer os ossos que compõem o crânio é reconhecer alguns acidentes ósseos, isto é, proeminências, depressões, fissuras ou aberturas que se destacam no relevo ósseo e têm importância na prática diária.

Vista anterior do crânio

Observam-se as duas órbitas, cavidades com bordas formadas pelos ossos frontal, maxilar e zigomático, que abrigam os globos oculares. Mais abaixo, percebe-se a abertura piriforme, abertura anterior da cavidade nasal, delimitada pelos maxilares e pelos ossos nasais. Nota-se ainda o processo alveolar superior (osso maxilar) e o processo alveolar inferior (mandíbula), onde se prendem os dentes superiores e inferiores respectivamente.

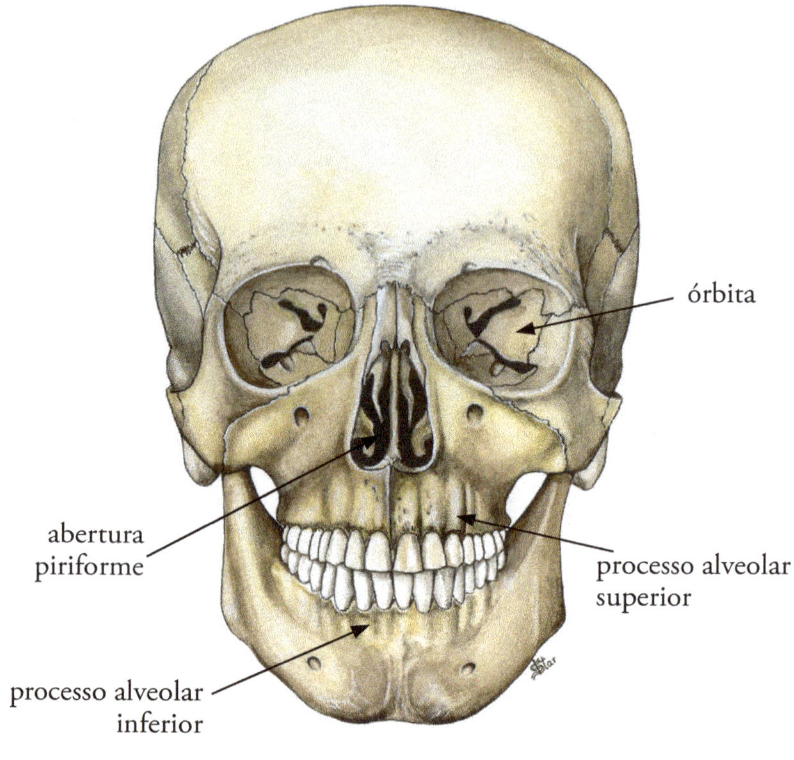

Vista lateral do crânio

O arco zigomático, formado por partes do zigomático e do temporal, serve para fixação do principal músculo envolvido na mastigação. O meato acústico externo, no osso temporal, é a abertura externa do canal auditivo. O processo mastoide, estrutura arredondada posterior ao meato acústico externo, pode ser facilmente palpado e serve de fixação para alguns músculos do pescoço.

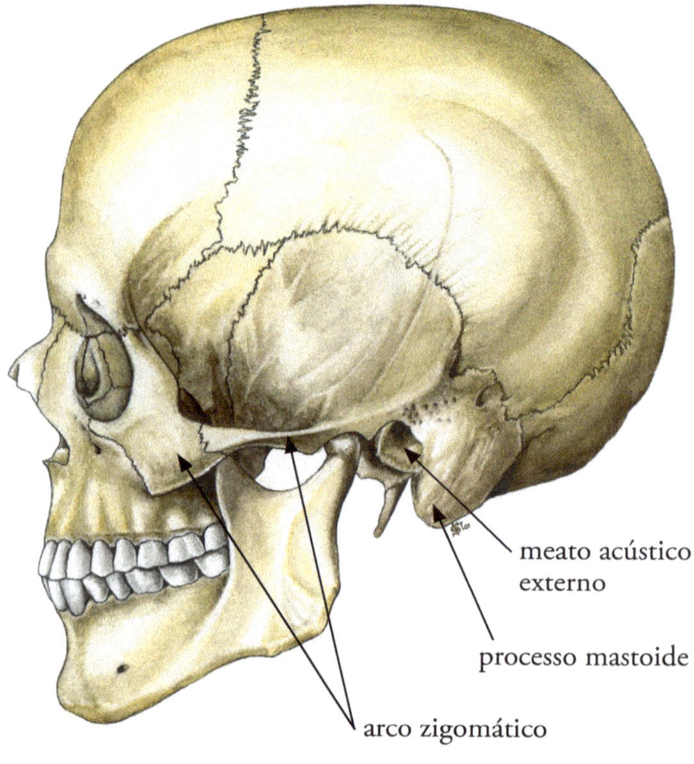

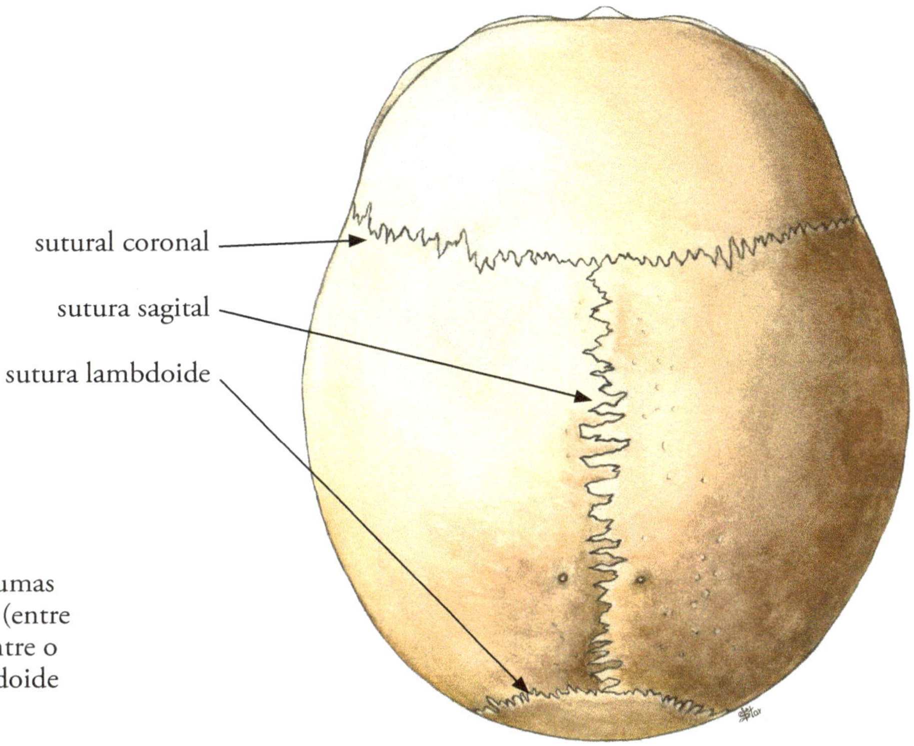

Vista superior do crânio

Essa perspectiva permite observar algumas das suturas cranianas: a sutura sagital (entre os dois parietais), a sutura coronal (entre o frontal e os parietais) e a sutura lambdoide (entre o occipital e os parietais).

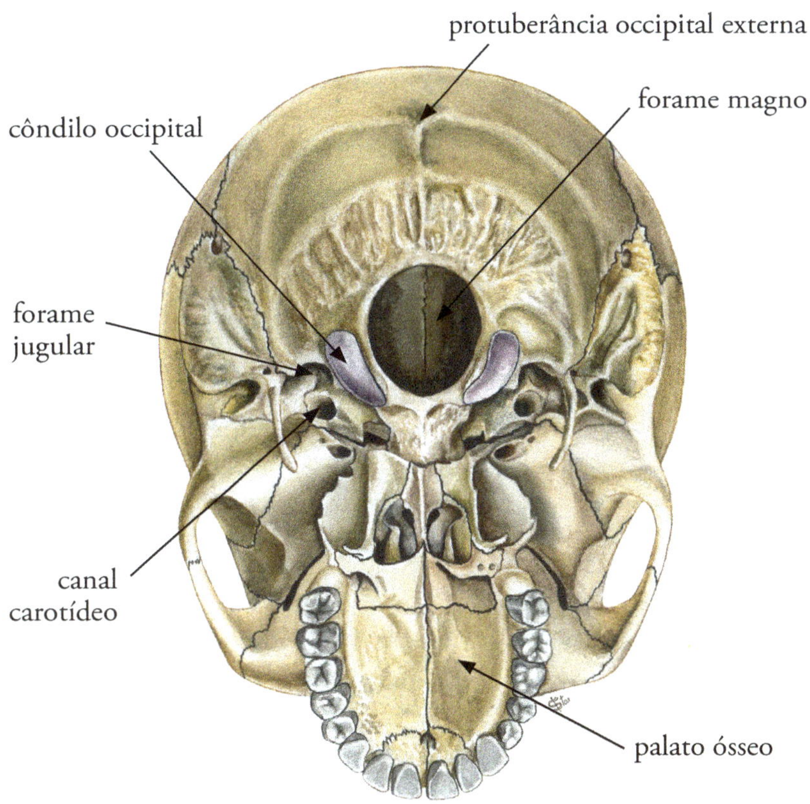

Vista inferior do crânio

Na base do crânio há diversas aberturas, tecnicamente chamadas de forames. Os vasos sanguíneos e os nervos que saem do encéfalo passam através delas em direção às diversas partes do corpo e vice-versa. O maior forame é o forame magno, no osso occipital, por onde passa a medula espinhal. Ele tem, de cada lado, um côndilo occipital, área arredondada que articula o crânio com a coluna vertebral. Outras aberturas de destaque são o canal carotídeo, por onde entra no crânio a artéria carótida interna, e o forame jugular, por onde sai do crânio a veia jugular interna. Na porção anterior observa-se o palato ósseo, formado por partes dos ossos maxilar e palatino. Posteriormente vê-se a protuberância occipital externa, que pode ser palpada facilmente na região posterior da cabeça, na junção com o pescoço.

Vista interna da base do crânio

Essa perspectiva permite a visualização do assoalho do crânio, que pode ser dividido em três fossas de alturas diferentes.
A fossa anterior é a mais rasa e contém a lâmina crivosa do osso etmoide, por onde passam os nervos olfatórios em direção à cavidade nasal. A fossa média é formada em grande parte pelo esfenoide e contém a sela túrcica, uma estrutura óssea em forma de sela de cavalo onde se abriga a glândula hipófise. A fossa posterior é a mais funda, abrigando o tronco encefálico e o cerebelo.

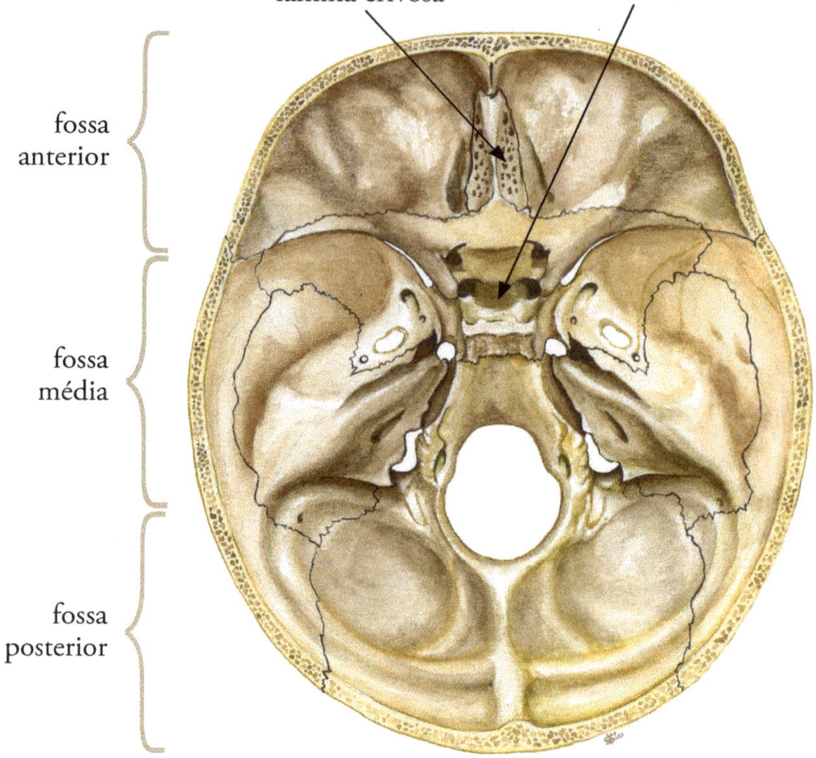

Coluna vertebral

A coluna vertebral, parte também do esqueleto axial, é o eixo ósseo central do corpo humano. Suas funções são:

- **Sustentação** e transmissão do peso do corpo para o chão, por meio dos ossos do quadril e dos membros inferiores.
- **Mobilidade** e flexibilidade do tronco e da cabeça.
- **Fixação** das costelas e de diversos músculos.
- **Proteção** da medula espinhal.

Para realizar suas funções, a coluna precisa ser uma estrutura sólida, resistente, porém móvel e flexível, o que é possível graças à sua composição por pequenos ossos, as vértebras. A coluna é formada por 33 vértebras, e entre cada par de vértebras existe um disco intervertebral de fibrocartilagem que ajuda a amortecer o peso sustentado pela coluna.

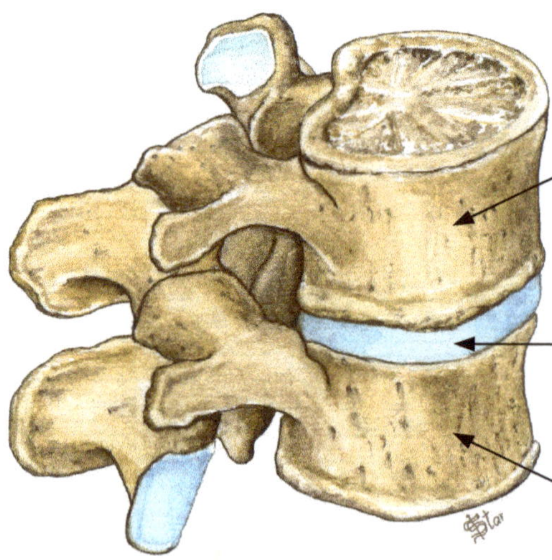

Vértebras e disco intervertebral

A coluna vertebral é dividida nas seguintes regiões:

- **Cervical** – na altura do pescoço, sendo formada por sete vértebras.
- **Torácica** – no tórax, onde se articulam as costelas, sendo formada por 12 vértebras.
- **Lombar** – na curvatura lombar, sendo formada por cinco vértebras.
- **Sacral** – articulada com os ossos do quadril, para o qual transmite o peso que sustenta. É formada por cinco vértebras.
- **Coccígea** – uma estrutura rudimentar de pequeno tamanho (equivalendo, no ser humano, à cauda dos animais). É formada por quatro vértebras.

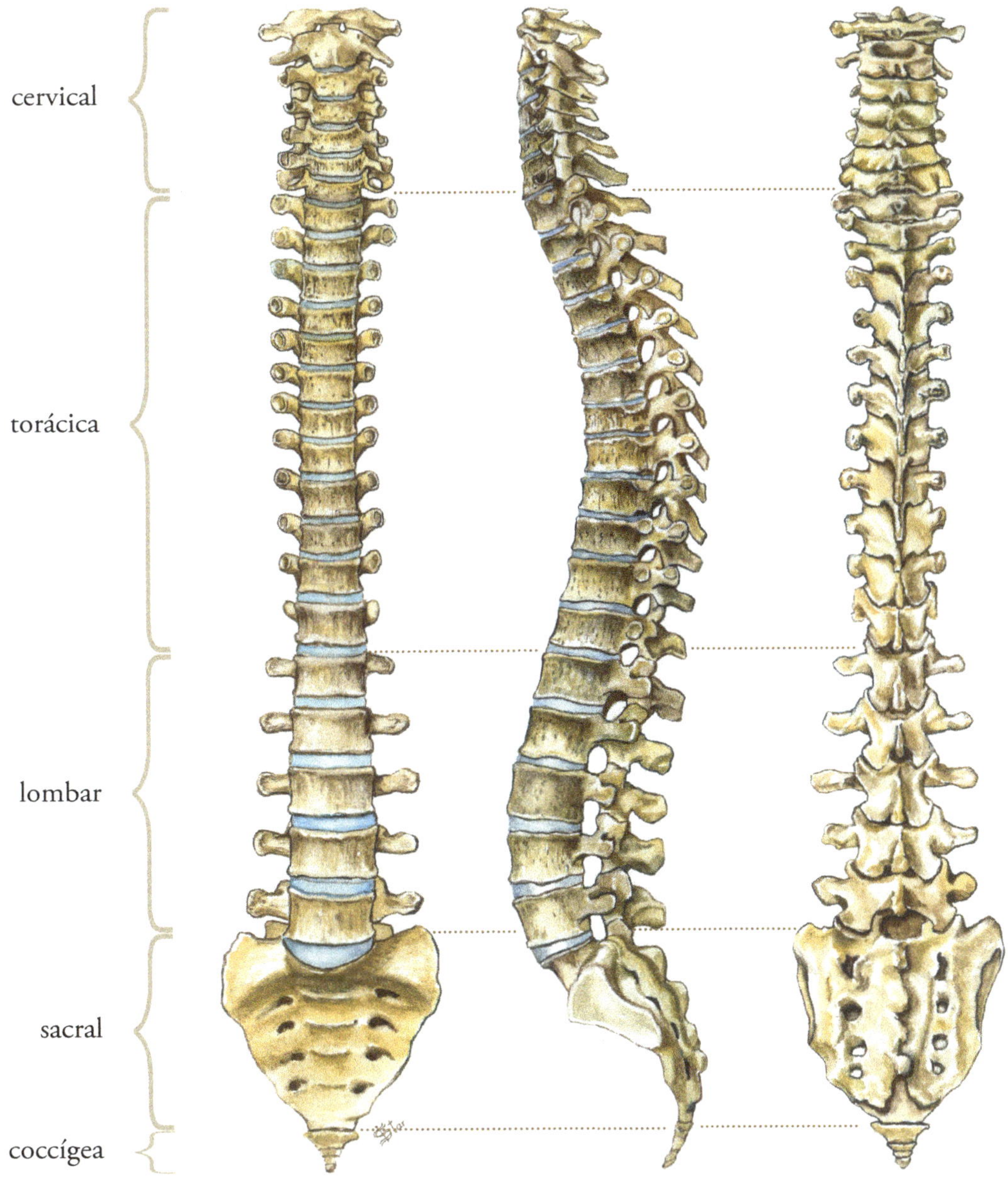

A coluna não é uma estrutura retilínea, possuindo curvaturas consideradas normais. As regiões torácica e sacrococcígea têm curvaturas de concavidade anterior denominadas cifoses. As regiões cervical e lombar apresentam curvaturas de concavidade posterior denominadas lordoses. O exagero dessas curvaturas pode ser denominado hipercifose e hiperlordose. A coluna normalmente não possui curvaturas laterais, e a existência delas é sempre considerada patológica – são as escolioses.

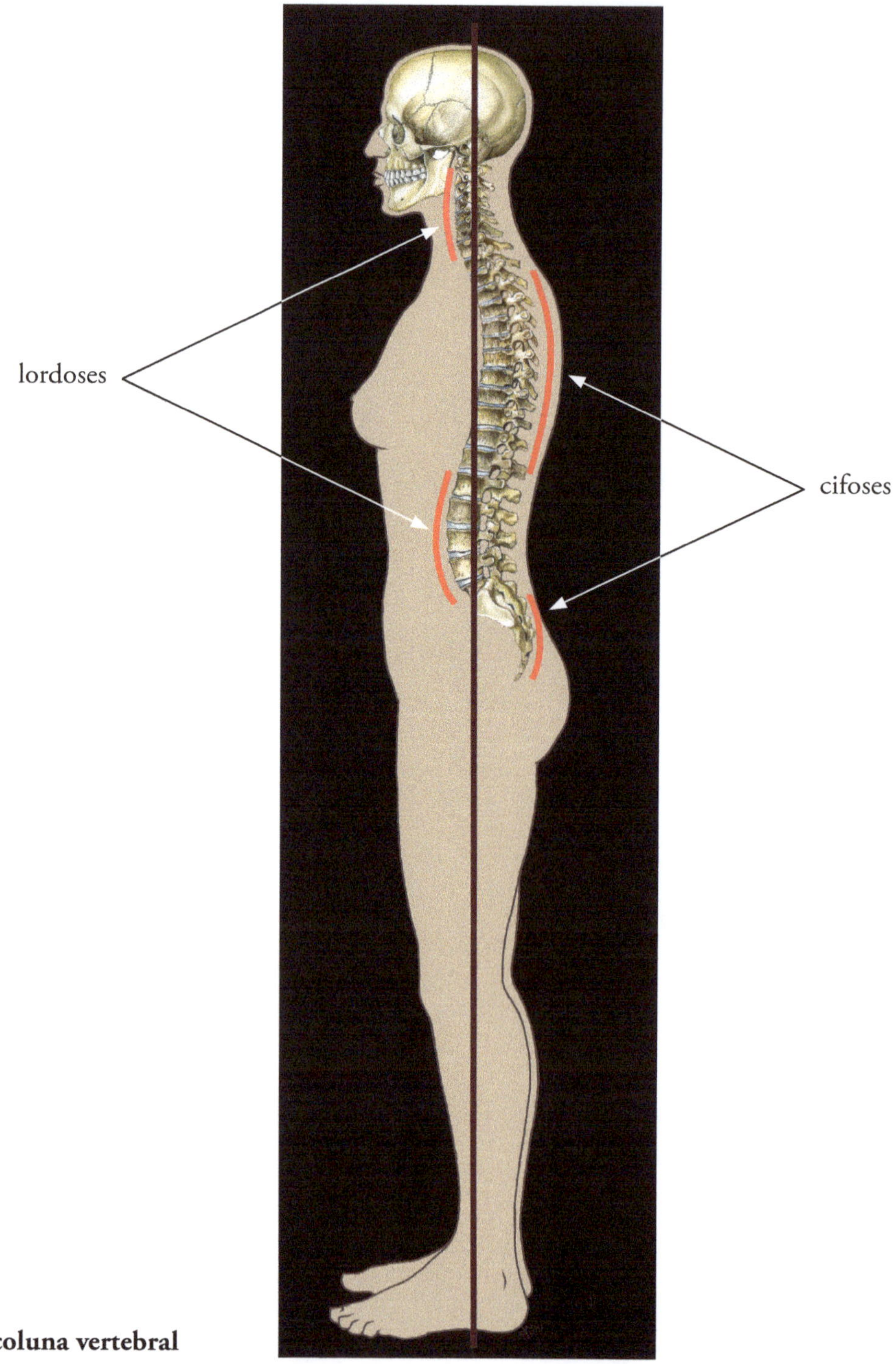

Curvaturas da coluna vertebral

Estrutura das vértebras

Cada vértebra da coluna é composta por um corpo vertebral, que sustenta o peso transmitido à coluna, e por um arco vertebral. Entre o corpo e o arco vertebral existe o forame vertebral, que acomoda a medula espinhal. Posteriormente, no arco, existe uma proeminência, o processo espinhoso, que pode ser palpado nas costas.

Vale notar que os corpos vertebrais vão aumentando de tamanho da base do crânio para a região lombar. Ou seja: as vértebras lombares são mais robustas que as cervicais porque são adaptadas para suportar mais peso.

Partes das vértebras
(vista superior)

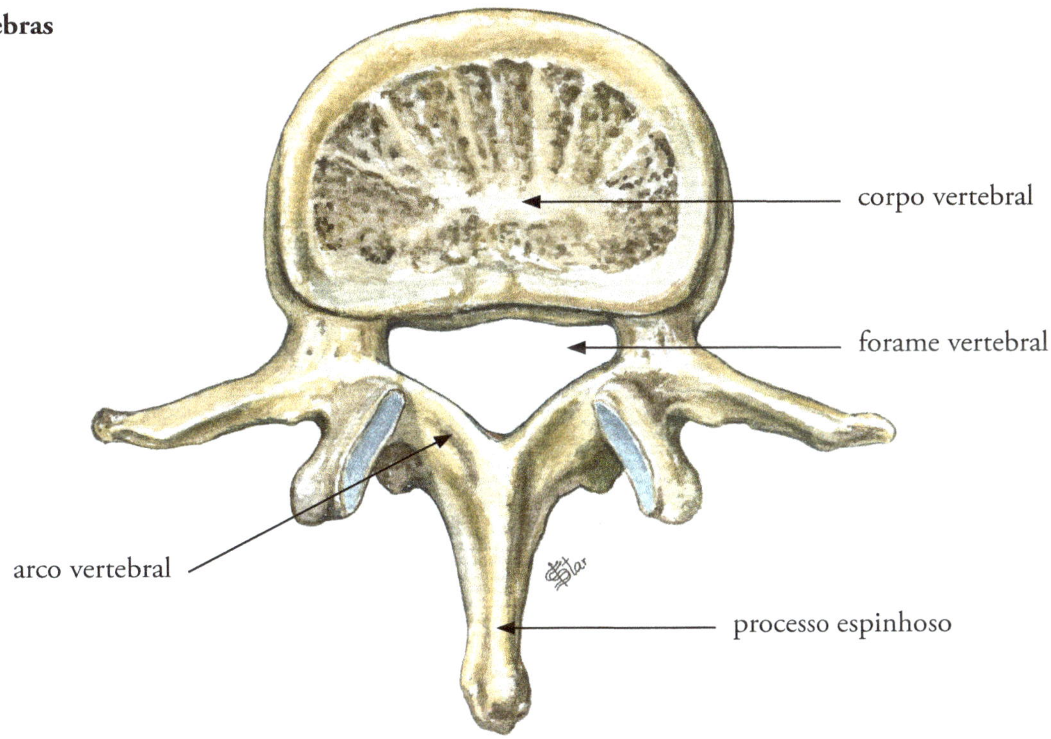

Partes das vértebras
(vista lateral)

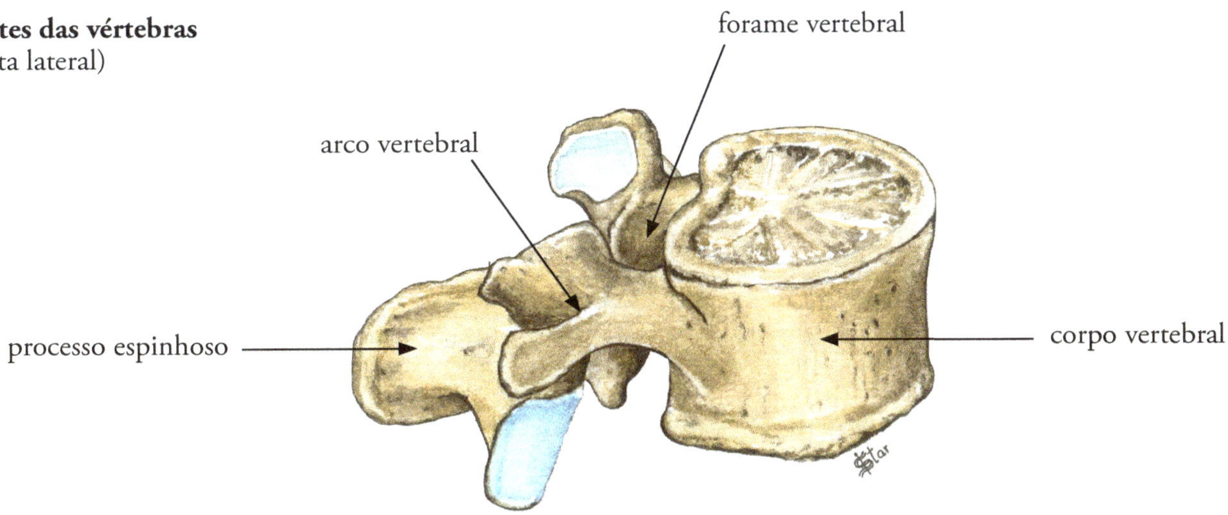

Uma situação especial é a da primeira e da segunda vértebras cervicais. A primeira delas, denominada atlas, não tem corpo vertebral e permite a flexão e extensão da cabeça ao articular-se com o crânio, como acontece no gesto de dizer “sim”. A segunda vértebra cervical, a áxis, apresenta uma saliência, o dente da áxis, por meio da qual se articula com a atlas. Essa ligação permite os movimentos de rotação da cabeça, como o do gesto de dizer “não”.

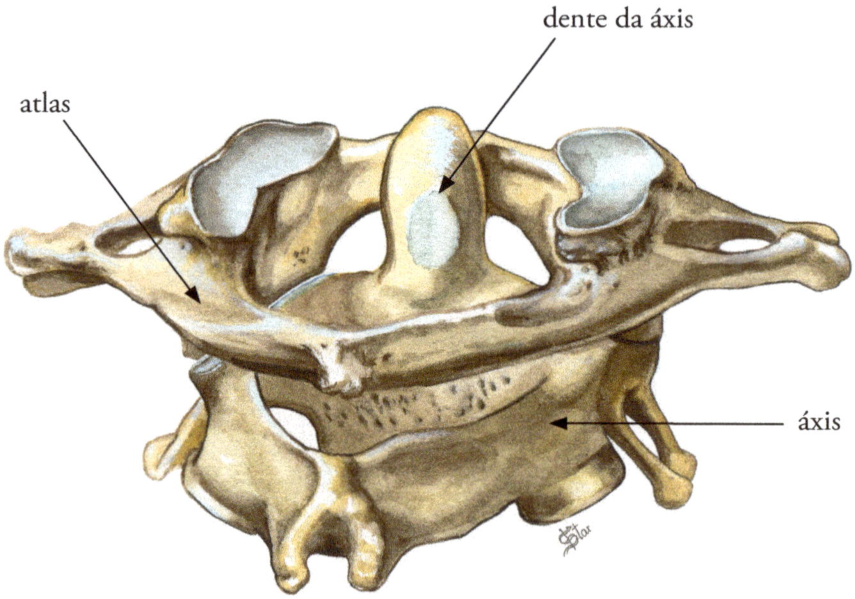

Vértebras cervicais
(atlas e áxis)

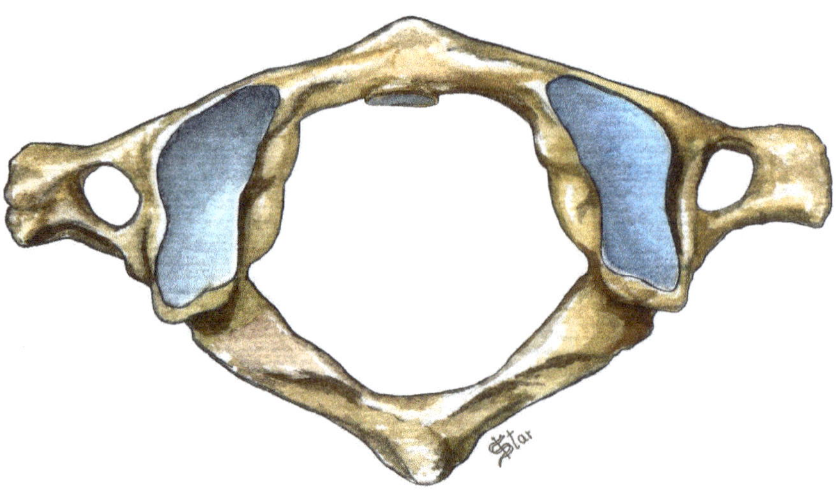

Vértebras cervicais
(atlas)

Caixa torácica

A caixa torácica é a terceira parte do esqueleto axial, sendo formada pela coluna torácica, que é a porção torácica da coluna vertebral, pelas costelas (verdadeiras, falsas e flutuantes) e pelo esterno. Sua forma é semelhante à de uma gaiola, pela posição de suas costelas, que na parte de trás se prendem às vértebras torácicas. Na parte da frente, as costelas se ligam ao osso esterno por meio das chamadas cartilagens costais.

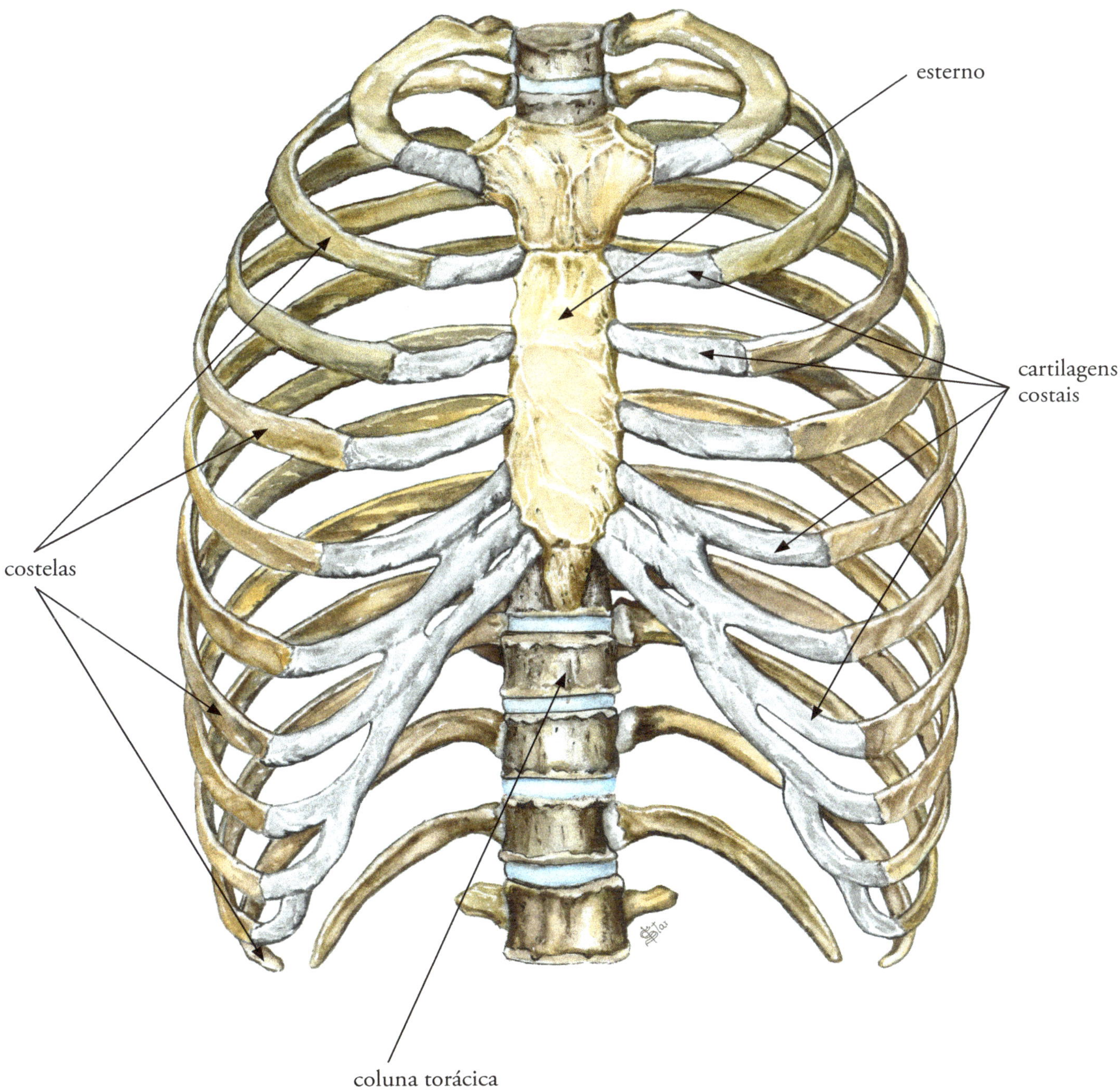

O esterno é um osso alongado e achatado, localizado no meio do peito, cuja função é dar sustentação anterior às costelas. Ele é dividido em três partes: a superior denomina-se manúbrio, a parte mais abaixo é dita corpo do esterno e a parte mais inferior, uma estrutura pequena e pontuda, recebe o nome de processo xifoide. Entre o manúbrio e o corpo há uma protuberância palpável, o ângulo do esterno. Na direção dele, insere-se a segunda cartilagem costal.

Esterno

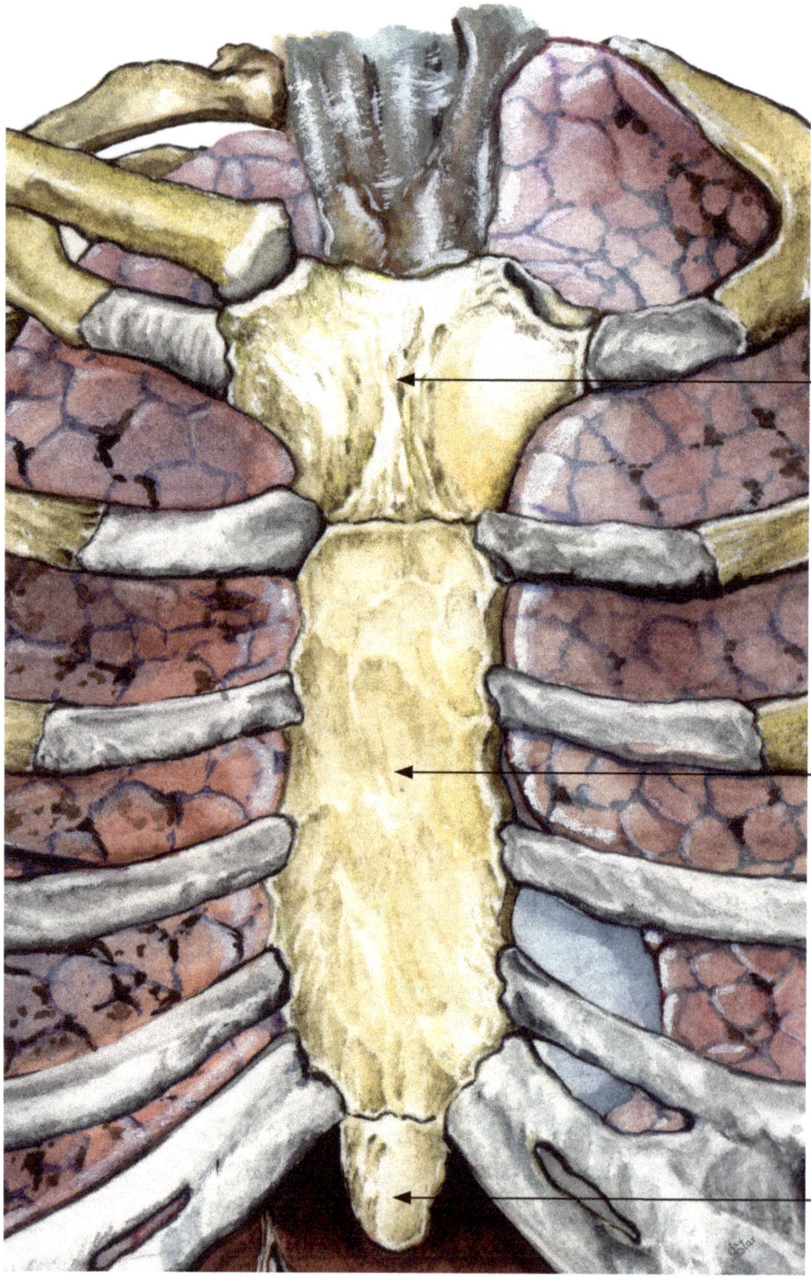

As costelas consistem em 12 pares de ossos em forma de arco que vão da coluna em direção ao esterno. São classificadas assim:

- **Verdadeiras** – ligadas diretamente ao esterno, cada qual por sua própria cartilagem. No total, são sete pares.
- **Falsas** – não se ligam diretamente ao esterno, mas fundem suas cartilagens umas com as outras, unindo-se, por fim, à sétima costela. A borda inferior da caixa torácica assim formada é chamada de rebordo costal. No total, são três pares.
- **Flutuantes** – não se ligam ao esterno. No total são dois pares.

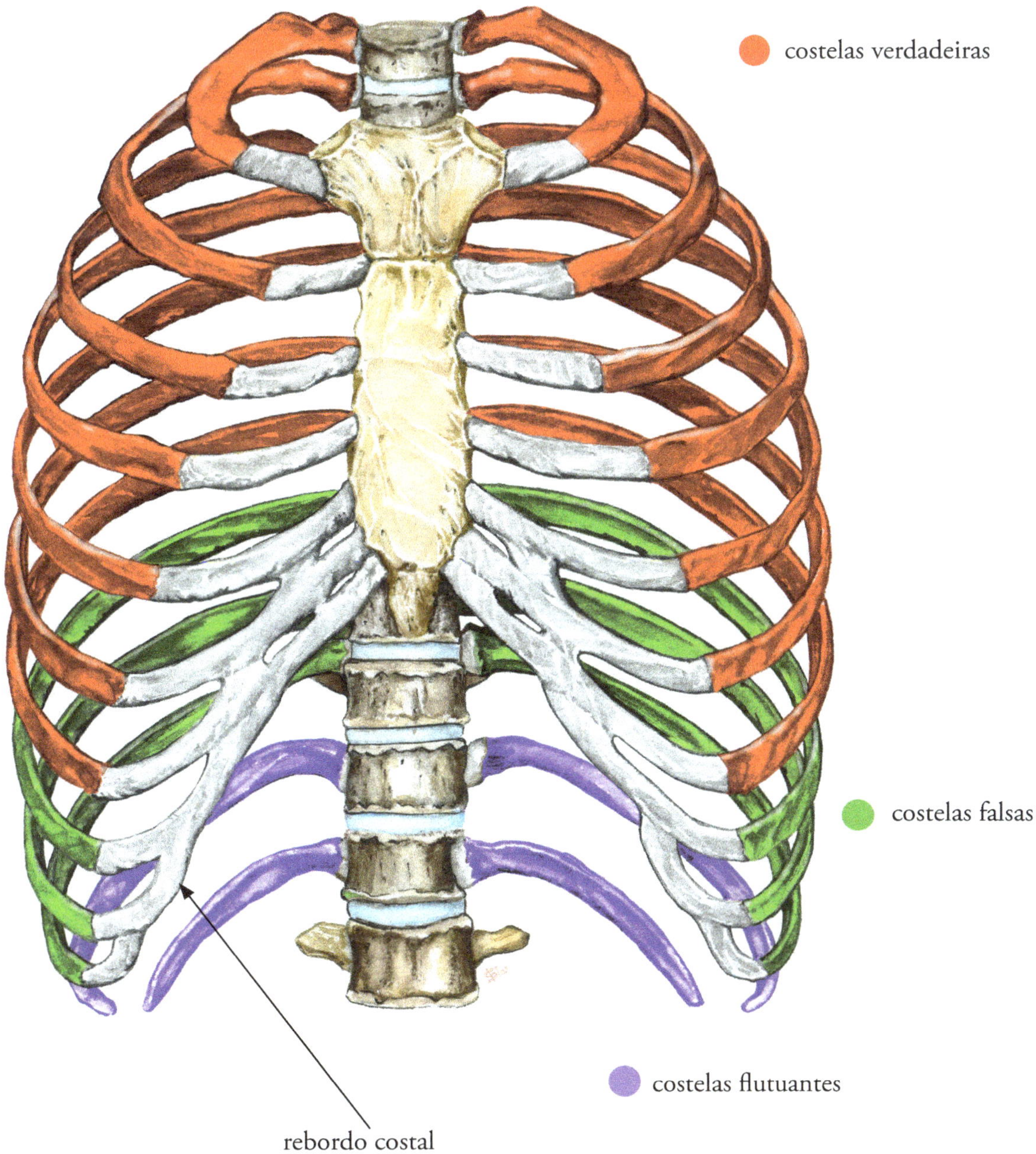

Estudo do esqueleto apendicular

Membro superior

O membro superior é composto por ombro, braço, antebraço e mão. Anatomicamente, braço é apenas a porção compreendida entre o ombro e o cúbito, embora o termo seja popularmente usado para denominar o membro superior como um todo.

No ombro está localizada a cintura escapular, formada pela escápula, por meio da qual se articulam os ossos do braço, e pela clavícula, que se prende ao esqueleto axial por meio do manúbrio esternal.

O braço tem apenas um osso longo, o úmero. Na sua epífise proximal encontramos a cabeça do úmero, estrutura arredondada que serve para a articulação com a escápula. Na epífise distal existem áreas que se articulam com os ossos do antebraço.

Cintura escapular

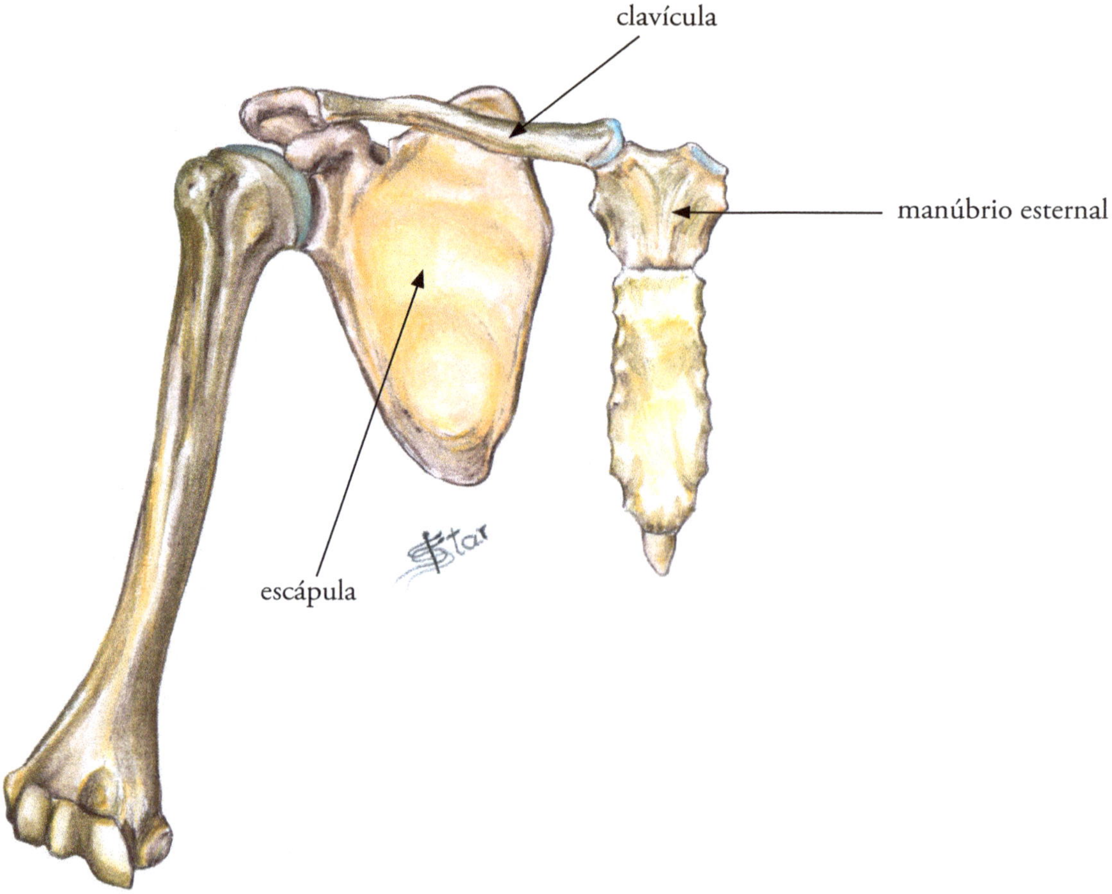

O antebraço, por sua vez, é composto por dois ossos: a ulna e o rádio, sendo a ulna medial e o rádio lateral. A articulação entre o antebraço e a mão se faz entre a epífise distal do rádio e os ossos do carpo, formando a articulação radiocárpica. A ulna se separa da mão por um disco de fibrocartilagem. Na mão há três grupos de ossos:

- **Carpo** – constituído por oito ossos dispostos em duas fileiras que se articulam com o rádio, dando forma ao punho. São eles: escafoide, semilunar, piramidal, pisiforme (fileira proximal), trapézio, trapezoide, capitato e hamato (fileira distal).
- **Metacarpo** – formado por cinco ossos, os metacarpos de cada dedo, que ficam numa região intermediária entre os ossos do carpo e os dos dedos, na região da palma da mão.
- **Quirodáctilos** – são os dedos das mãos, formados pelas falanges proximal, média e distal para cada dedo (exceto para o polegar, que não tem a falange média).

Ossos do membro superior

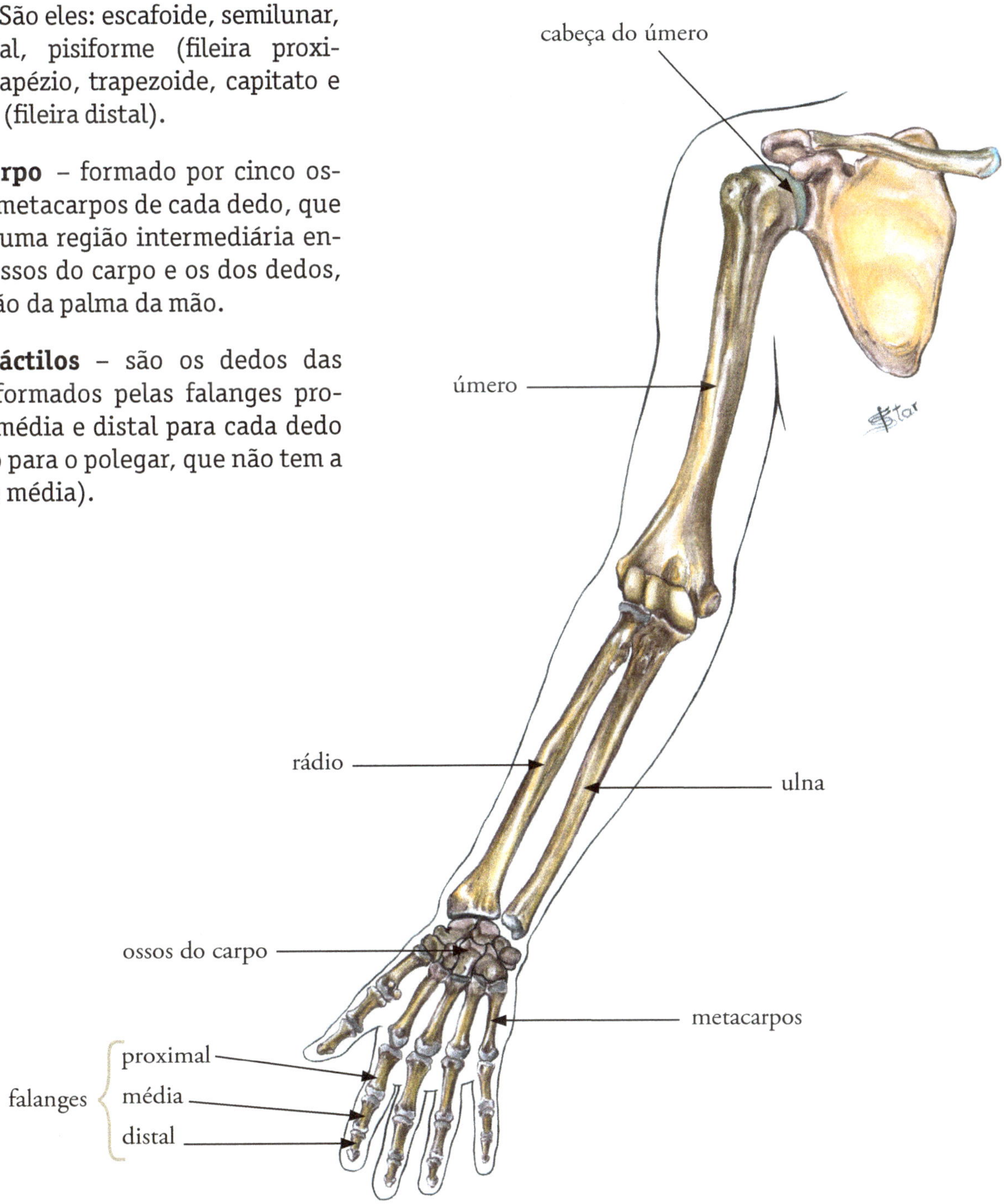

Membro inferior

O membro inferior é composto por quadril, coxa, perna e pé. Anatomicamente, perna é apenas a porção compreendida entre o joelho e o tornozelo, embora o termo seja popularmente usado para denominar o membro inferior como um todo.

A cintura pélvica é formada pelos ossos do quadril, que se articulam com o sacro, formando a pelve óssea, até recentemente denominada "bacia" e ainda conhecida popularmente assim. Na criança, o quadril é formado por três ossos: o ílio, o ísquio e o púbis, que se fundem na juventude para formar um só osso.

A coxa tem um único osso, o maior do corpo humano: o fêmur, que se articula com o osso do quadril na cavidade denominada acetábulo. O fêmur possui na sua epífise proximal uma cabeça arredondada, e, logo abaixo, uma região mais fina, denominada colo do fêmur – local comum de fraturas em pacientes idosos com perda de massa óssea. Na epífise distal encontram-se os côndilos do fêmur, que o articulam com a tíbia. Ainda na porção inferior da coxa, situada no tendão do seu principal músculo, está o maior osso sesamoide do corpo humano: a patela, antiga "rótula". Seu posicionamento é anterior ao joelho.

A perna é formada por dois ossos: a tíbia e a fíbula, sendo a tíbia medial e a fíbula lateral. Na epífise proximal da tíbia encontra-se a tuberosidade tibial, local de inserção muscular. Pontos anatômicos importantes da porção distal da perna são as saliências ósseas que podem ser palpadas de cada lado do tornozelo: o maléolo medial, na tíbia, e o maléolo lateral, na fíbula. O pé é formado pelos seguintes conjuntos ósseos:

- **Tarso** – constituído por sete ossos que se articulam com a tíbia e a fíbula, formando o tornozelo. São eles: tálus (que se articula com a tíbia), calcâneo (que se apoia no chão), cuboide, navicular e três cuneiformes (medial, lateral e intermediário).

- **Metatarso** – formado por cinco ossos intermediários entre os ossos do tarso e os dos dedos do pé. Há um metatársico para cada dedo.

- **Pododáctilos** – são os dedos dos pés, formados pelas falanges proximal, média e distal para cada dedo. Somente o hálux, popularmente chamado de "dedão do pé", não tem a falange média.

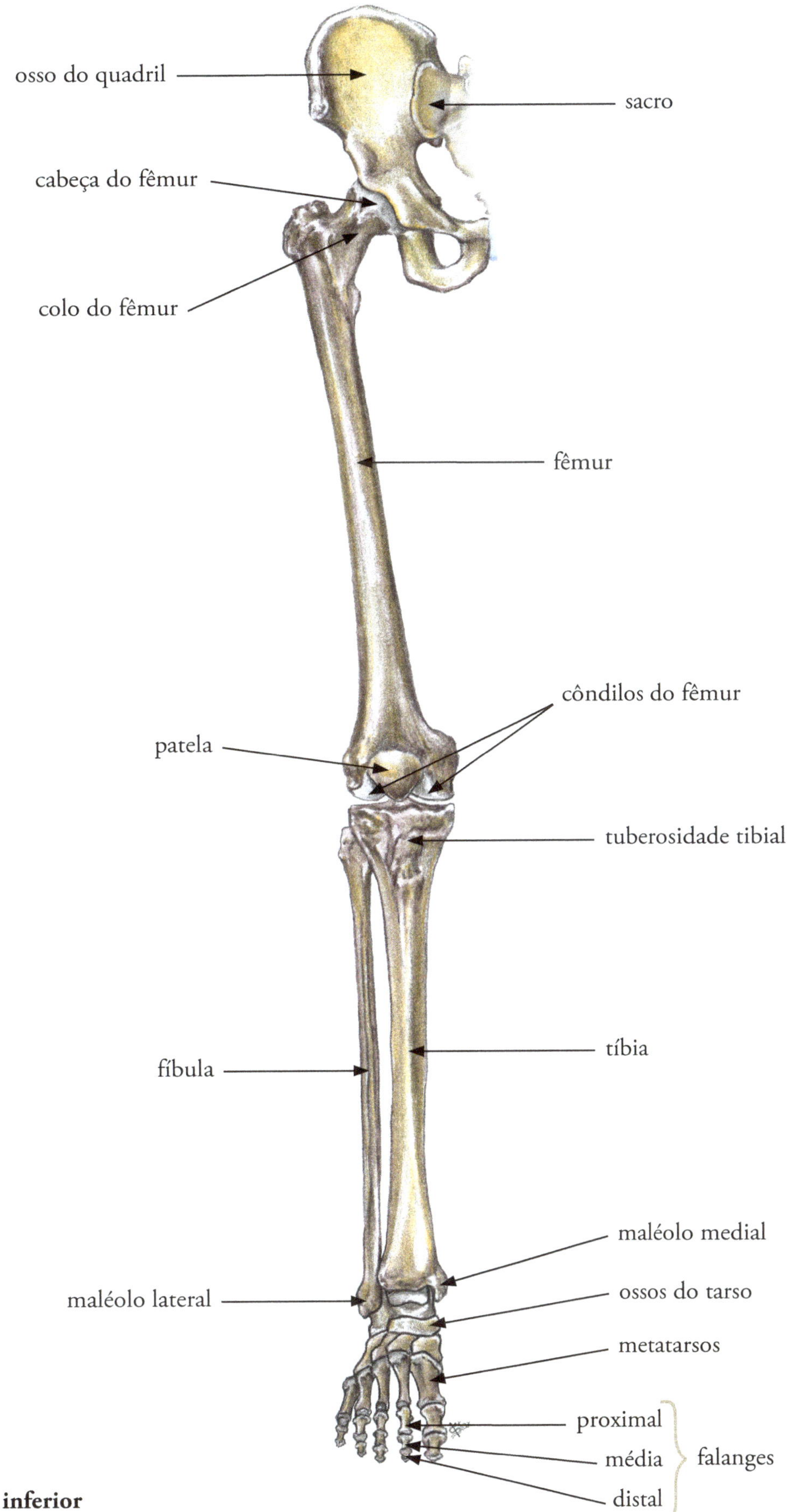

Ossos do membro inferior

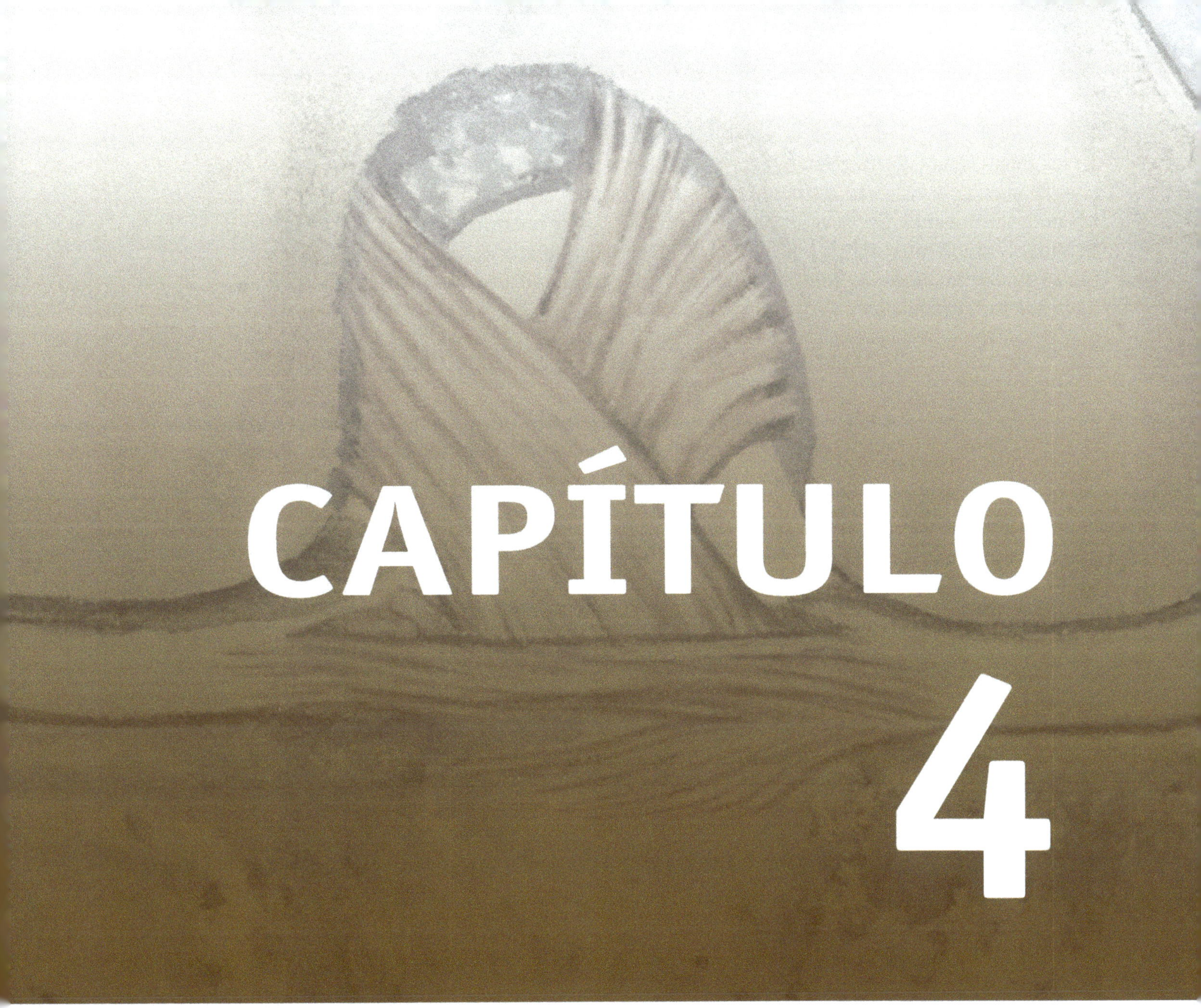

CAPÍTULO 4

Sistema articular

Para que o sistema esquelético, com seus 206 ossos, possa desempenhar suas funções essenciais – que são a sustentação, a proteção e a mobilidade do corpo –, é necessário que suas peças se unam de algum modo, formando uma estrutura ordenada. A união entre quaisquer partes rígidas do esqueleto, ossos ou cartilagens, tendo ou não mobilidade, é denominada articulação ou juntura.

Classificação das articulações

Dentre as várias classificações existentes para as articulações, selecionamos duas para serem apresentadas neste estudo. A primeira diz respeito ao grau de mobilidade, e a outra, às características morfológicas e teciduais.

Classificação pelo grau de mobilidade

Este é o tipo mais simples de classificação e distingue as articulações em três categorias, de acordo com a liberdade de movimentos:

- **Móveis** ou **diartroses** – permitem movimento amplo, como as articulações do ombro, da coxa e do joelho.
- **Semimóveis** ou **anfiartroses** – possibilitam movimentos limitados, como as articulações intervertebrais.
- **Imóveis** ou **sinartroses** – não permitem movimentos ou permitem movimentos limitadíssimos, como as articulações dos ossos do crânio.

Classificação pelas características morfológicas e teciduais

É a classificação mais usada atualmente. Relaciona-se com o grau de mobilidade, embora seja mais complexa e considere também aspectos anatômicos. As articulações são separadas em três grupos principais, de acordo com suas características morfológicas e teciduais, ou seja, características relativas à forma: articulações fibrosas, articulações cartilaginosas e articulações sinoviais.

Articulações fibrosas

Nessas articulações os ossos são unidos por tecido fibroso, como é o caso das suturas, em que os ossos se ligam por uma fina lâmina fibrosa de tecido conjuntivo, não havendo movimentos entre seus componentes. As suturas cranianas são exemplos de articulações fibrosas. Deve-se observar que cada uma delas tem um nome especial.

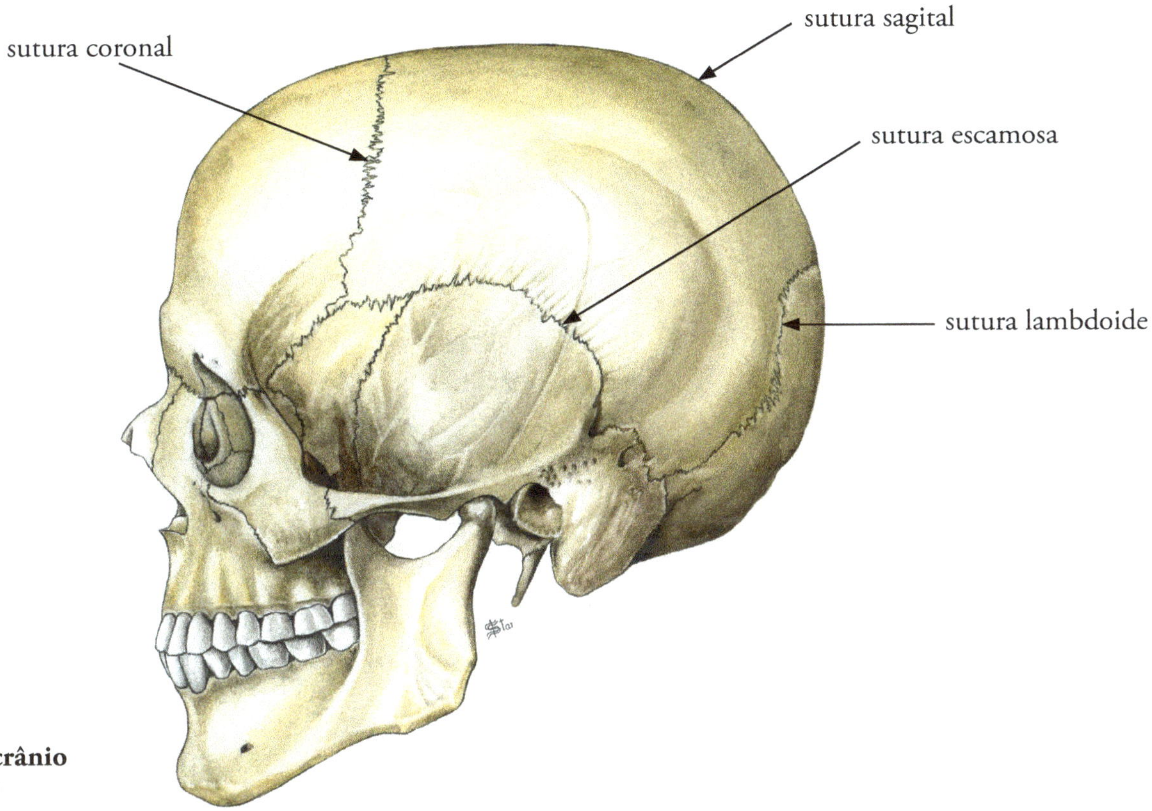

Suturas do crânio
(vista lateral)

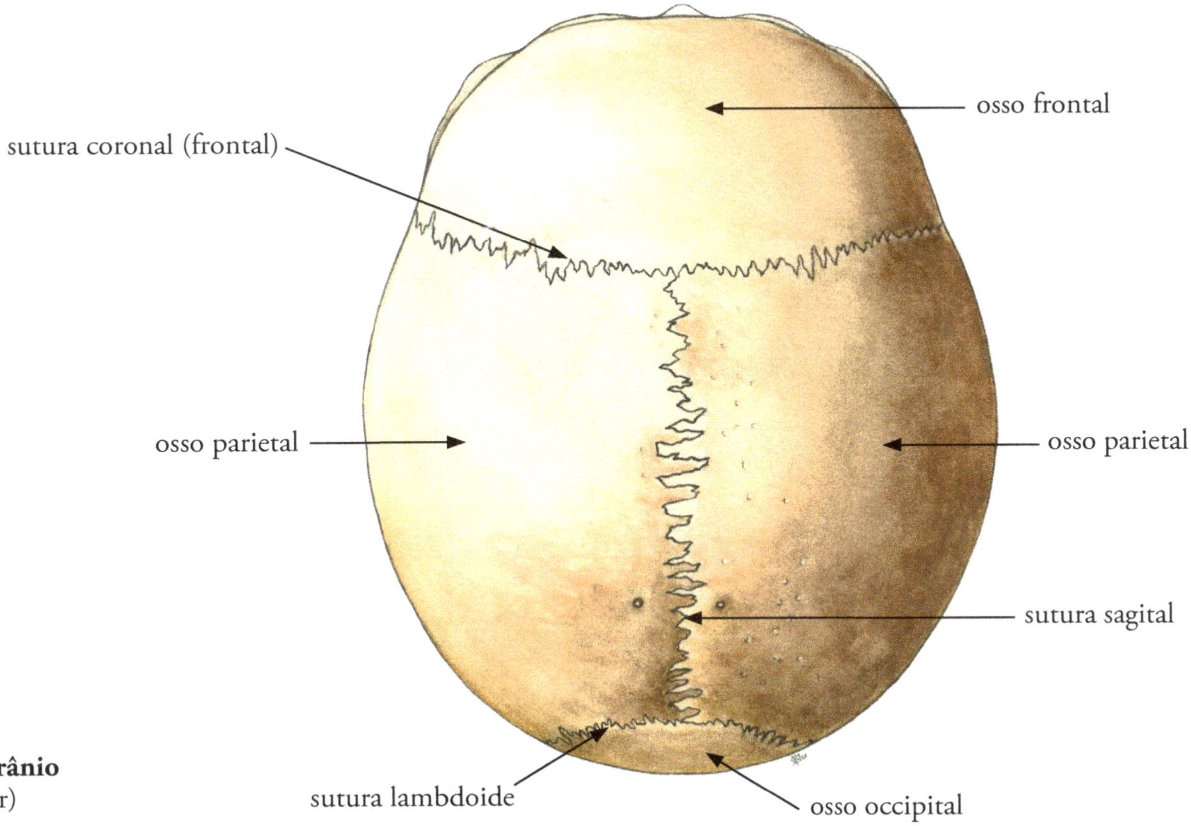

Suturas do crânio
(vista superior)

FONTANELAS

Nas crianças recém-nascidas as suturas ainda não estão consolidadas, de forma que os ossos são mais móveis e existem espaços não calcificados no ponto de contato entre eles. Esses espaços são chamados fontanelas ou fontículos, mas popularmente são conhecidos como moleiras. As principais fontanelas são a anterior (entre os parietais e o frontal), que se fecha entre 18 e 24 meses de vida, e a posterior (entre os parietais e o occipital), que se fecha dois meses após o nascimento.

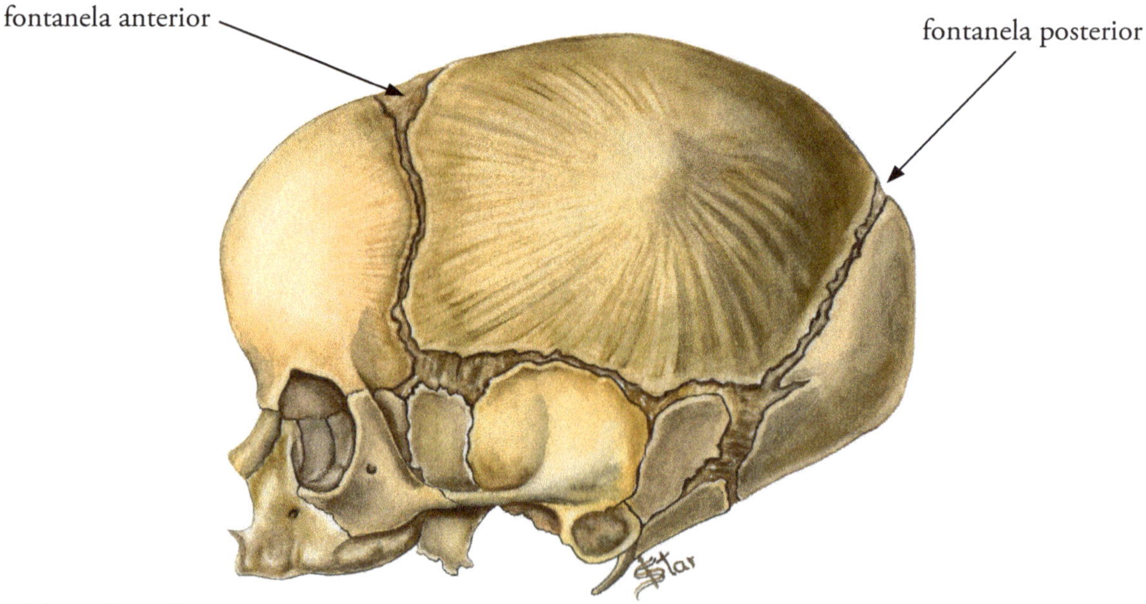

Crânio fetal (vista lateral)

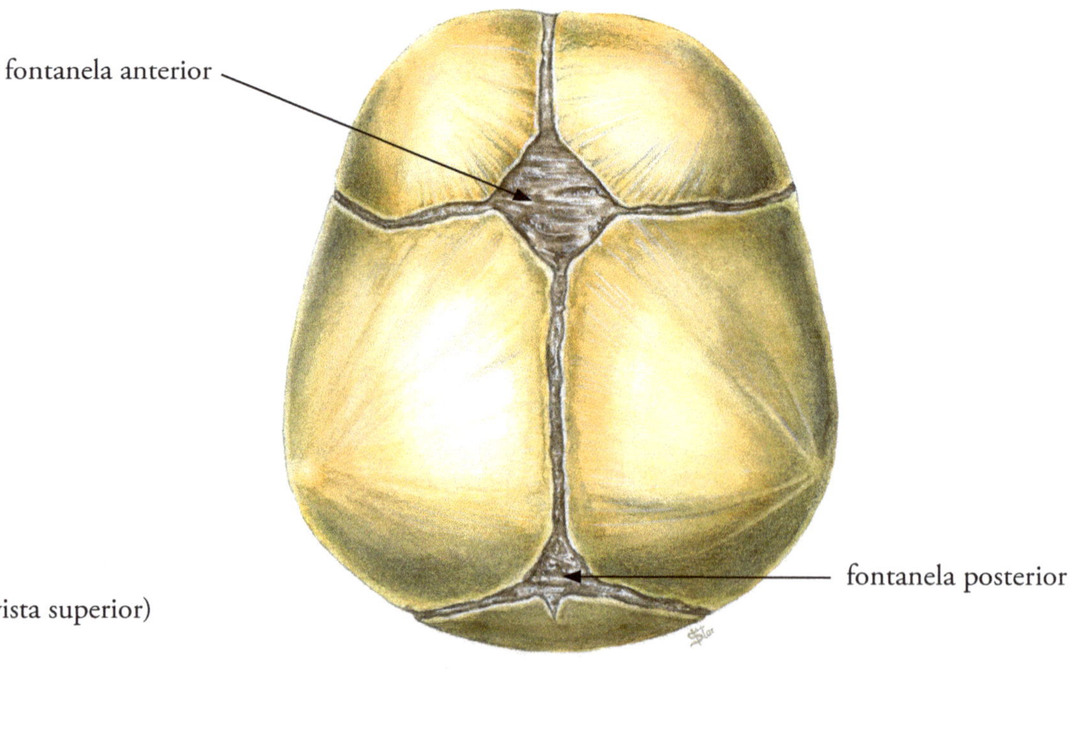

Crânio fetal (vista superior)

As gonfoses são também exemplos de articulações fibrosas, localizando-se entre os dentes e os processos alveolares da mandíbula e do maxilar.

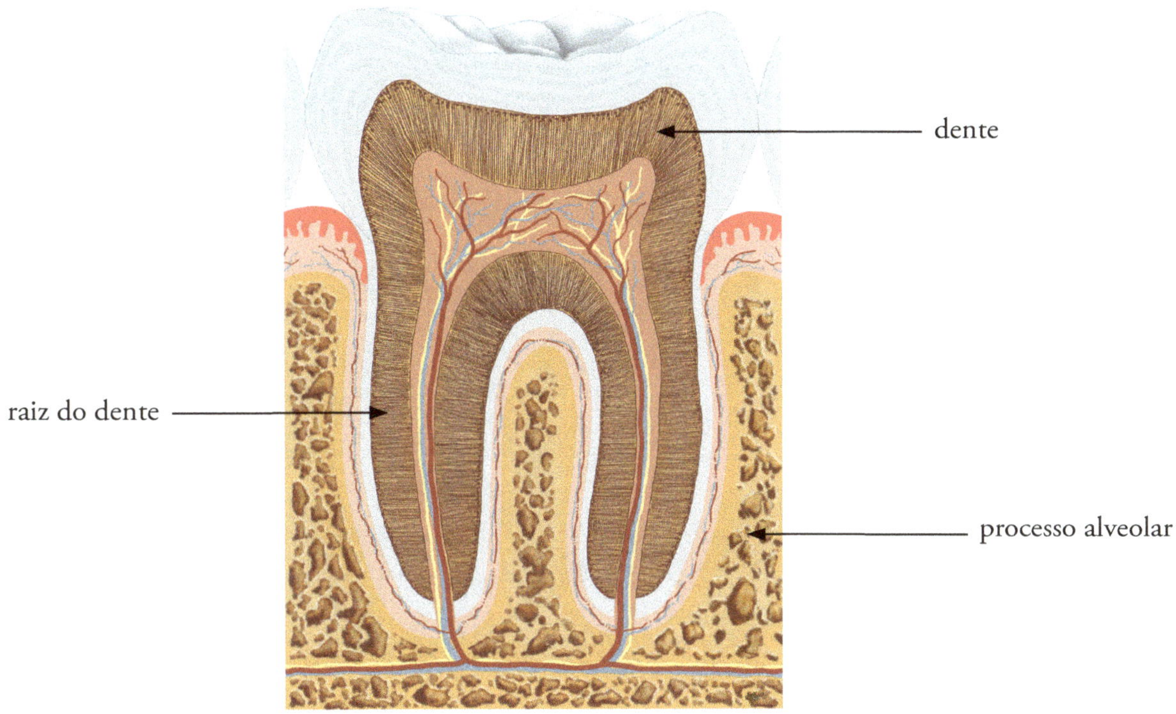

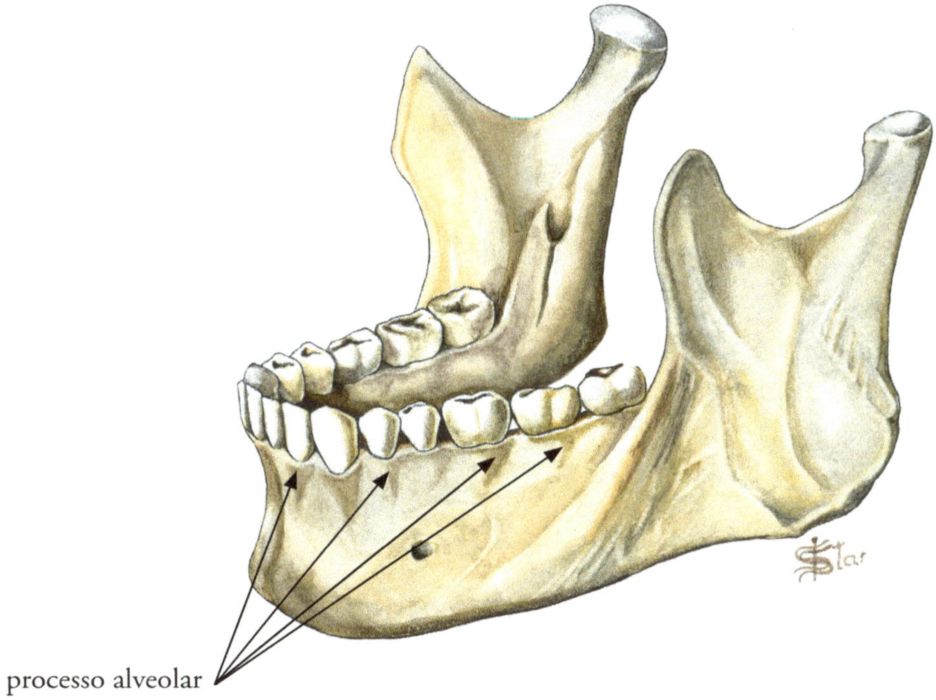

Articulações cartilaginosas

Como o nome sugere, nessas articulações os ossos são unidos por meio de cartilagem. Um exemplo é a sínfise púbica, em que as faces articulares dos ossos se ligam por cartilagem fibrosa, podendo conter um disco cartilaginoso no interior da articulação. Outras articulações cartilaginosas são as intervertebrais e a manúbrio--esternal.

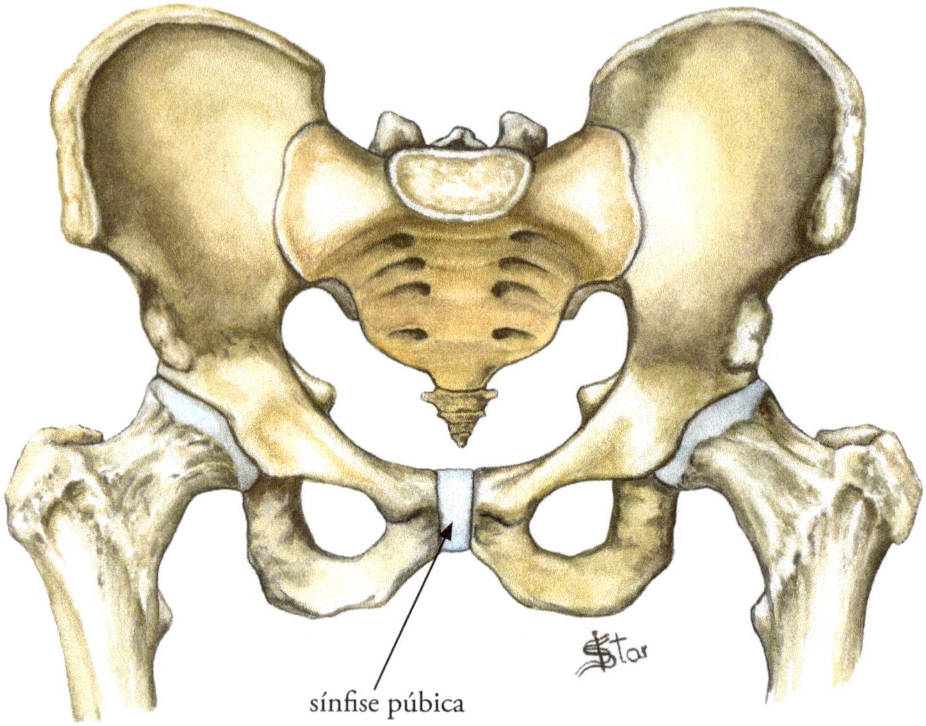

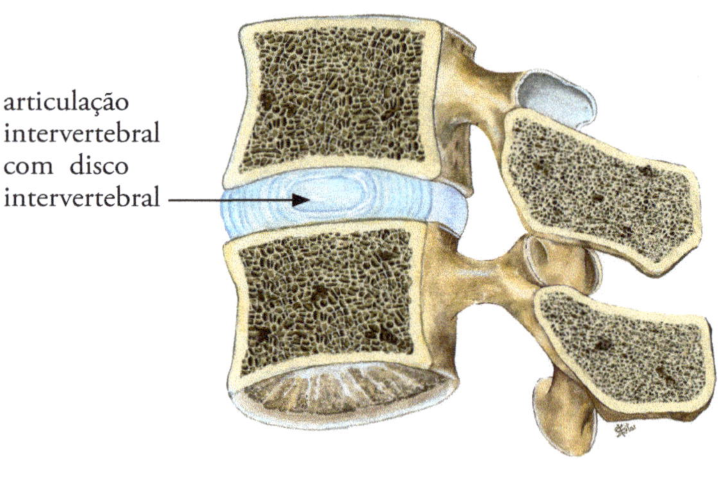

HÉRNIA DE DISCO

Como os discos intervertebrais da coluna são responsáveis pela absorção de impacto, algumas vezes podem sofrer dano se submetidos a muita carga. Eles podem se romper, protrair--se para dentro do canal vertebral e comprimir a medula espinhal ou os nervos que saem dela, provocando dor e outros sinais neurológicos, como perda de força muscular ou de sensibilidade. Esse quadro é conhecido como hérnia de disco e é mais comum na região lombar, pois é ela que sustenta a maior parte do peso do corpo.

Articulações sinoviais

É o tipo mais complexo de articulação. Caracteriza-se pela presença de uma cápsula articular que envolve toda a articulação, formando a cavidade articular. A parte interna da cápsula é recoberta pela membrana sinovial, que produz o líquido sinovial, cuja função é permitir melhor deslizamento dos componentes articulares. Em algumas articulações desse tipo podem existir discos de cartilagem que as reforçam e estabilizam, como os meniscos do joelho. Podem existir também ligamentos, faixas de tecido fibroso que reforçam a articulação, aumentando a sua resistência.

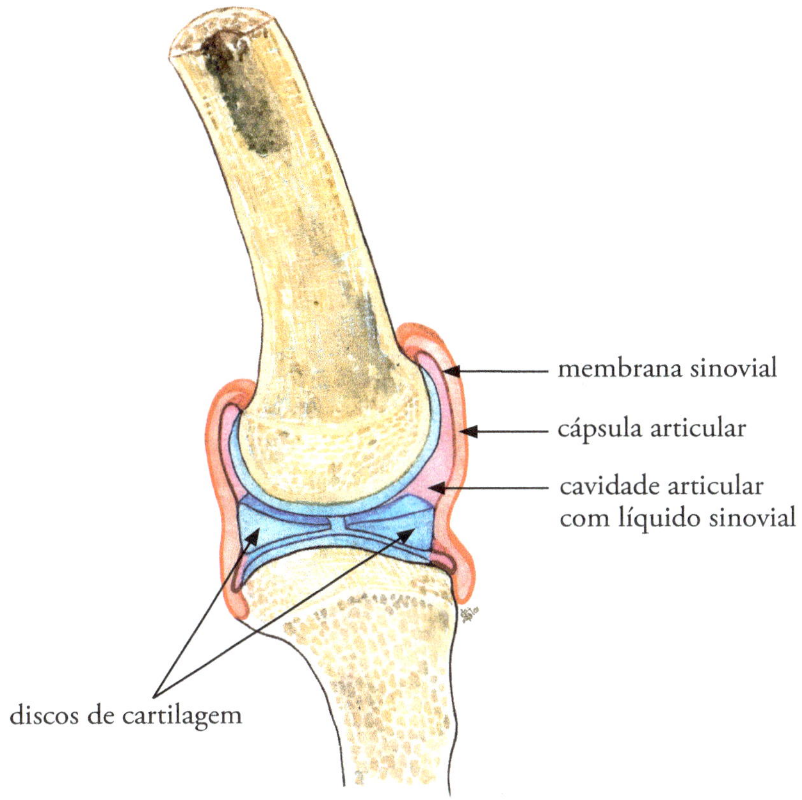

As articulações sinoviais são as que apresentam maior mobilidade. De acordo com os tipos de movimentos realizados e a forma da articulação, elas podem ser subdivididas em: planas, condilares, elipsoides e esferoides.

■ Planas

É o tipo menos móvel, que permite somente o deslizamento entre as partes ósseas. Exemplo: as articulações entre os ossos do carpo e entre os ossos do tarso.

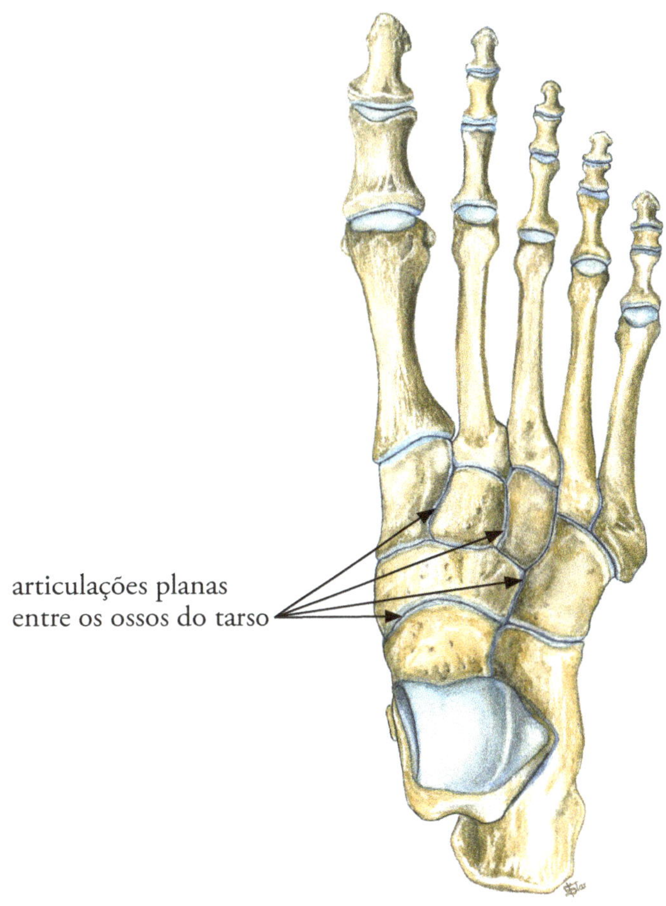

■ Dobradiços ou gínglimos

Assemelham-se a dobradiças de porta e permitem o movimento apenas em flexão e extensão. Exemplo: as articulações interfalângicas e a articulação do cotovelo, entre o úmero e a ulna.

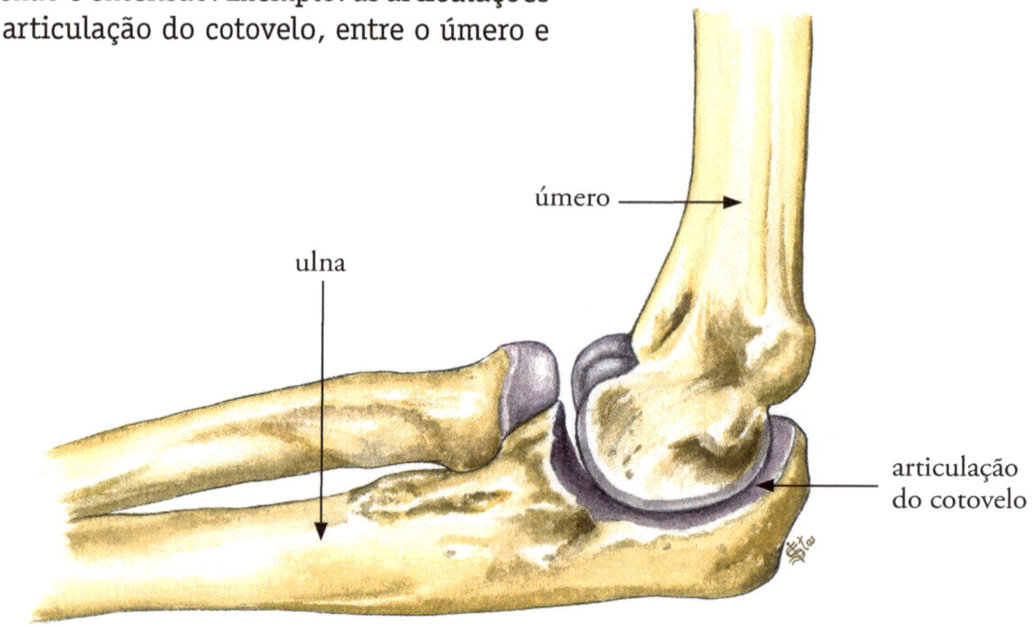

■ Trocoides ou em pivô

Fazem rotação em torno de um eixo e, geralmente, têm em sua composição alguma estrutura de formato aproximadamente cilíndrico. Exemplo: a articulação atlantoaxial, que existe entre a primeira e a segunda vértebras cervicais.

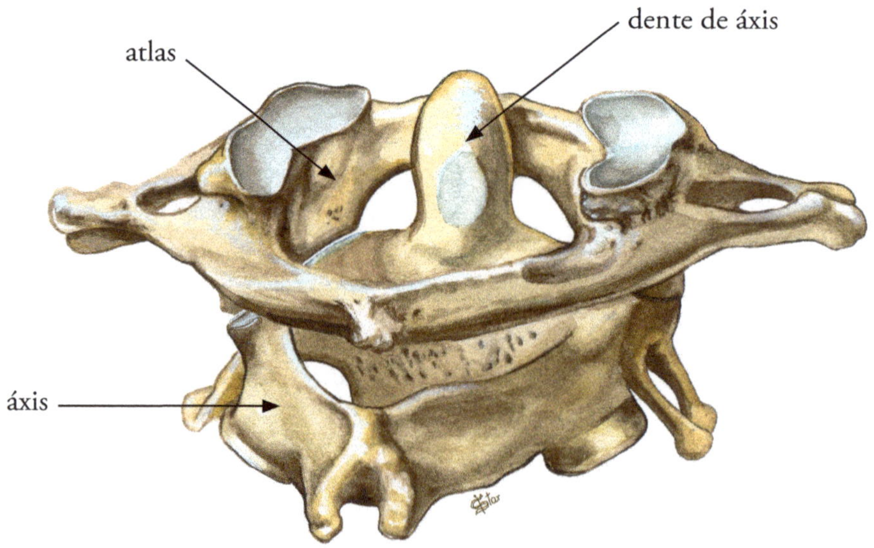

■ Condilares

Apresentam algumas superfícies convexas e arredondadas e outras côncavas, geralmente em pares, permitindo movimentos de flexão, extensão e sutil rotação. Exemplo: a articulação temporomandibular e a articulação do joelho.

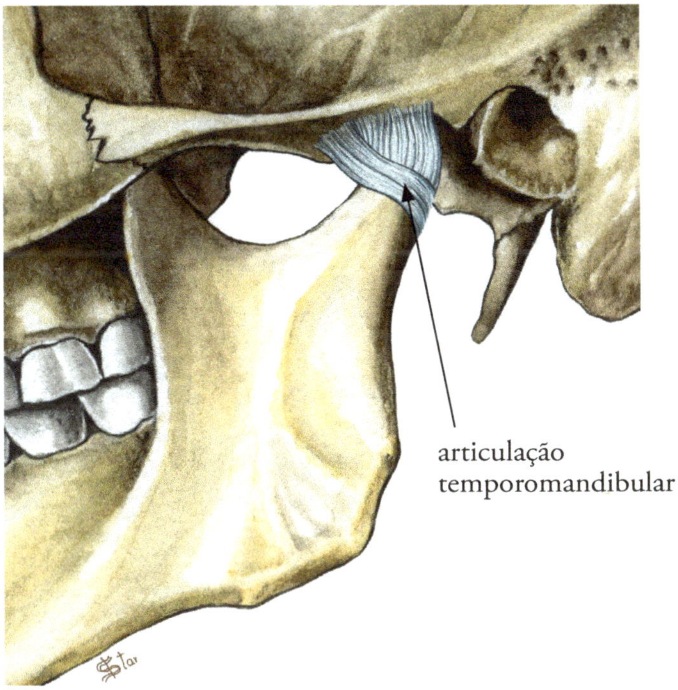

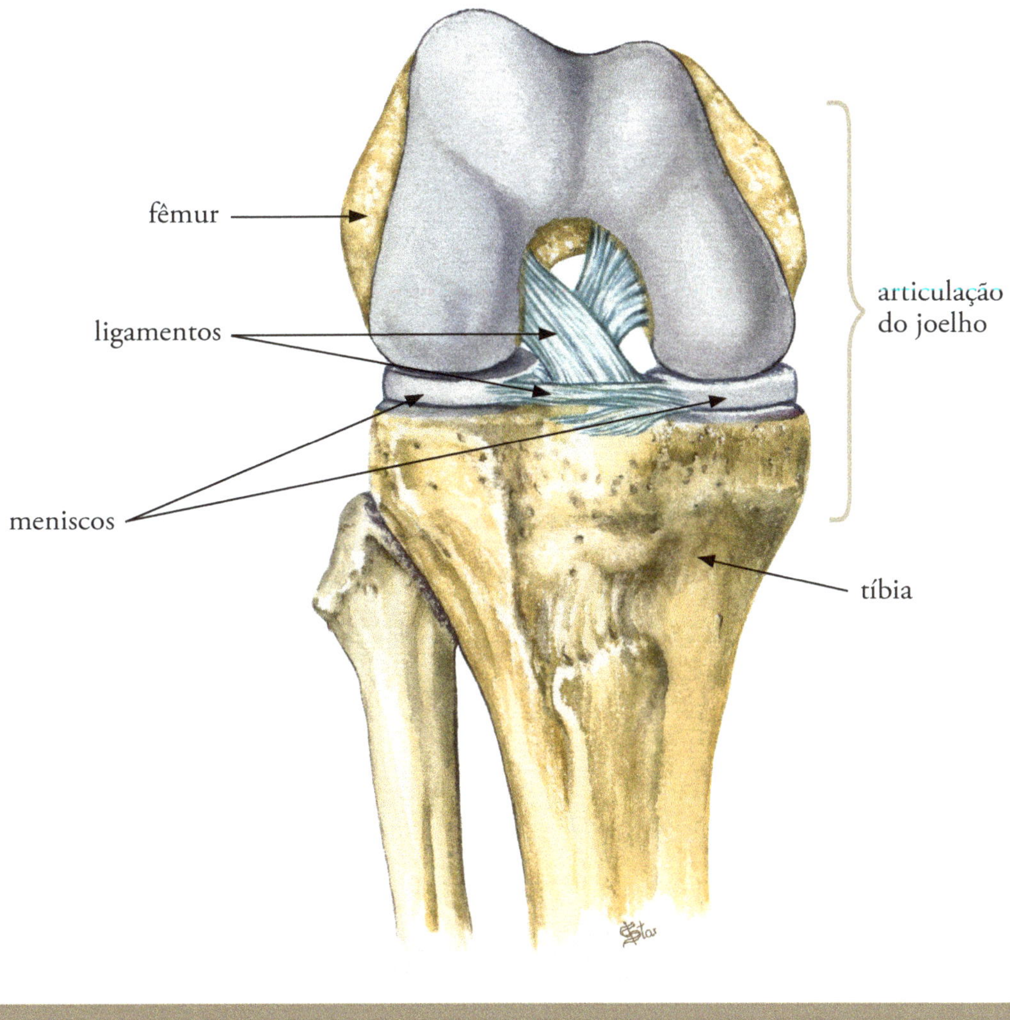

Elipsoides

Também apresentam uma superfície convexa e outra côncava, mas em forma de elipse, o que permite movimentos de flexão e extensão e adução e abdução. Exemplo: articulação do punho ou radiocárpica e as metacarpofalangianas.

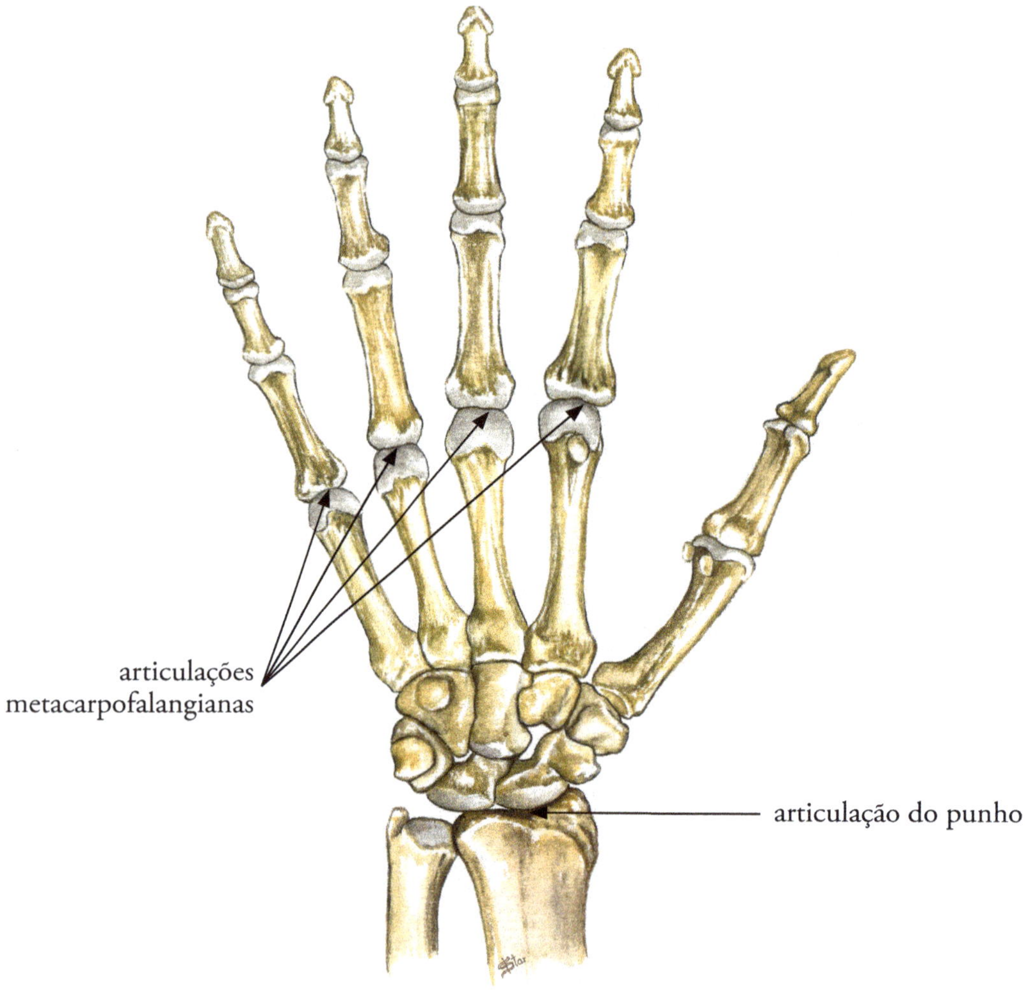

> **ARTROSE**
>
> Em pessoas idosas são comuns as alterações degenerativas das articulações, que perdem mobilidade e têm suas formas modificadas. A artrose, o popular "reumatismo", pode ter como sintomas dor articular e inflamação crônica.

Esferoides

É outro tipo de articulação com uma superfície convexa e outra côncava, porém em forma de esfera, o que permite amplos movimentos em todas as direções e em rotação. Exemplos: as articulações escapuloumeral e coxofemoral.

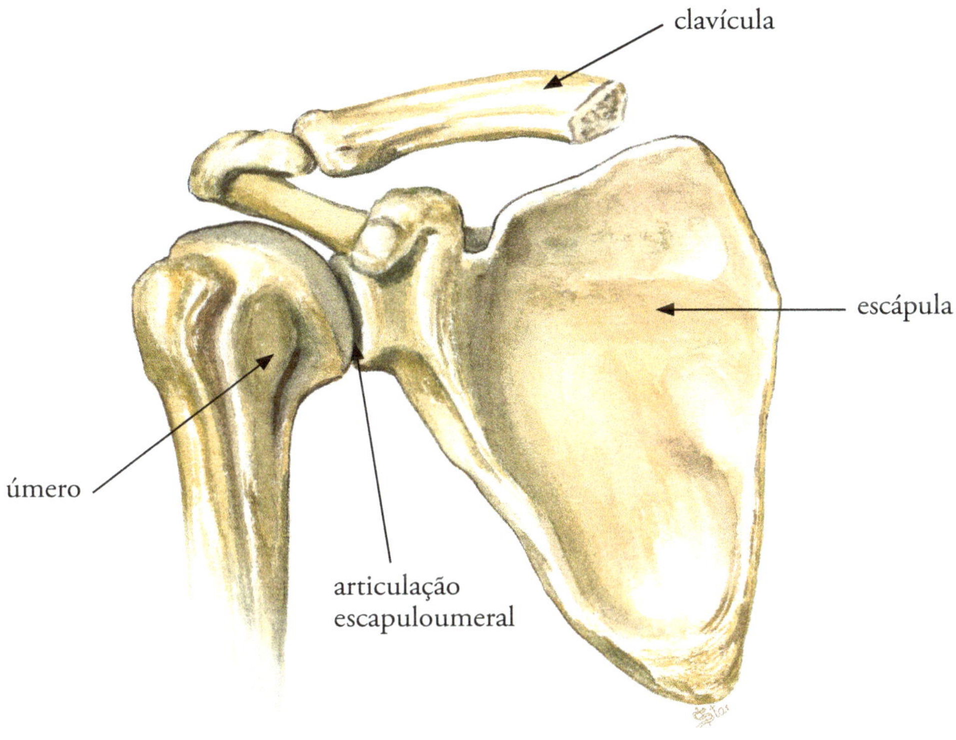

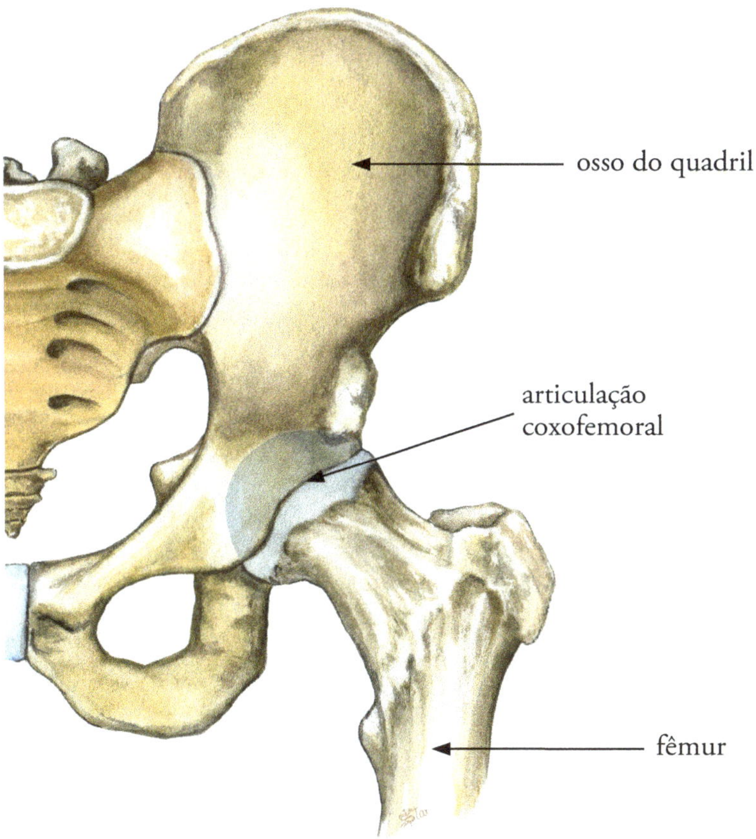

Características das principais articulações

Os quadros a seguir apresentam um resumo geral do capítulo, relacionando o nome da articulação com o tipo e adicionando as respectivas características principais. Para melhor fixação do conteúdo, procure identificar e movimentar as articulações do seu próprio corpo.

Articulações da cabeça

ARTICULAÇÃO	TIPO	CARACTERÍSTICA
Crânio: frontal, coronal, sagital, escamosa e lambdoide	Sutura	Une os ossos do crânio
Articulação temporomandibular (ATM)	Sinovial condilar	Permite os movimentos da mandíbula durante a mastigação
Articulação atlanto-occipital	Sinovial condilar	Permite os movimentos de flexão e extensão da cabeça
Articulação atlantoaxial	Sinovial em pivô	Permite os movimentos de rotação da cabeça

Articulações do tronco

ARTICULAÇÃO	TIPO	CARACTERÍSTICA
Intervertebrais	Sínfise	Permitem a movimentação da coluna e amortecem impactos

Articulações dos membros

ARTICULAÇÃO	TIPO	CARACTERÍSTICA
Escapuloumeral	Sinovial esferoide	Tem movimentos amplos e livres, realizando flexão, extensão, adução, abdução e rotação do braço
Cotovelo	Sinovial em dobradiça	Realiza flexão e extensão do cotovelo
Radiocárpica (punho)	Sinovial elipsoide	Permite flexão, extensão, adução e abdução, mas não a rotação do punho
Metacarpofalangianas	Sinovial elipsoide	Permitem flexão, extensão, adução e abdução, mas não a rotação dos dedos
Interfalângicas das mãos	Sinovial em dobradiça	Permitem somente flexão e extensão das falanges dos quirodáctilos
Coxofemoral	Sinovial esferoide	Tem movimentos amplos e livres, realizando flexão, extensão, adução, abdução e rotação da coxa
Joelho	Sinovial condilar	Permite flexão, extensão e pequeno grau de rotação da perna
Tornozelo (tibiotársica)	Sinovial em dobradiça	Permite a flexão plantar e dorsal do pé
Interfalângicas dos pés	Sinovial em dobradiça	Permitem somente flexão e extensão dos pododáctilos

CAPÍTULO 5

Sistema muscular

Sabemos que o esqueleto precisa de ossos unidos e articulados. Porém, para esse conjunto funcionar, é necessário um componente que fixe as partes entre si e seja o motor de todos os movimentos. Esse componente é o sistema muscular, constituído pelos músculos esqueléticos, que são estruturas formadas por feixes de células musculares, os miócitos.

No capítulo referente aos tecidos, foi visto que a característica básica das células musculares é a capacidade de contração. A contração muscular é possível graças à estrutura microscópica dos miócitos, constituída por filamentos que deslizam uns sobre os outros, diminuindo ou aumentando o comprimento dos músculos.

Existem três tipos de células musculares e, portanto, três tipos de músculos: liso, estriado cardíaco e estriado esquelético.

Os músculos liso e estriado cardíaco são involuntários, pois se contraem independentemente da vontade do indivíduo. Encontram-se nas vísceras e são importantes nas funções de outros sistemas e aparelhos. Esses músculos não se prendem ao esqueleto, razão pela qual não são responsáveis por manter a postura correta nem promover a movimentação ativa do corpo.

Os demais músculos do corpo, os estriados esqueléticos, atendem ao comando do indivíduo, embora também possam se contrair involuntariamente em algumas situações (como nas cãibras). Sua função é mover as partes do corpo às quais estão presos e manter a nossa postura.

Este capítulo trata apenas do músculo estriado esquelético, uma vez que os músculos liso e estriado cardíaco serão descritos com os sistemas dos quais fazem parte.

Anatomia do músculo esquelético

Um músculo esquelético é formado por um ventre e duas extremidades.

O ventre é a porção média, carnosa, capaz de contração pelo fato de ser composto por células musculares. As extremidades, formadas por tecido conjuntivo denso,

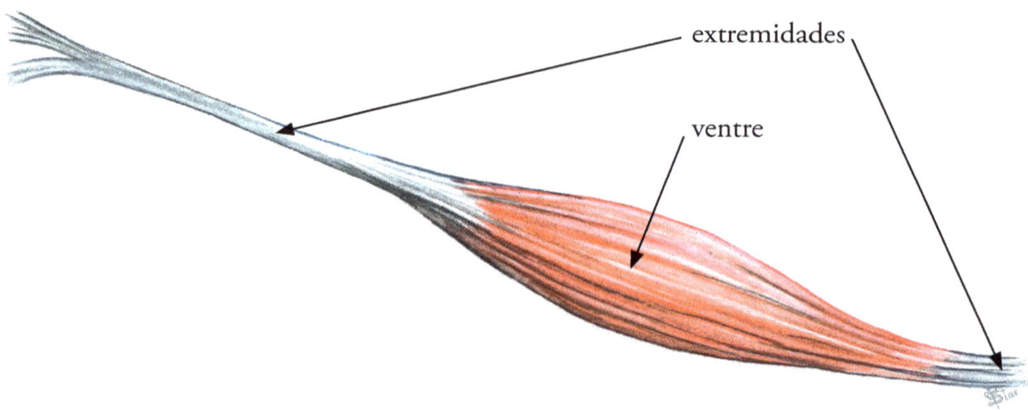

apresentam-se esbranquiçadas, brilhantes, rígidas e indistensíveis, uma vez que o comprimento delas não aumenta quando submetidas a uma força externa. As extremidades de um músculo servem para prender o ventre muscular contrátil a uma parte do esqueleto, seja ela um osso, uma cápsula articular ou uma cartilagem. Preso ao esqueleto, o músculo vai cumprir sua função de mover as partes do nosso corpo, ajudar na união entre as partes ósseas e manter a postura.

Quando a extremidade de um músculo se fixa ao esqueleto num ponto preciso, ela é chamada de tendão. Mas se ela se fixa em grandes áreas do esqueleto, então recebe o nome de aponeurose.

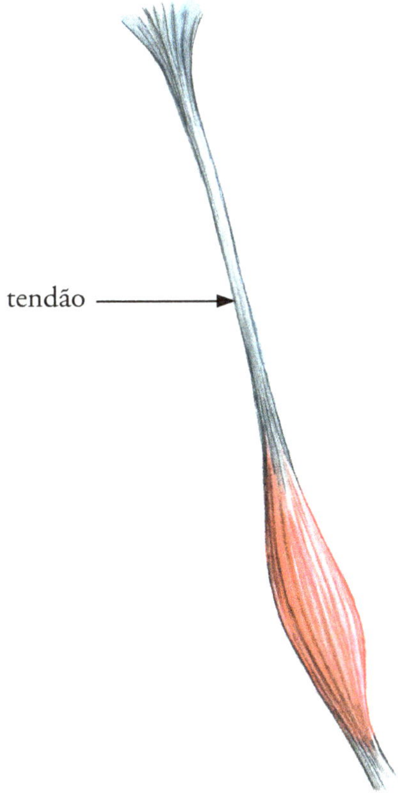

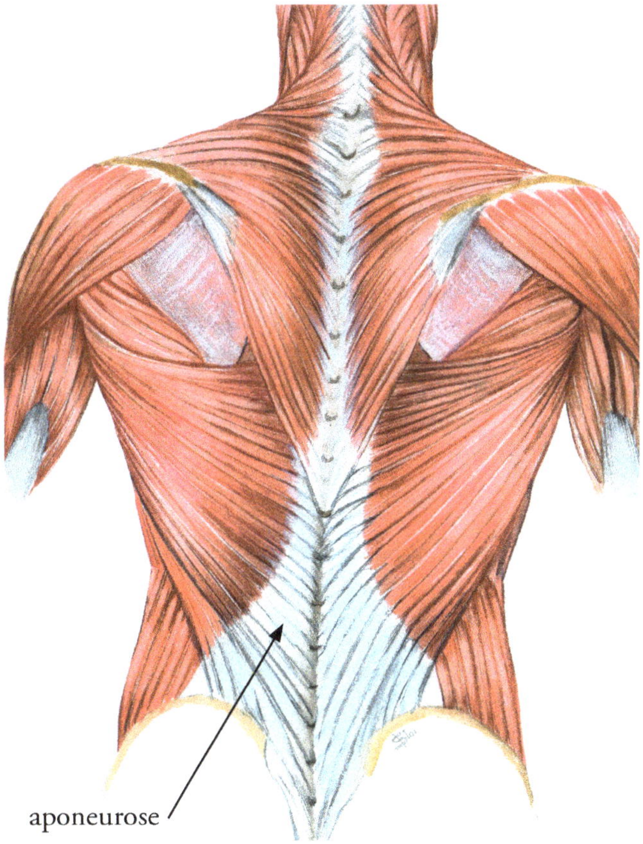

TENOSSINOVITE

É uma inflamação de tendões e membranas sinoviais que estão junto a uma articulação. Geralmente há edema, dor e calor local. Tenossinovites são mais comuns em tendões próximos a articulações muito exigidas, como punhos, cotovelos, ombros, dedos, tornozelos e pés. Podem ser causadas por esforço súbito ou por movimentos repetitivos, como acontece, por exemplo, com digitadores, pianistas, trabalhadores de indústrias que realizam atividades em linhas de montagem e esportistas.

Para se movimentarem, os músculos normalmente firmam-se em duas extremidades denominadas origem e inserção. Origem é a extremidade do músculo que permanece fixa na maior parte dos movimentos, e inserção é a extremidade que, na maioria das vezes, se move com maior amplitude.

Um músculo pode ter mais de um ponto fixo, ou seja, mais de um tendão na extremidade de origem. Nesse caso, dizemos que ele tem várias cabeças, como os bíceps, tríceps e quadríceps, que têm duas, três e quatro cabeças, respectivamente.

Os músculos têm ainda um revestimento externo, chamado fáscia. Trata-se de uma camada fina de tecido conjuntivo que envolve as fibras musculares, mantendo-as juntas para facilitar o deslizamento do músculo sobre as estruturas próximas durante a contração muscular.

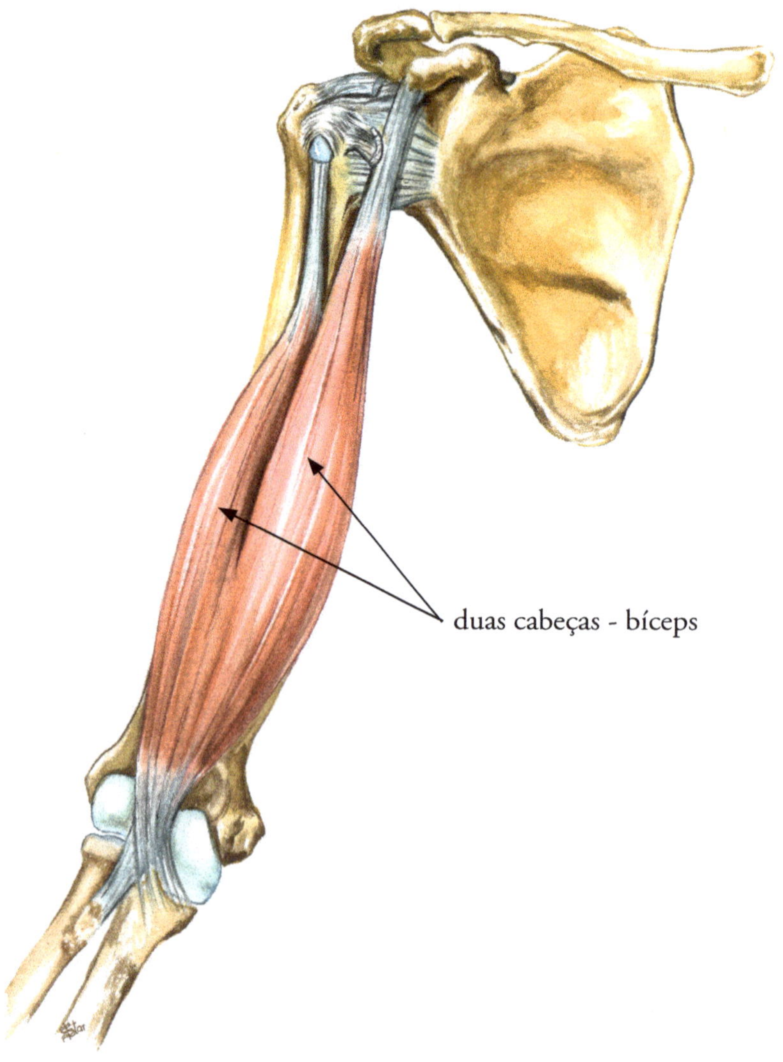

Classificação dos músculos

Os músculos podem ser classificados de várias maneiras. Uma delas leva em conta os movimentos provocados pela contração muscular, agrupando os músculos em flexores, extensores, rotadores, adutores, abdutores, pronadores, supinadores e assim por diante. Dentre as demais classificações dos músculos, duas serão analisadas em detalhes.

Quanto à forma do ventre

- **Longo** – o comprimento predomina sobre a largura e esta permanece mais ou menos constante em todo o músculo.

- **Fusiforme** – um músculo longo em que o diâmetro do ventre é maior que o diâmetro das extremidades.

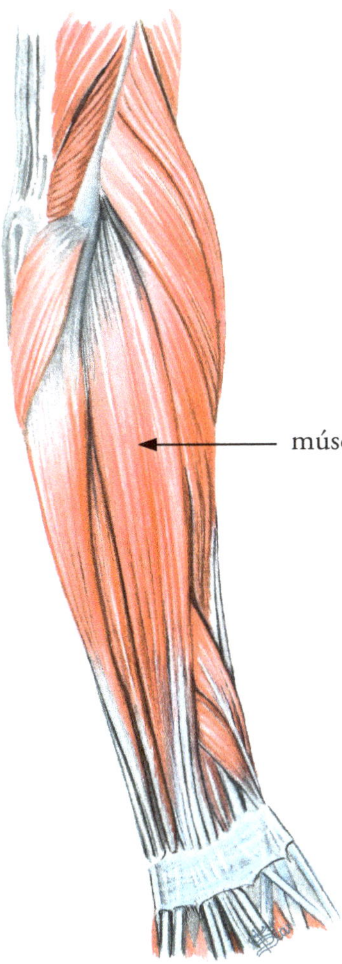

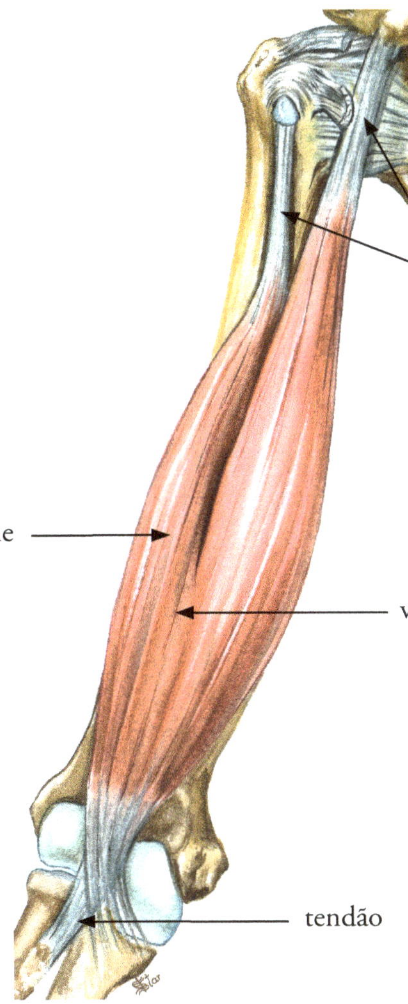

- **Largo** – o comprimento e a largura são equivalentes.
- **Em leque** – um músculo largo em que as fibras de um lado convergem para um tendão.

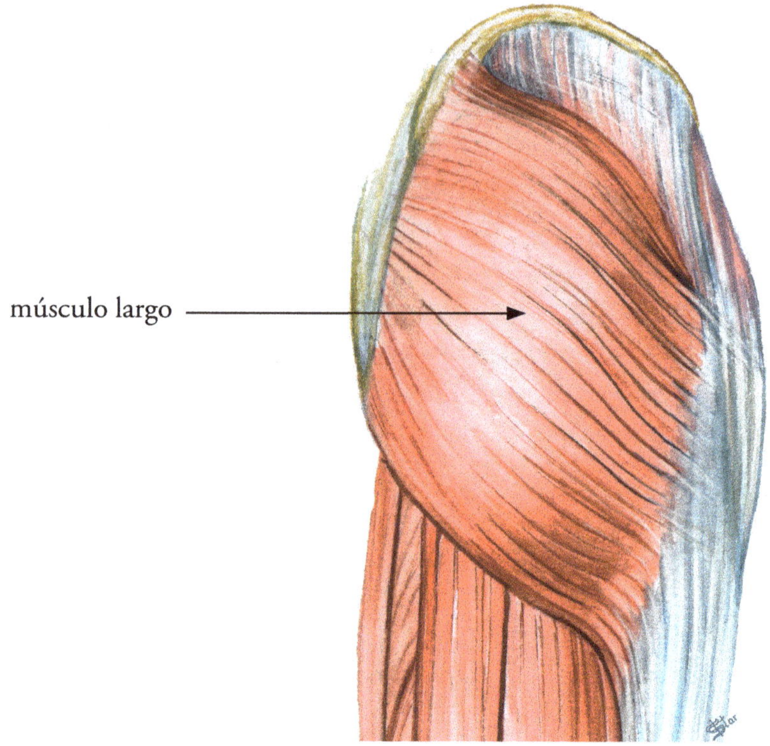

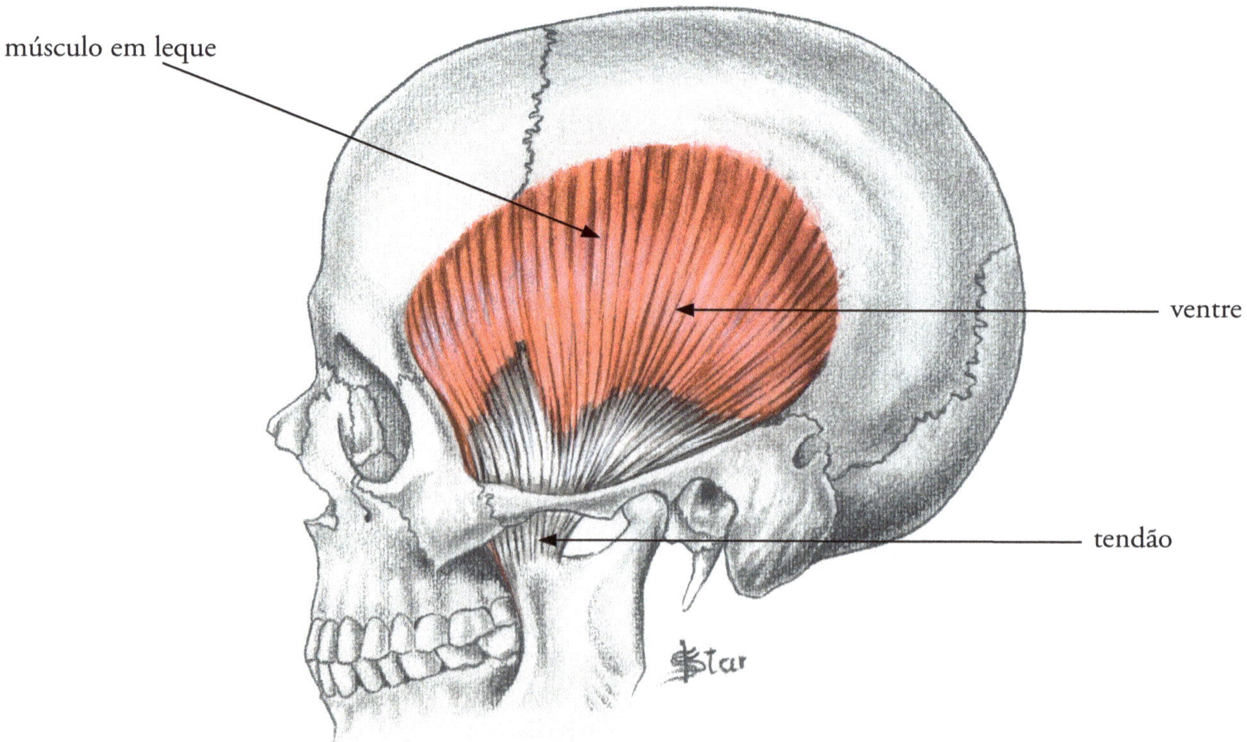

Quanto à função

Quando realizamos algum movimento, são envolvidos vários músculos, além daqueles diretamente responsáveis pelo movimento. Classificam-se, assim, vários tipos de músculos, cada qual com uma função específica.

Um músculo é agonista quando ele é o principal responsável pela execução do movimento. É o caso, por exemplo, dos músculos flexores dos dedos quando apertamos a mão de uma pessoa. Mas seria muito desagradável se, ao cumprimentarmos alguém, isso fosse feito com muita força ou rapidez. Daí a existência dos músculos antagonistas, que realizam ações opostas às dos agonistas, regulando força e velocidade do movimento. No exemplo do aperto de mão, os músculos antagonistas seriam os músculos extensores dos dedos.

Outro problema é que os flexores dos dedos, quando se contraem, tendem a curvar um pouco o punho. É a vez de agirem os músculos extensores do carpo, os sinergistas, que impedem a realização de movimentos indesejados causados pelo agonista durante sua ação.

Existe ainda o grupo dos músculos fixadores ou posturais, cuja atuação não está diretamente relacionada ao movimento, mas à manutenção do corpo na posição adequada para realizar o movimento. Novamente no exemplo do aperto de mão, esses músculos são os que mantêm o membro superior na posição de cumprimento e também todos os demais que mantêm o corpo em pé.

É preciso observar que para cada movimento há agonistas, antagonistas, sinergistas e posturais específicos. O agonista para um movimento pode ser antagonista ou sinergista para outro e vice-versa.

Vascularização e inervação

A contração dos músculos esqueléticos obedece a comandos que vêm do sistema nervoso central e chegam até eles por meio dos nervos. Se esses nervos forem cortados ou estiverem lesados por alguma doença, o músculo deixa de ser estimulado para contração, o que resulta na sua atrofia, ou seja, na diminuição da massa muscular pela falta de uso.

Os músculos precisam de grande quantidade de energia para realizar seu trabalho. Essa energia é recebida do sangue arterial, que é distribuído pela grande rede vascular dentro de cada músculo, na forma de oxigênio e nutrientes. O suprimento sanguíneo é, portanto, essencial para o trabalho muscular.

INJEÇÕES INTRAMUSCULARES

Nas injeções intramusculares, o músculo serve como um reservatório para o medicamento, que fica entre suas fibras e, pouco a pouco, vai sendo absorvido pela grande quantidade de vasos sanguíneos da região, entrando na circulação para atingir seus efeitos. Mas nem todos os músculos são propícios para a aplicação de injeções. O ideal é que seja carnoso, para comportar o volume de medicamento necessário, e bem vascularizado. Daí os músculos mais utilizados para as injeções intramusculares serem o deltoide (na face lateral do ombro), o glúteo máximo (nas nádegas) e o vasto lateral (na face lateral da coxa).

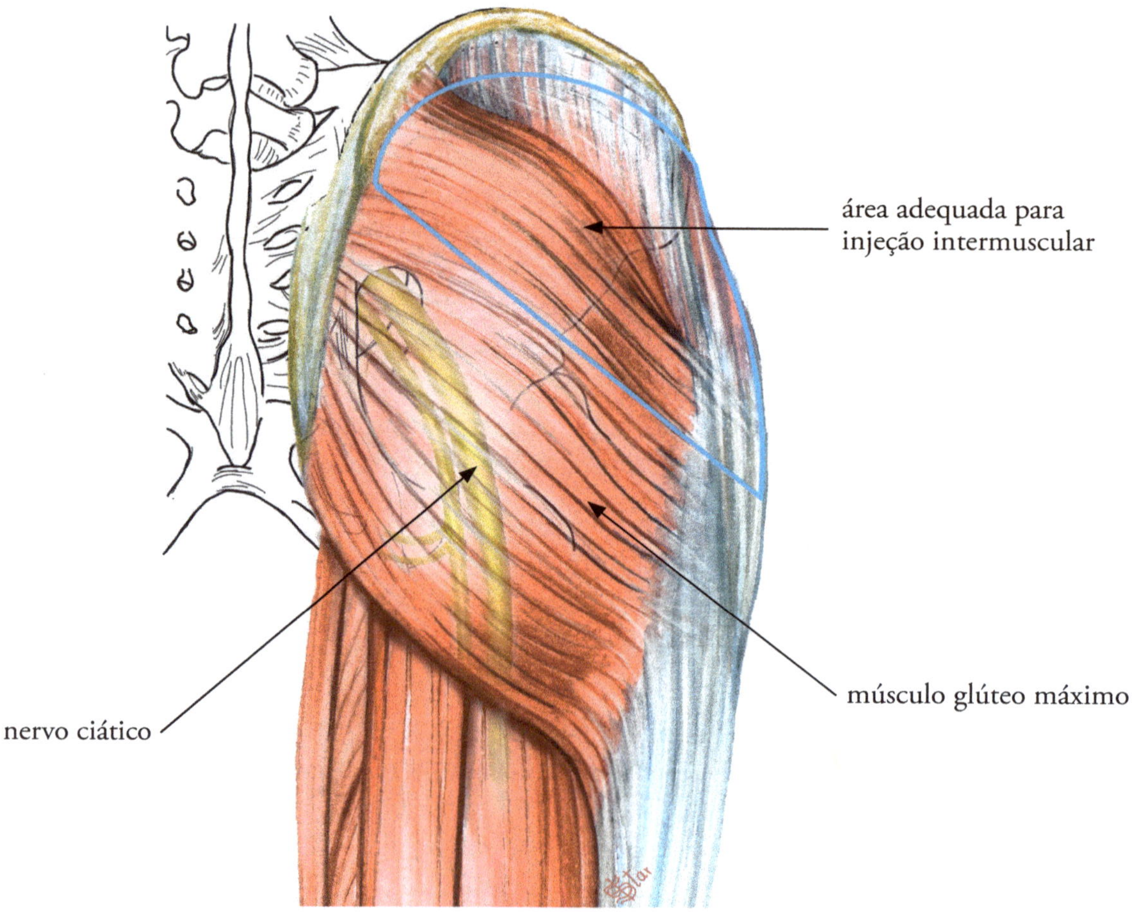

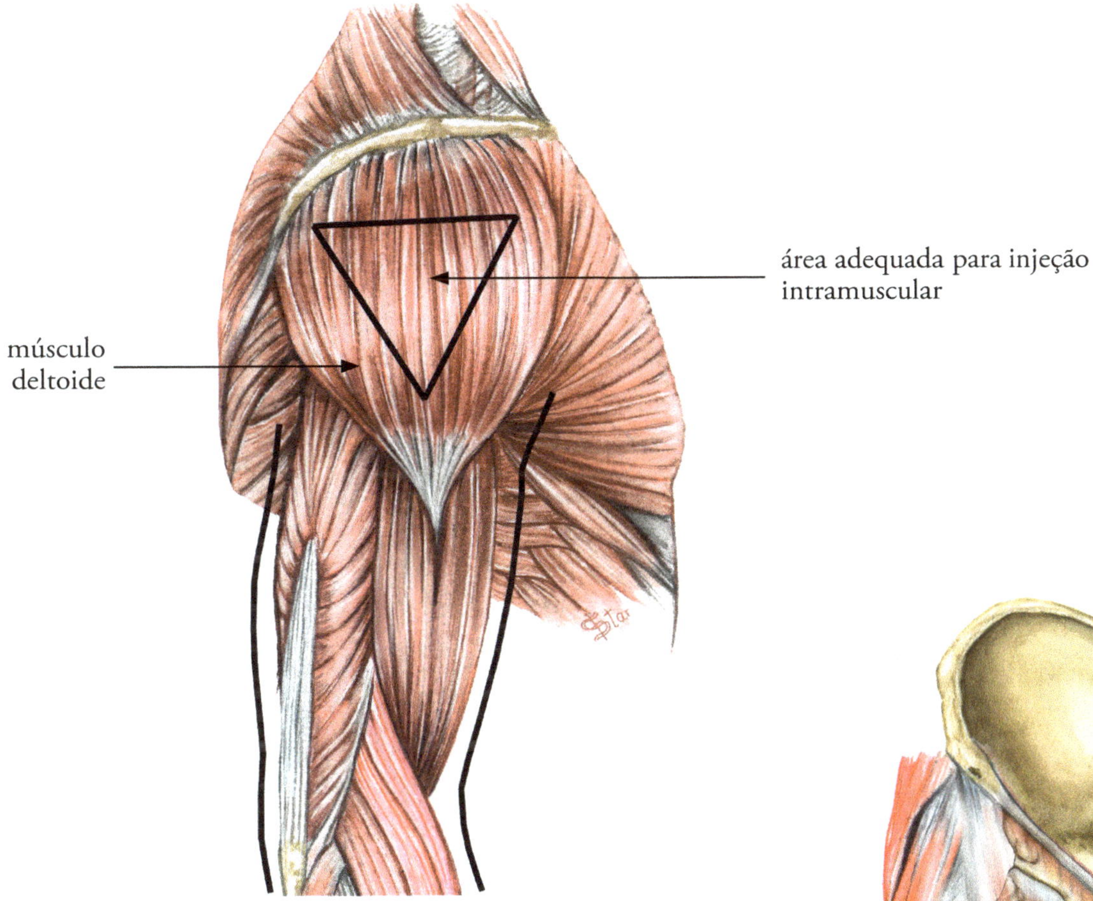
área adequada para injeção intramuscular
músculo deltoide

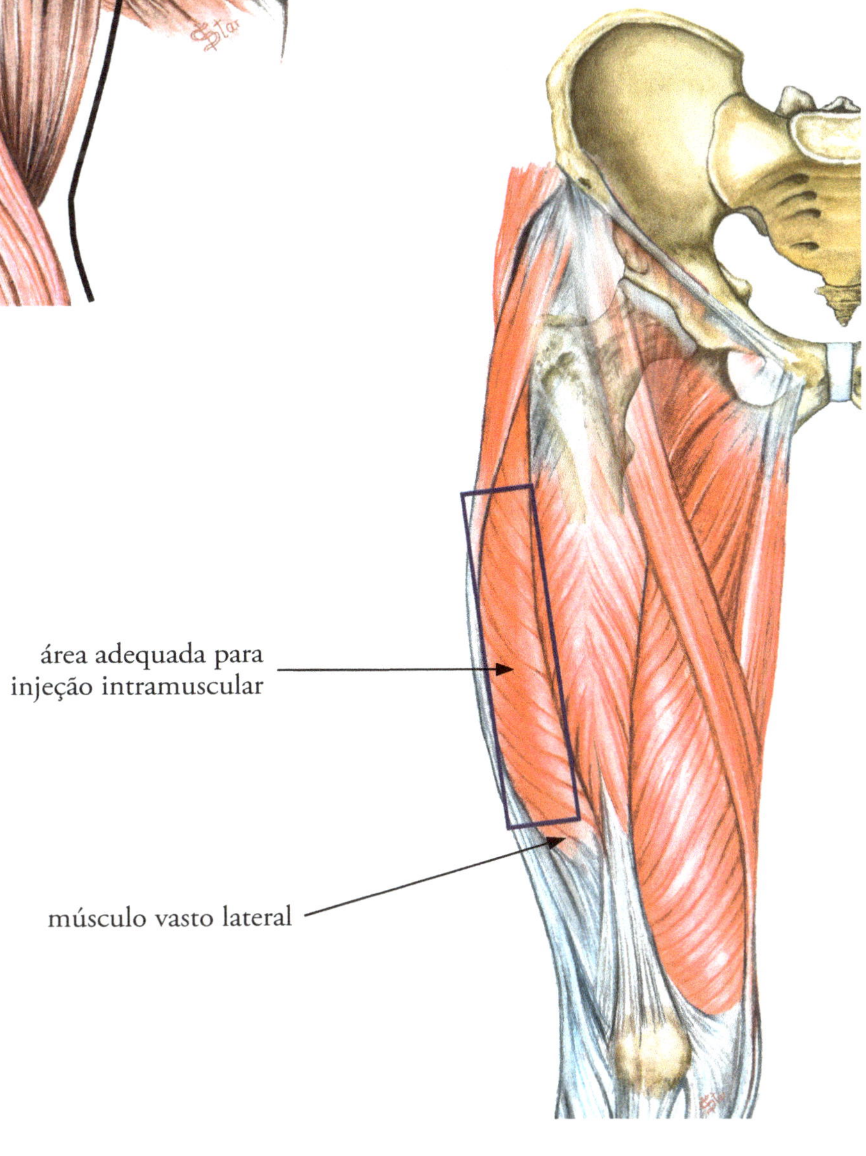
área adequada para injeção intramuscular
músculo vasto lateral

Principais músculos do corpo humano

As figuras e tabelas a seguir tratam dos músculos mais importantes do corpo humano. Analise-as e, em seguida, faça o exercício de tentar localizar cada um dos músculos em seu corpo.

Vista anterior

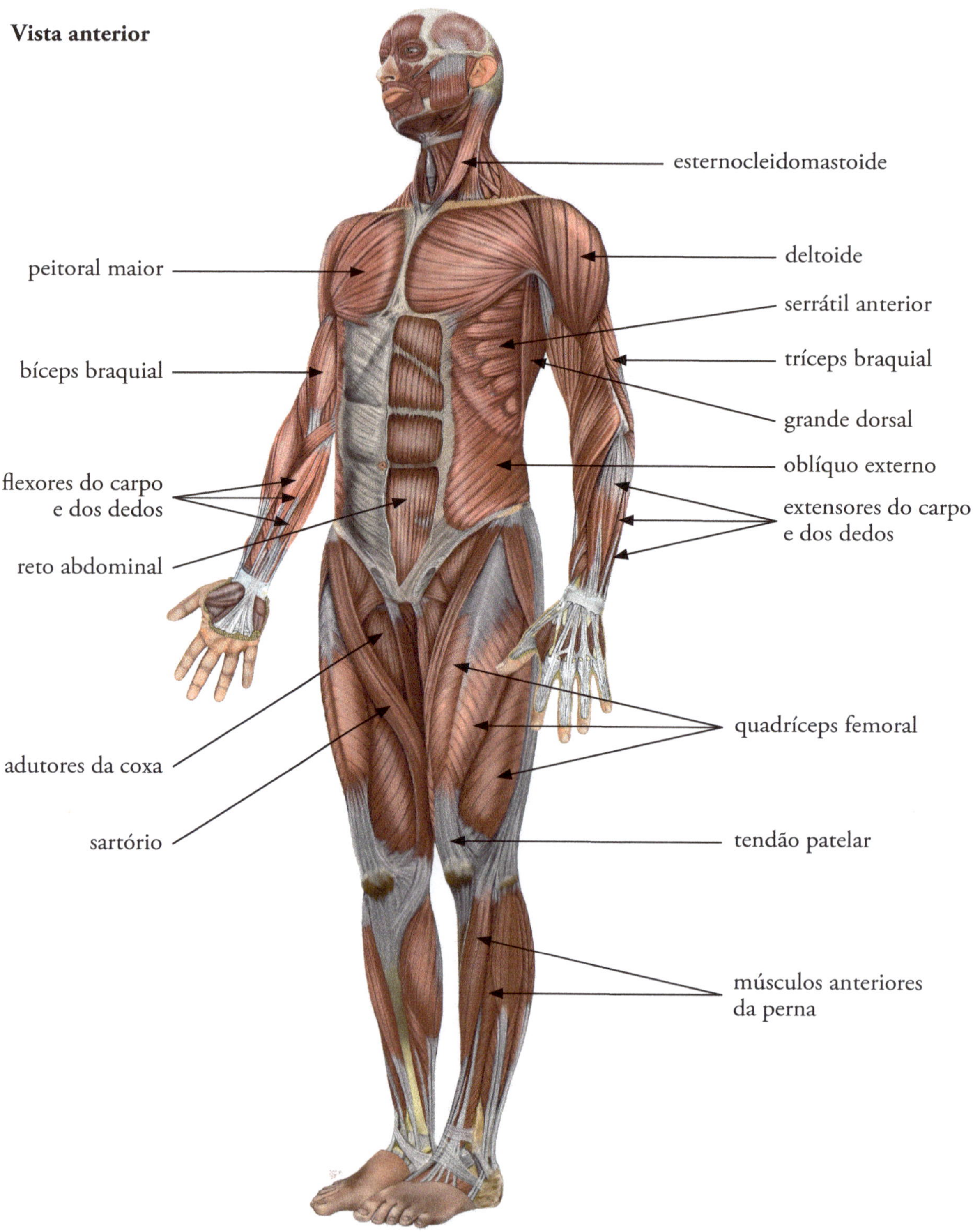

Músculos do dorso

MÚSCULO	FUNÇÃO
Trapézio	Retração da escápula, lateralização do pescoço
Grande dorsal	Extensão e adução do braço

Vista posterior

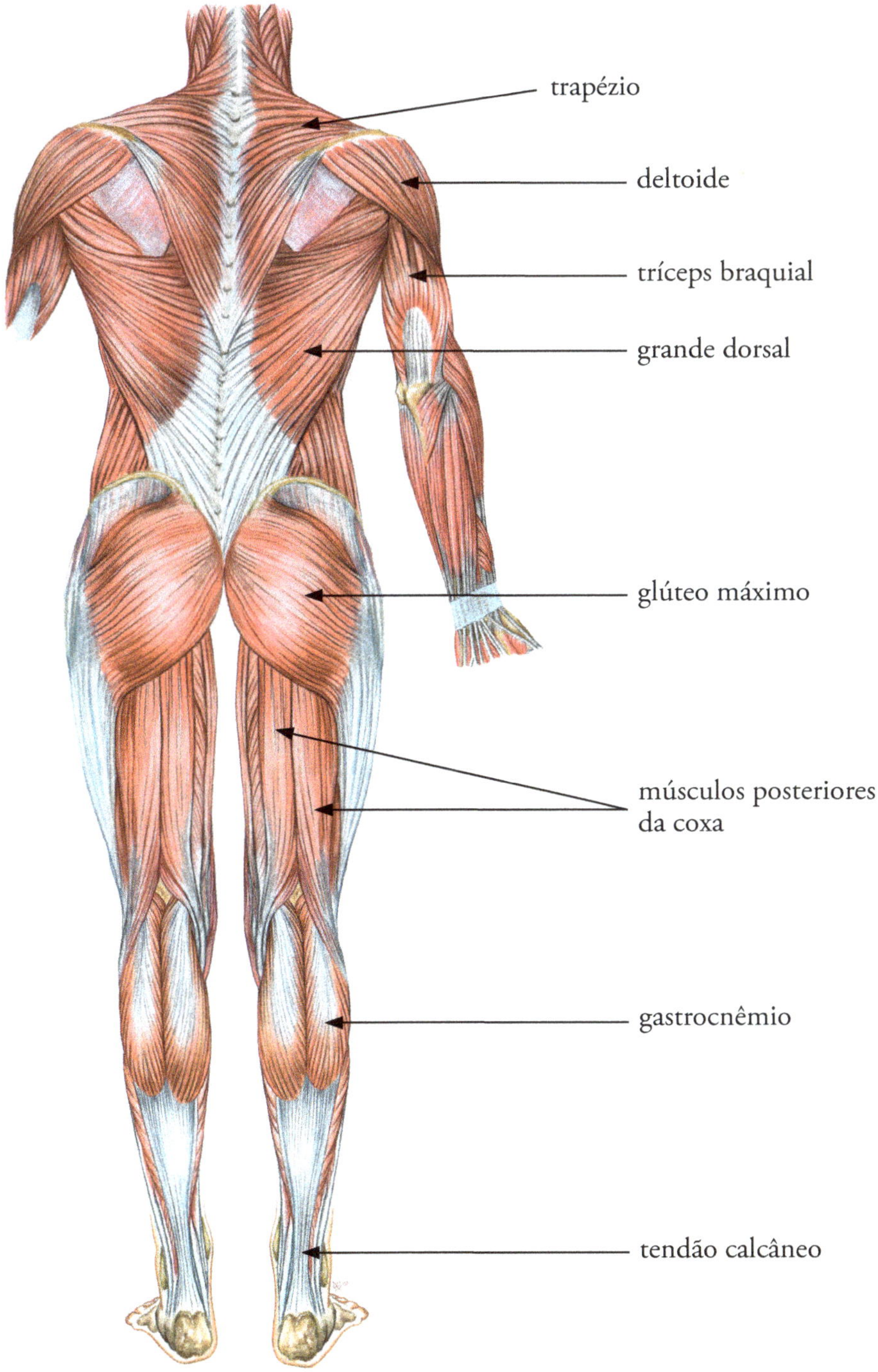

Músculos da cabeça

MÚSCULO	FUNÇÃO
Occipitofrontal	Movimentação do couro cabeludo, enrugar da fronte
Orbicular do olho	Fechamento dos olhos
Orbicular da boca	Fechamento da boca
Bucinador	Compressão das bochechas contra as maxilas e a mandíbula, possibilitando o assobio e o sopro
Masseter, temporal	Elevação da mandíbula, como durante a mastigação

Músculos do pescoço

MÚSCULO	FUNÇÃO
Platisma	Tração da pele do pescoço, tendo papel estético
Esternocleidomastoide	Flexão da cabeça, em atuação conjunta com seu par, do outro lado do pescoço; rotação contralateral ou inclinação ipsilateral da cabeça quando em atuação isolada

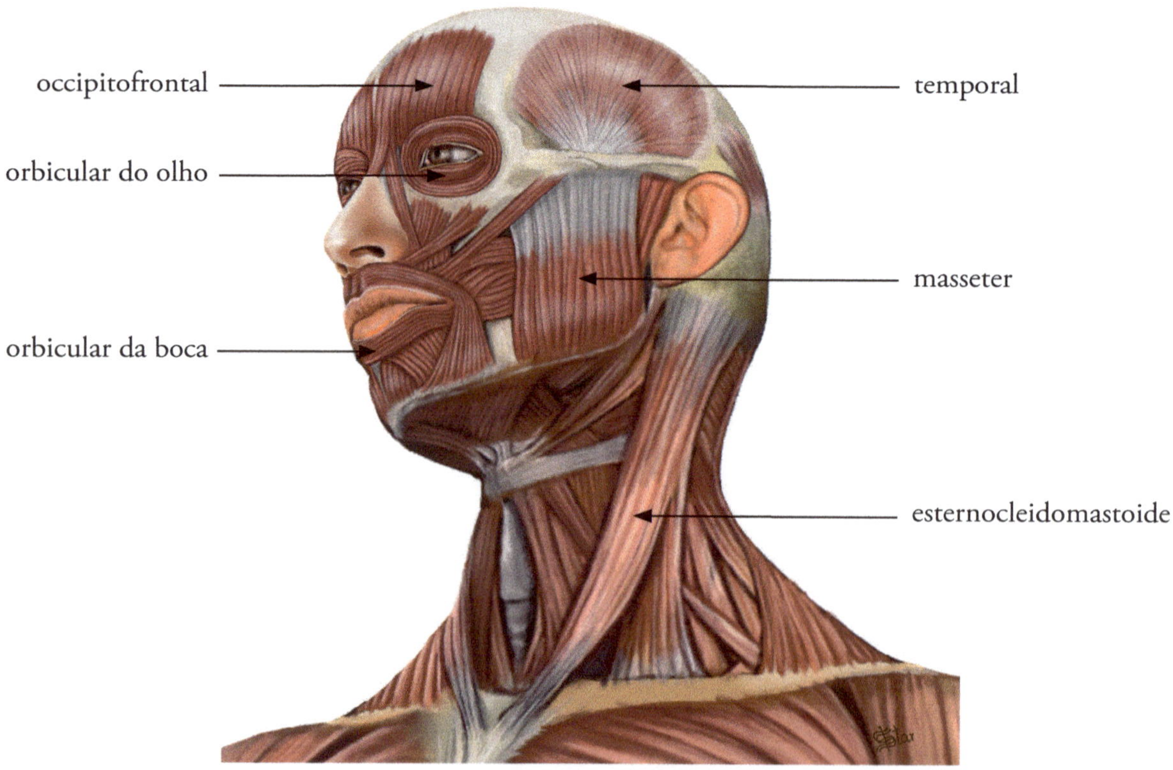

Músculos do tórax

MÚSCULO	FUNÇÃO
Peitoral maior	Adução e flexão do braço
Serrátil anterior	Deslizamento lateral da escápula sobre a caixa torácica
Intercostais internos	Manter as costelas juntas, movimentos respiratórios
Intercostais externos	Manter as costelas juntas, movimentos respiratórios
Diafragma	Principal músculo inspiratório; passagem de estruturas entre o tórax e o abdome por meio de orifícios em sua estrutura

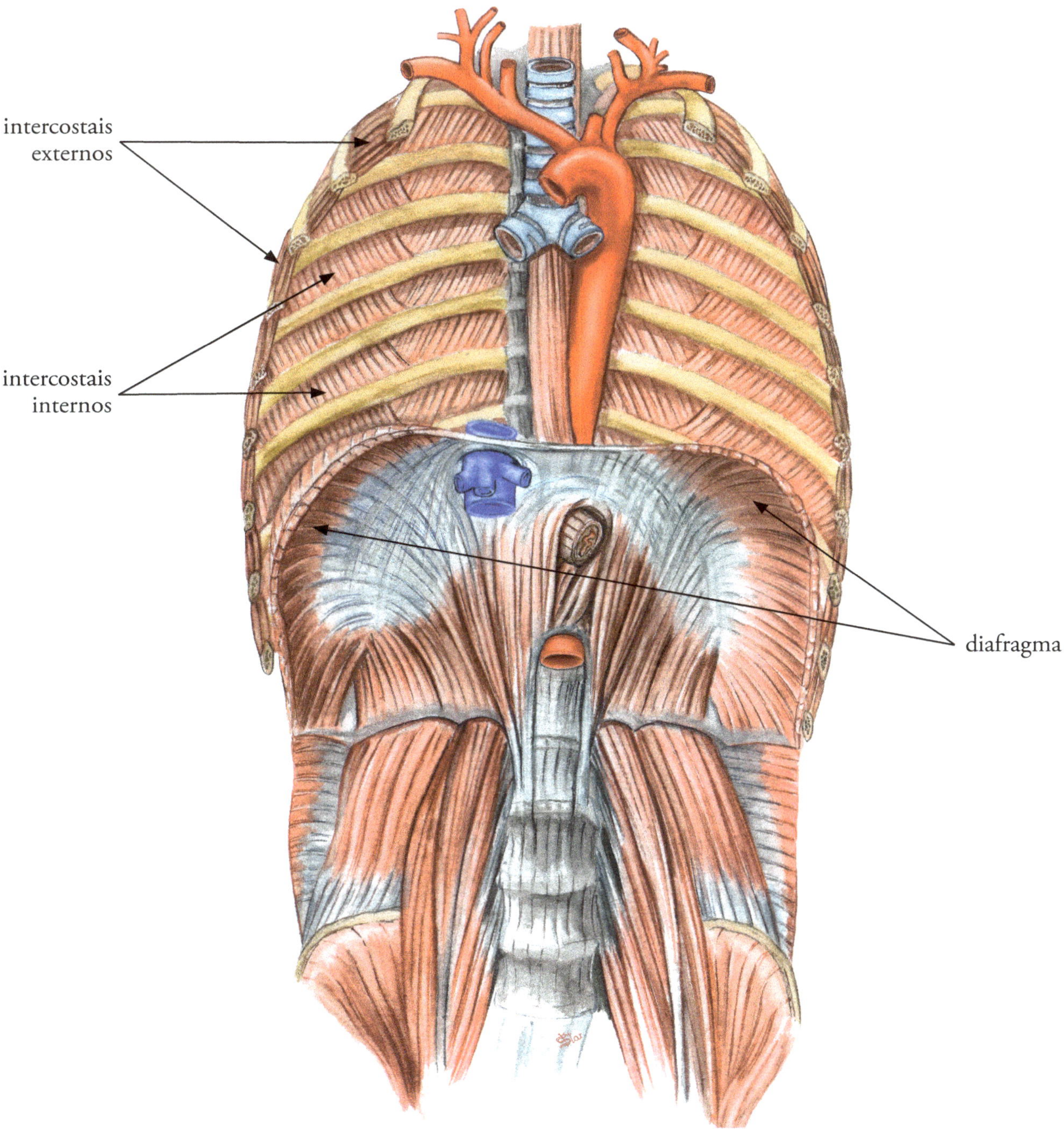

Músculos do abdome

MÚSCULO	FUNÇÃO
Reto abdominal	Flexão do tronco
Oblíquo externo, oblíquo interno e transversoabdominal	Flexão, inclinação e rotação do tronco

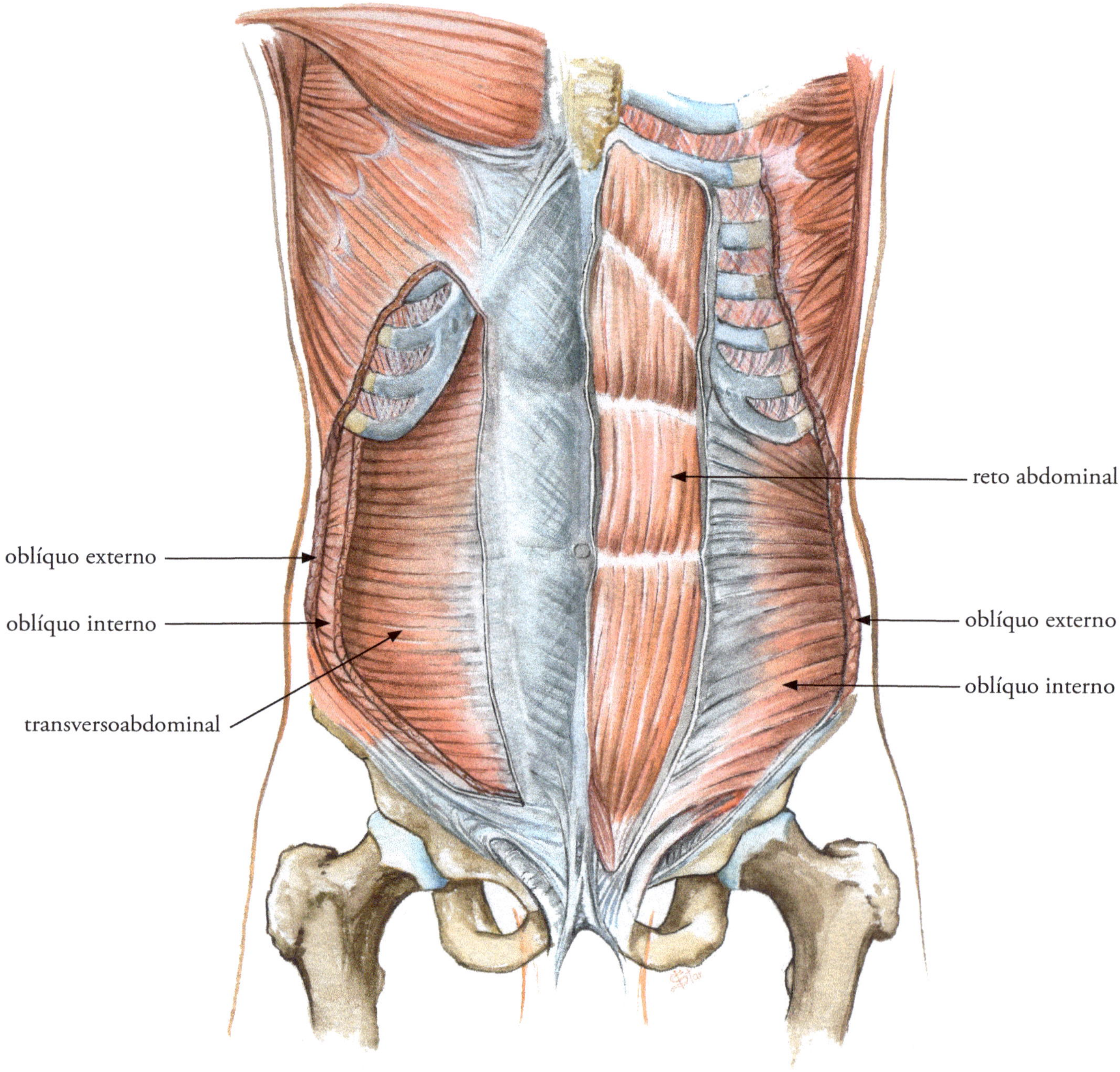

Músculos do membro superior

MÚSCULO	FUNÇÃO
Deltoide	Abdução do membro superior
Bíceps braquial	Flexão e supinação do antebraço
Tríceps braquial	Extensão do antebraço
Flexores do carpo e dos dedos	Flexão do carpo ou das falanges
Extensores do carpo e dos dedos	Extensão do carpo ou das falanges

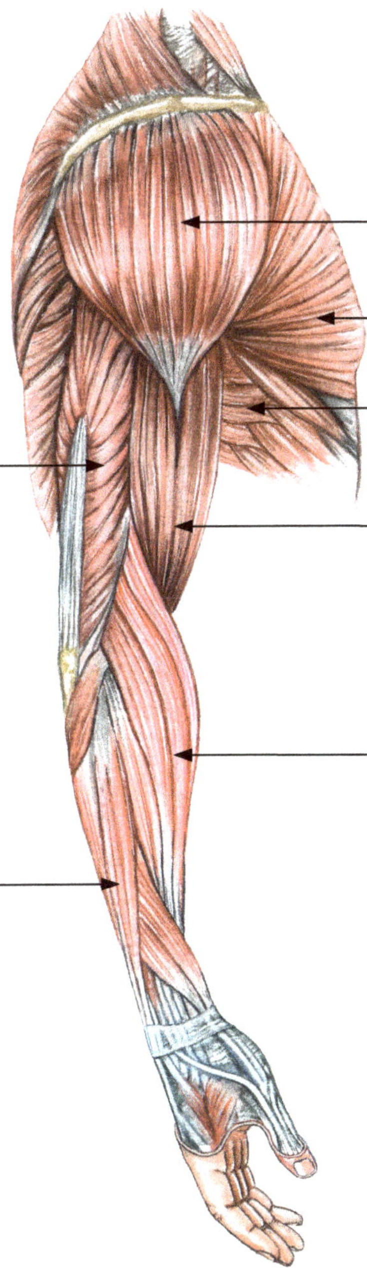

Músculos do membro inferior

MÚSCULO	FUNÇÃO
Glúteo máximo	Extensão e rotação da coxa
Quadríceps femoral	Extensão da perna; apresenta quatro porções: reto femoral, vasto medial, vasto intermédio e vasto lateral
Adutores da coxa (adutor magno, longo e curto)	Adução da coxa
Posteriores da coxa (bíceps da coxa, semitendinoso e semimembranoso)	Flexão da perna
Anteriores da perna	Participação na dorsiflexão do pé e na extensão dos dedos
Posteriores da perna, como o gastrocnêmio (músculo da panturrilha)	Flexão plantar do pé; flexão dos dedos

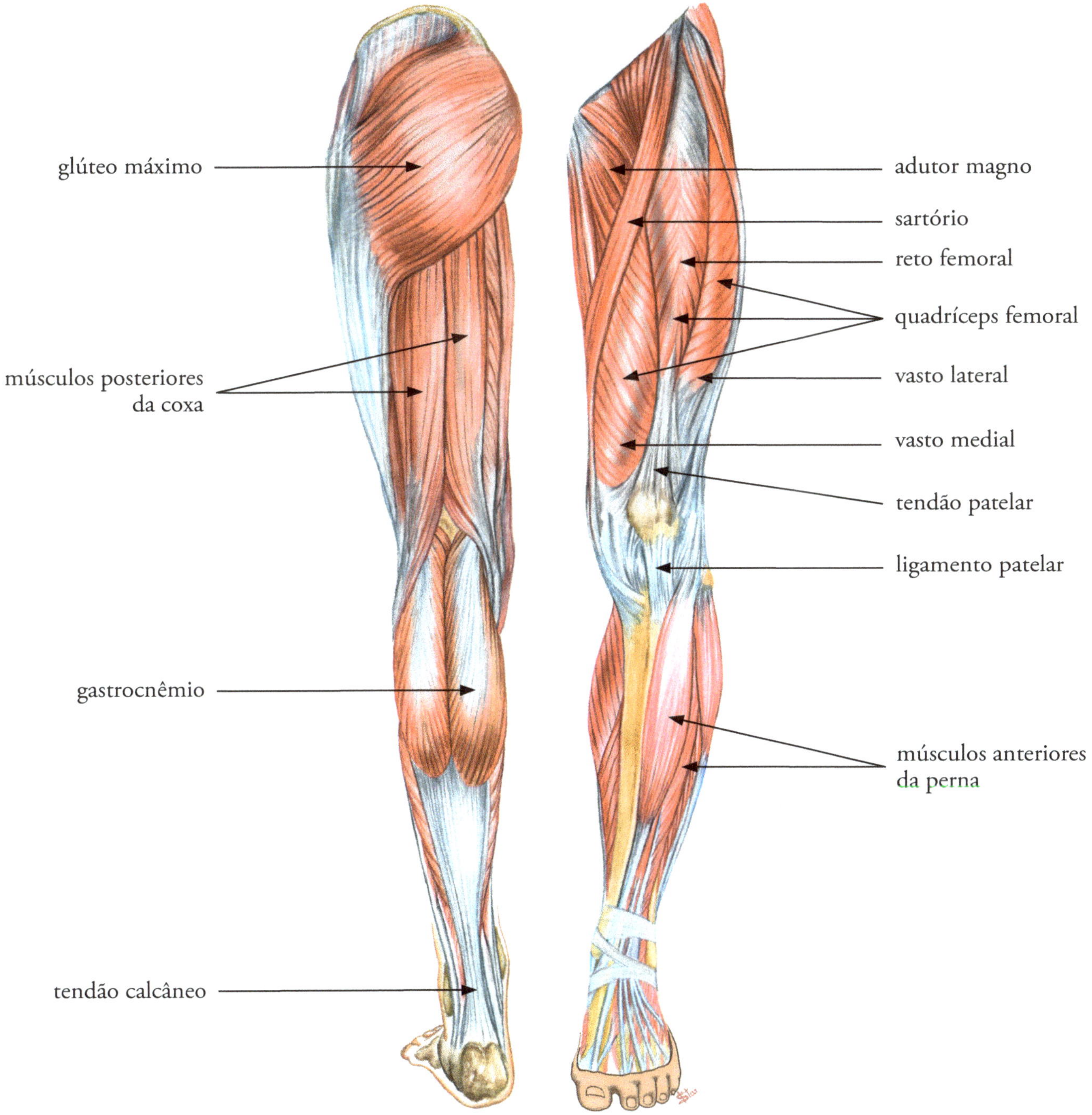
glúteo máximo
músculos posteriores da coxa
gastrocnêmio
tendão calcâneo
adutor magno
sartório
reto femoral
quadríceps femoral
vasto lateral
vasto medial
tendão patelar
ligamento patelar
músculos anteriores da perna

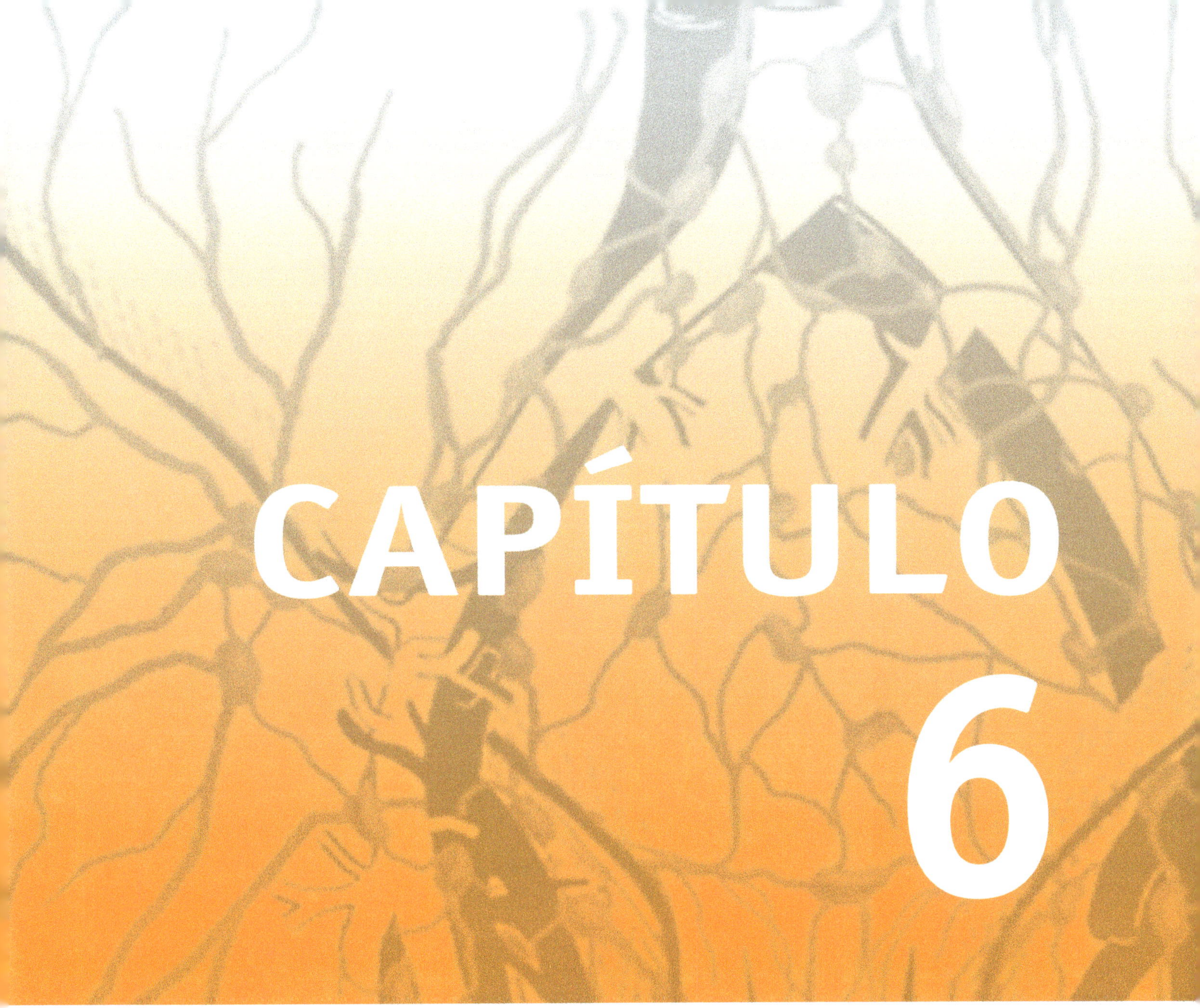

CAPÍTULO 6

Sistema circulatório

A vida de todas as células de todos os sistemas depende da chegada de nutrientes e oxigênio até elas. Essa distribuição, no complexo organismo humano, composto por bilhões de células, é tarefa realizada por um sistema específico – o sistema circulatório.

O sistema circulatório é constituído por uma rede de vasos de diferentes calibres – as artérias e as veias – por onde corre o sangue que permeia todo o organismo. Esse fluido é responsável por levar nutrientes e oxigênio a cada uma das células e também por retirar as substâncias descartadas por elas. Aquilo que é retirado constitui o "lixo" resultante das transformações químicas – conhecidas como metabolismo celular – que são realizadas pelo organismo para a manutenção da vida. O sangue é um componente tão importante para o funcionamento do nosso corpo que merecerá, mais adiante, um capítulo à parte.

O coração age como uma bomba, impulsionando o sangue para as artérias e recebendo o que chega pelas veias. Dessa maneira, o sangue oxigenado (comumente chamado de sangue arterial) sai do coração e passa pelas artérias, que vão diminuindo progressivamente de tamanho até se transformarem em arteríolas e depois em capilares arteriais, cujas paredes são bem finas.

A partir daí, os capilares arteriais deixam de ser apenas vasos condutores de sangue e passam a ter mais contato com os tecidos. O oxigênio entra nas células, e as substâncias resultantes do metabolismo celular – o gás carbônico, por exemplo – são absorvidas pelo sangue e entram na circulação. Esse sangue, rico em gás carbônico (normalmente chamado de sangue venoso), passa pelos capilares venosos, depois pelas vênulas e demais veias, que aos poucos aumentam de tamanho, levando-o de volta ao coração.

O caminho coração-tecidos-coração é conhecido como grande circulação ou circulação sistêmica.

Observa-se ainda que, chegando ao coração, o sangue segue outro trajeto. Ele é enviado aos pulmões, onde ocorre a troca gasosa, na qual o gás carbônico é eliminado e o sangue recebe um novo suprimento de oxigênio. Nesse momento, o sangue volta ao coração e novamente é distribuído para todo o corpo. O trajeto do sangue coração-pulmões-coração é denominado pequena circulação ou circulação pulmonar.

Grande circulação e pequena circulação

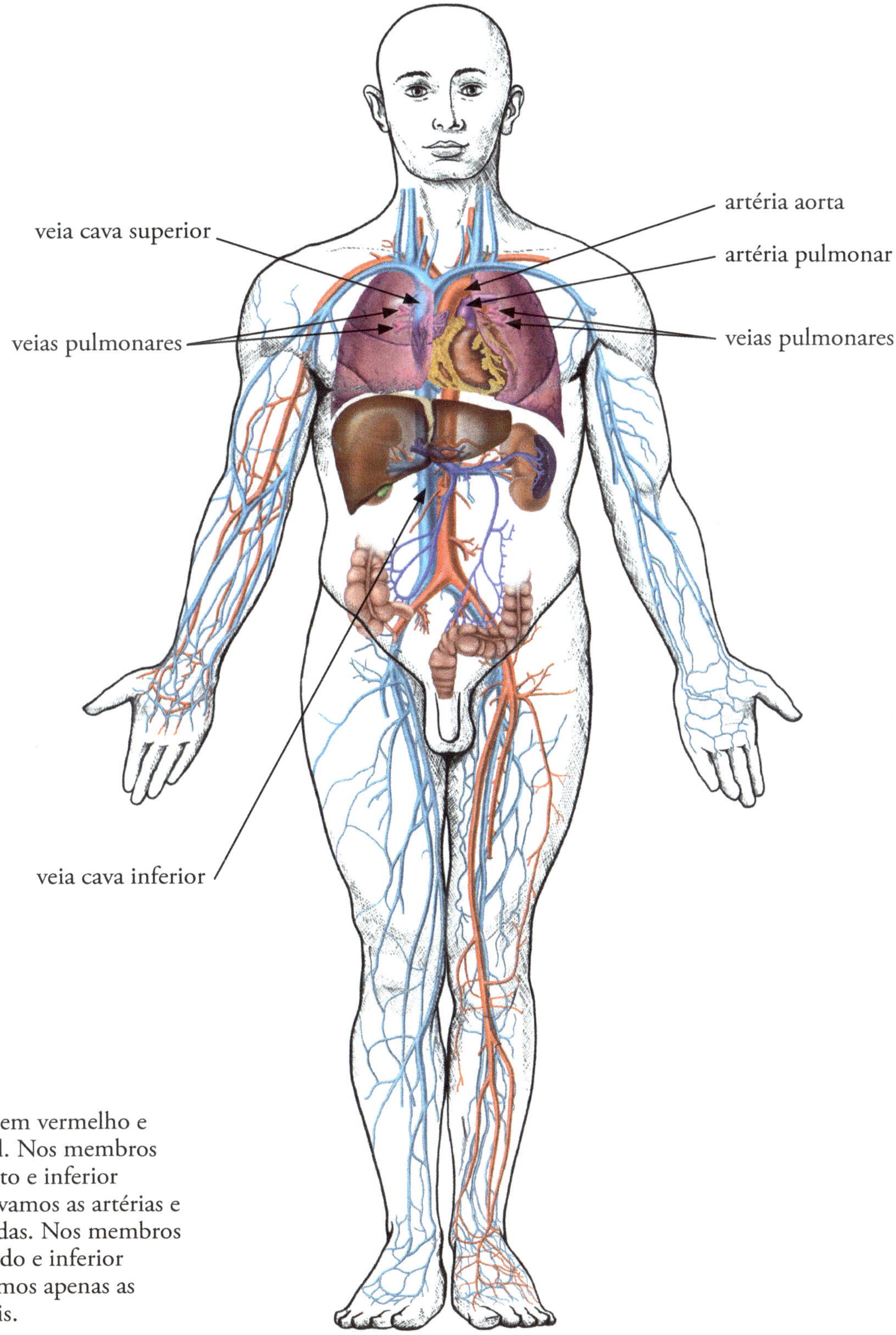

Veja as artérias em vermelho e as veias em azul. Nos membros superiores direito e inferior esquerdo observamos as artérias e as veias profundas. Nos membros superior esquerdo e inferior direito observamos apenas as veias superficiais.

Coração

O coração é um órgão oco formado pelo músculo estriado cardíaco (que só existe nele) e realiza contrações involuntárias. Essa musculatura, denominada miocárdio, é recoberta interna e externamente por membranas, que são finas camadas de tecido. A membrana interna do miocárdio chama-se endocárdio e a externa, epicárdio.

O coração fica dentro de um saco fibroso, o pericárdio, que tem a função de protegê-lo e fixá-lo. Anatomicamente, o coração se localiza no tórax, atrás do osso esterno, no espaço chamado mediastino, situado entre os dois pulmões. É na face anterior do tórax que se podem ouvir seus batimentos com o auxílio de um estetoscópio ou mesmo senti-los com as mãos.

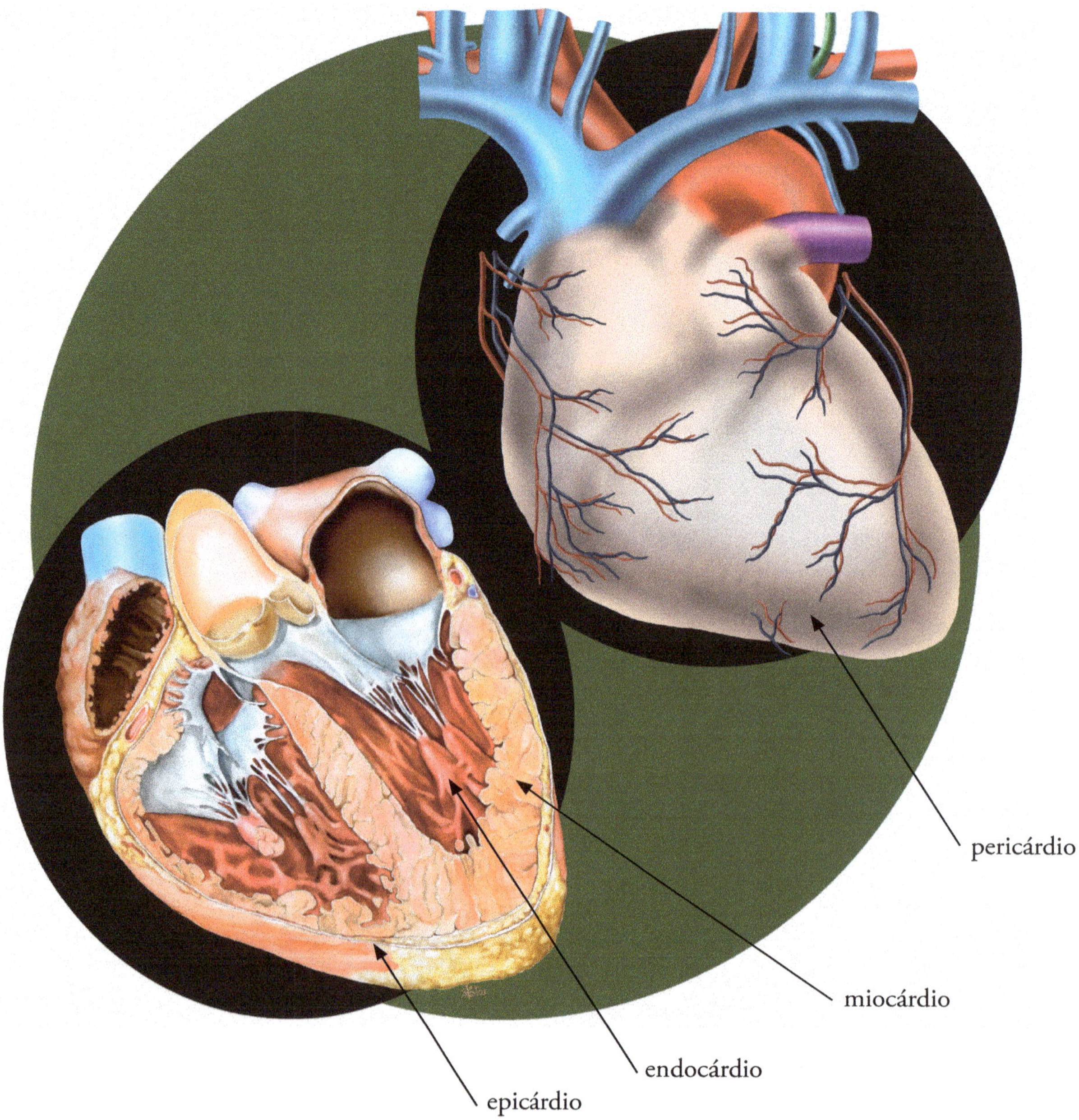

O coração tem a função de impulsionar o sangue através do sistema de vasos sanguíneos a todos os locais do corpo. Mas ele não suga o sangue das veias e o empurra pelas artérias, como é possível imaginar. Ele simplesmente envia o sangue para as artérias com tanta pressão que provoca também o movimento do sangue das veias em direção a si próprio. O enchimento do coração se dá, portanto, de modo passivo. Observam-se, dessa forma, duas etapas distintas no trabalho do coração:

- **Sístole** – momento em que o coração se contrai, expulsando o sangue sob pressão para as artérias.
- **Diástole** – quando o coração relaxa, enchendo-se passivamente com o sangue das veias.

As etapas de sístole e diástole se sucedem continuamente, fazendo a circulação do sangue.

Diástole

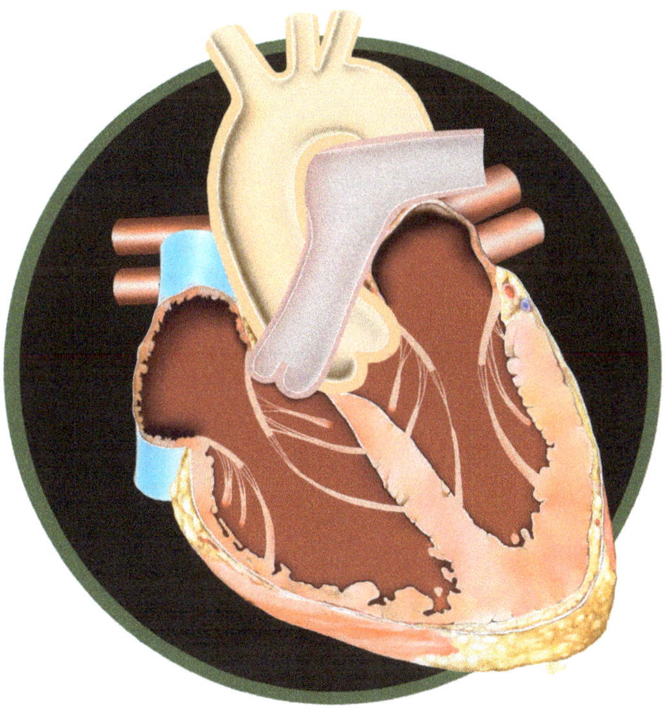

Sístole

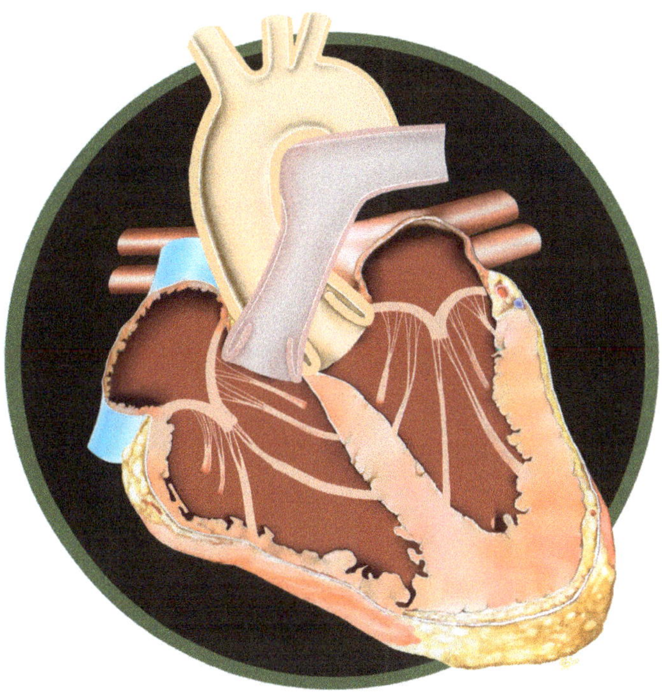

O coração não é simplesmente um grande saco muscular contrátil oco. Se assim fosse, haveria mistura do sangue arterial com o venoso da grande e da pequena circulações. Essa mistura não ocorre exatamente porque o coração humano, após o nascimento, tem quatro cavidades, que são:

- **Átrios** (dois) – um esquerdo e um direito, situados acima e atrás no coração. O átrio direito recebe o sangue venoso da circulação sistêmica através das veias cava superior e inferior. O átrio esquerdo recebe o sangue arterial da circulação pulmonar através das quatro veias pulmonares. Como se vê, as veias pulmonares são exceções à regra porque levam sangue arterial.

- **Ventrículos** (dois) – um direito e um esquerdo, localizados embaixo e na frente dos átrios. O ventrículo direito impulsiona o sangue venoso para a circulação pulmonar através da artéria pulmonar – outra exceção, por ser uma artéria que leva sangue venoso –, e o ventrículo esquerdo envia o sangue arterial para a circulação sistêmica através da artéria aorta.

A localização dos átrios e ventrículos é determinada pela forma e pela posição do coração: uma estrutura aproximadamente cônica com a base para cima, situada de modo oblíquo no mediastino, tendo a ponta voltada para a frente, para baixo e para a esquerda.

Cada átrio se comunica com o ventrículo de seu mesmo lado por meio de um orifício que possui uma estrutura denominada valva – muitas vezes, equivocadamente chamada de válvula. Essas estruturas são formadas por duas ou três partes, as cúspides (sinônimos: folhetos ou válvulas). São essas partes da valva que, quando se juntam, impedem o refluxo de sangue, permitindo sua passagem no sentido átrio-ventrículo, mas não no sentido oposto.

Do lado direito do coração temos a valva tricúspide, com três cúspides. E do lado esquerdo está a valva bicúspide, que tem duas cúspides, sendo comumente chamada de mitral, pois se assemelha à mitra, chapéu pontudo usado por bispos em cerimônias religiosas.

Os ventrículos expulsam o sangue por meio de grandes artérias: a artéria pulmonar o faz do ventrículo direito para os pulmões; a artéria aorta, do ventrículo esquerdo para a grande circulação. Ambas possuem valvas em sua origem, impedindo que parte do sangue ejetado volte para os ventrículos. Tanto a valva pulmonar quanto a valva aórtica têm três cúspides.

Anatomia interna do coração

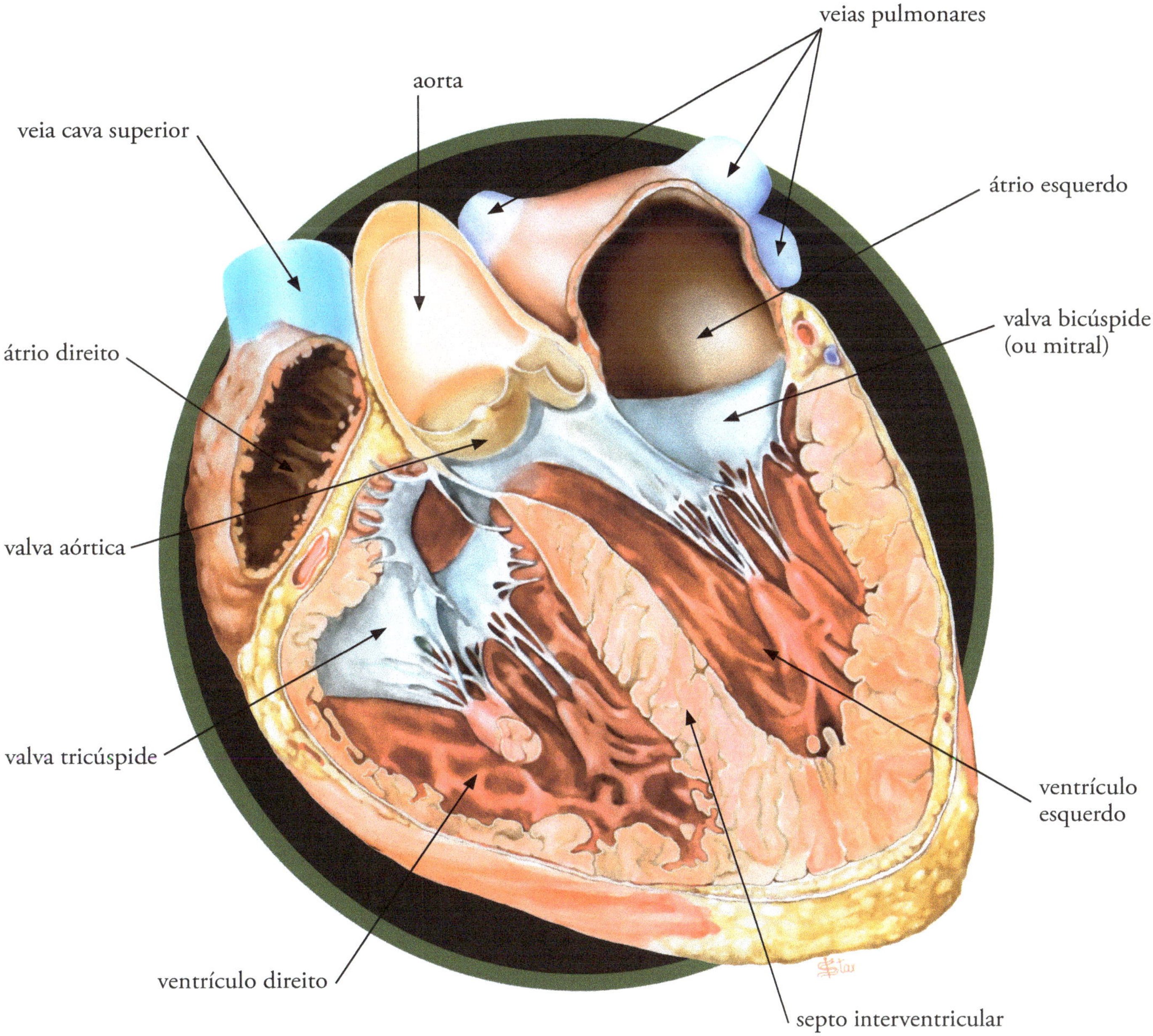

Comportamento das valvas na sístole e na diástole

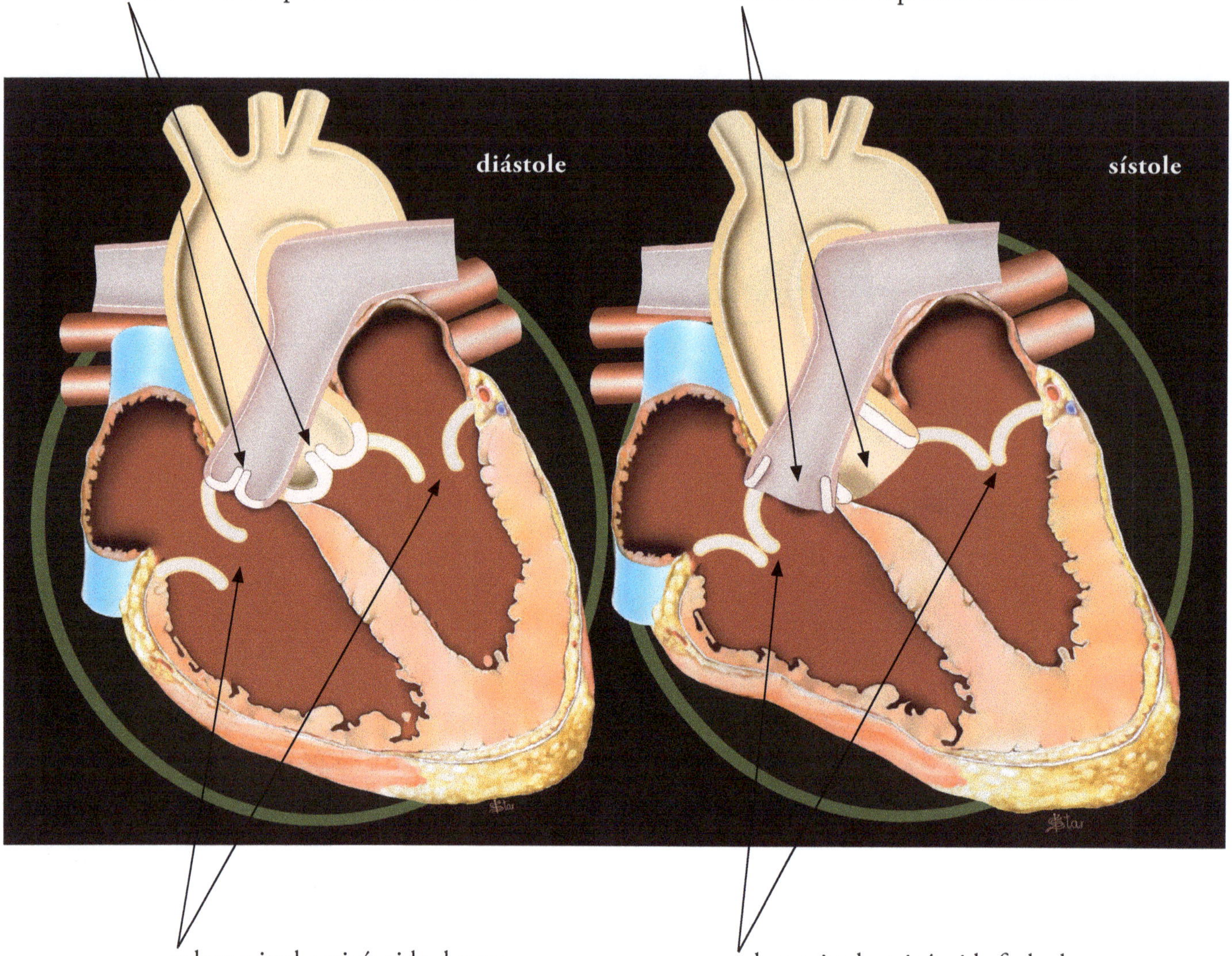

Na imagem, as cavidades à direita do coração têm em seu interior sangue venoso (pouco oxigenado), enquanto as cavidades à esquerda estão cheias de sangue arterial (bem oxigenado). Portanto, não existe comunicação entre as cavidades de um lado e de outro, uma vez que a mistura de sangue arterial e venoso é indesejável. Paredes musculares, os chamados septos interatrial (entre os átrios direito e esquerdo) e interventricular (entre os ventrículos direito e esquerdo), isolam as cavidades à direita das que ficam à esquerda, impedindo essa mistura.

A seguir, é possível acompanhar o caminho do sangue por dentro do coração.

O sangue venoso chega ao coração vindo da circulação sistêmica por duas grandes veias: as veias cavas superior (1) e inferior (2), que se abrem no átrio direito (3). O sangue passa pela valva tricúspide (4) e chega ao ventrículo direito (5). Ocorre então uma sístole, e o sangue é ejetado pela artéria pulmonar (6, 7, 8), que vai do ventrículo direito até os pulmões. Esse é o início da pequena circulação.

Nos alvéolos pulmonares ocorre a troca gasosa entre o gás carbônico e o oxigênio, e o sangue passa de venoso a arterial. O sangue volta então pelas veias pulmonares (9, 10, 11, 12) até o átrio esquerdo (13), passa pela valva mitral (14), para o ventrículo esquerdo (15) e, na próxima sístole, é impulsionado para a artéria aorta (16), iniciando a grande circulação. Assim, o sangue arterial é levado até a rede capilar de todos os tecidos, onde o oxigênio é absorvido pelas células e o sangue adquire gás carbônico, tornando-se sangue venoso. Este prossegue pelas veias até chegar novamente às veias cavas e delas ao átrio direito, iniciando um novo ciclo.

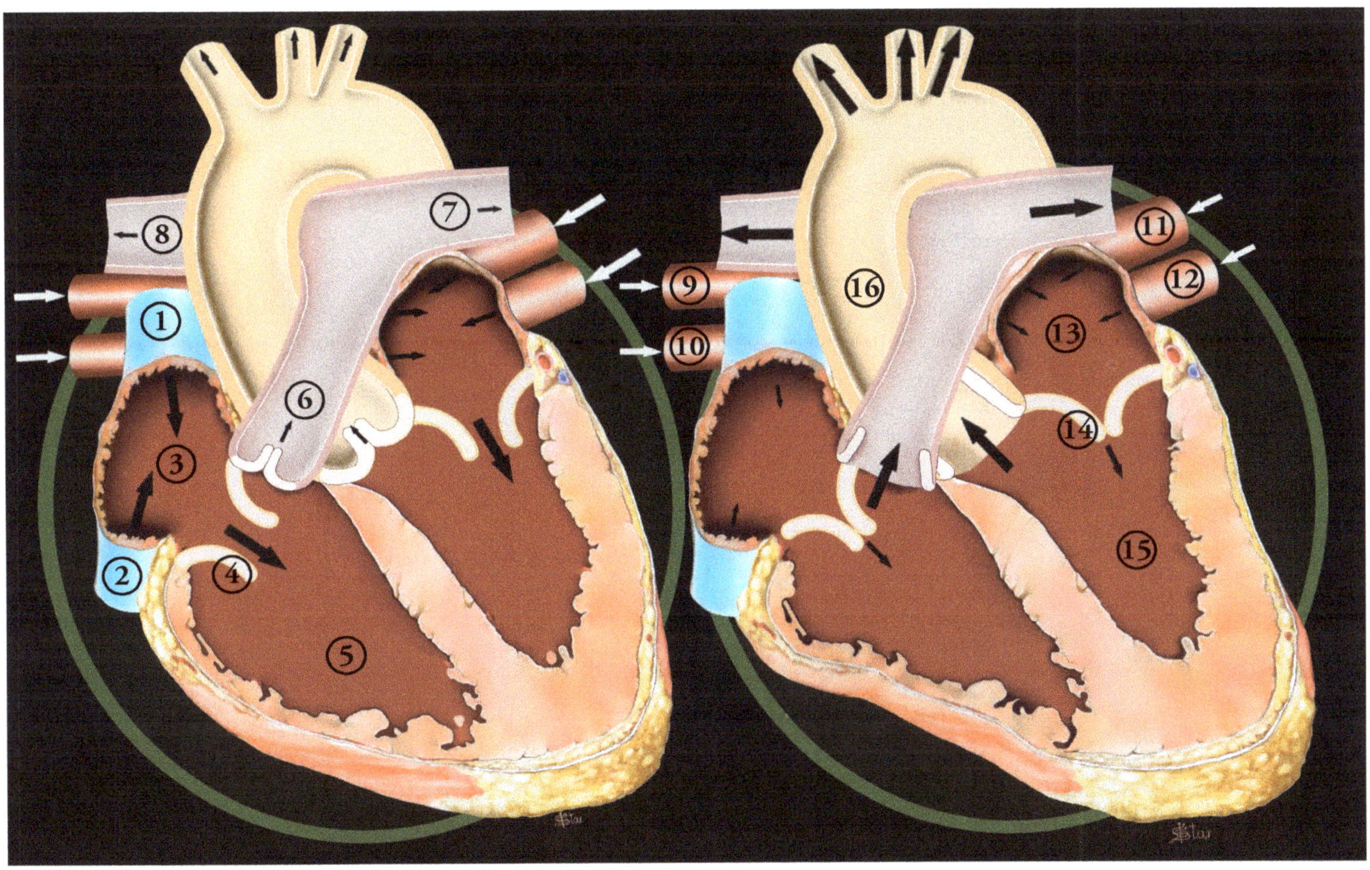

Sistema de condução cardíaca

O movimento do sangue é provocado pela contração cardíaca, a sístole, que só existe graças a um sistema de fibras especiais cuja função é promover contrações regulares do miocárdio através da geração e condução de estímulos elétricos responsáveis pelo desencadeamento do processo em nível celular.

Essas contrações ocorrem de modo ritmado na maioria das pessoas, numa média de 60 a 90 vezes por minuto, devido a um estímulo elétrico inicial gerado por um elemento desse sistema de fibras, um marcapasso natural – também chamado de nó sinoatrial ou nó sinusal – localizado no átrio direito, próximo à entrada da veia cava superior. Esse primeiro estímulo se propaga pelos átrios, provocando a contração atrial (sístole atrial), até chegar à outra estrutura: o nó atrioventricular, única passagem elétrica entre os átrios e os ventrículos.

Do nó atrioventricular, o estímulo percorre o feixe atrioventricular (ou feixe de His), que logo se divide em dois ramos. Os ramos direito e esquerdo ativam, de forma organizada, todas as fibras musculares dos ventrículos, resultando na sístole ventricular, a expulsão do sangue do coração para os vasos. Portanto, enquanto ocorre a sístole ventricular os átrios estão em diástole, e vice-versa.

Seguindo esse raciocínio, entende-se que uma região necrosada do miocárdio pode prejudicar a passagem dos estímulos elétricos provenientes do marcapasso natural e ocasionar uma arritmia cardíaca que pode exigir tratamento – indo desde medicação até o implante de um marcapasso artificial.

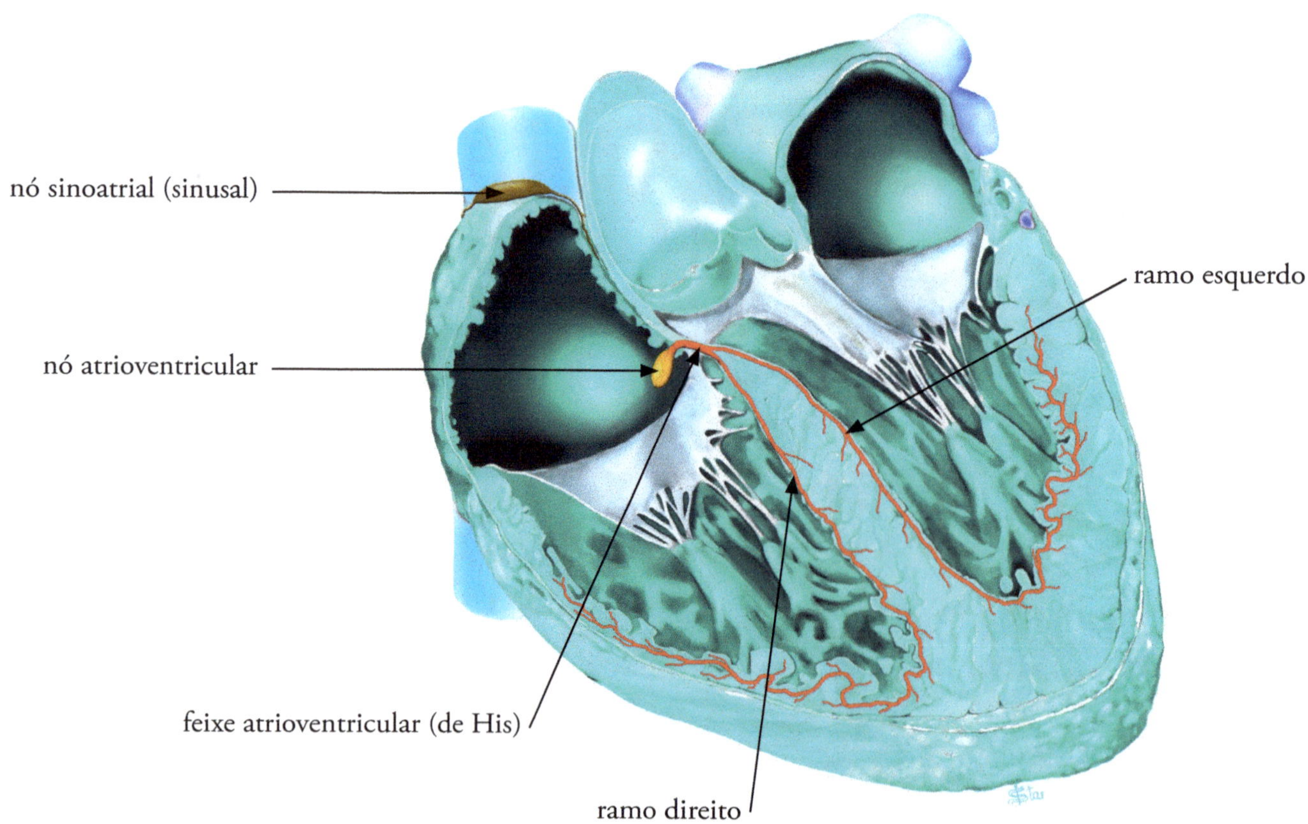

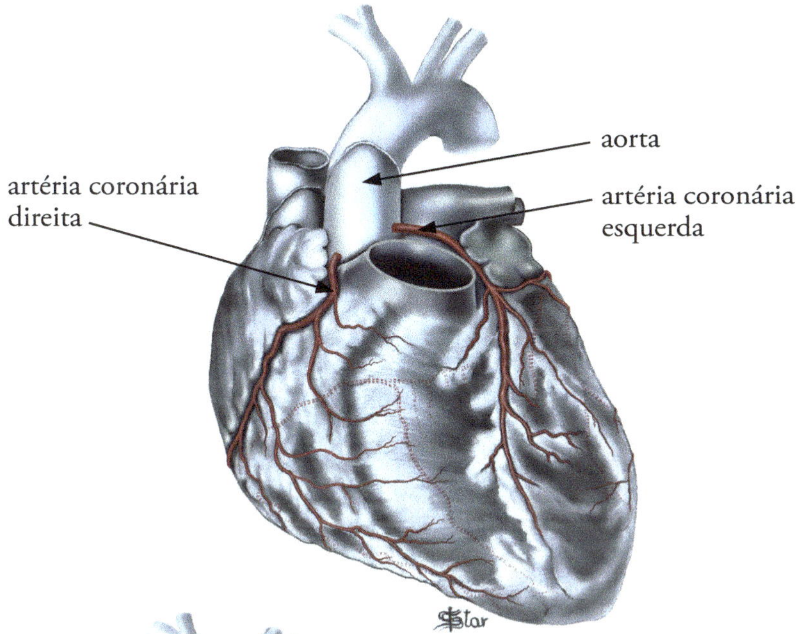

Circulação coronariana

O coração precisa de energia e oxigênio, os quais ele obtém pela irrigação sanguínea realizada pelas artérias coronárias. Essas artérias saem logo do início da aorta e são duas: artéria coronária direita e artéria coronária esquerda, sendo esta última considerada mais importante por irrigar a maior parte do coração.

Além das artérias coronárias, o coração também precisa das veias coronárias, que caminham lado a lado com as artérias e drenam o sangue do miocárdio. Essas veias convergem para uma estrutura final, o seio coronário, que desemboca no átrio direito, do mesmo modo que as veias cavas superior e inferior, encarregadas de drenar a grande circulação.

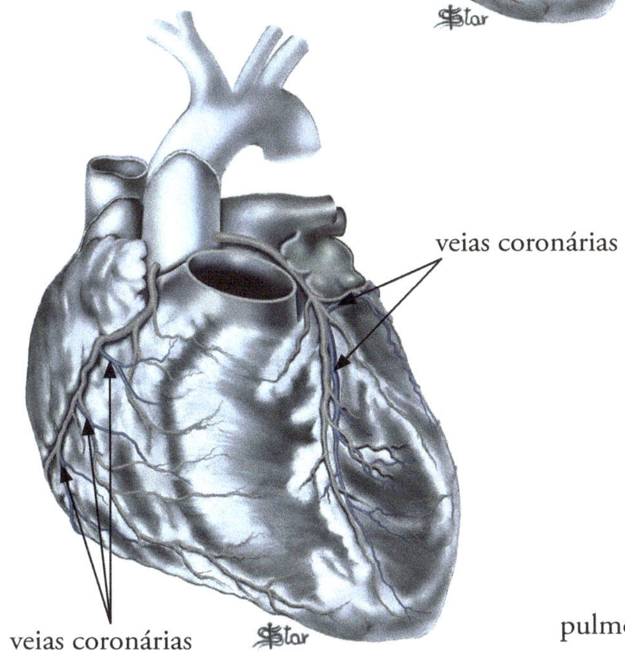

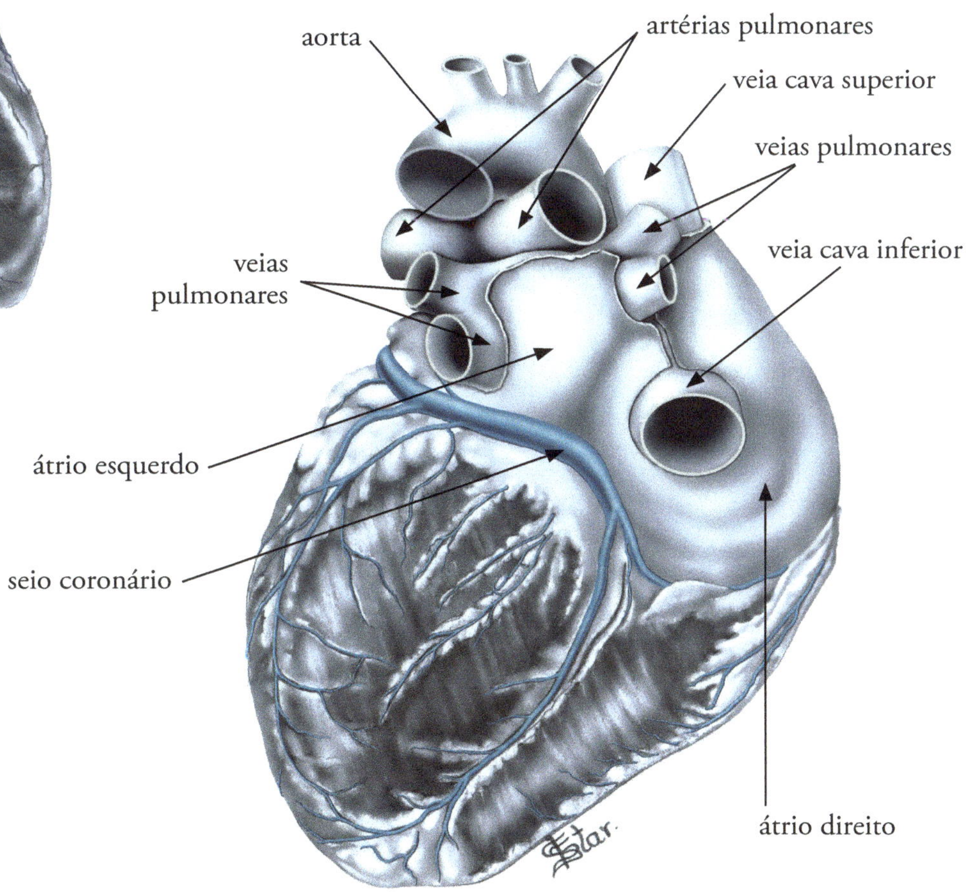

Circulação sistêmica

O estudo das artérias e veias que constituem a grande circulação – a circulação sistêmica – permite observar com mais detalhes o caminho do sangue entre o coração e os tecidos.

Irrigação arterial

As artérias são vasos sanguíneos que levam o sangue do coração para a periferia do corpo. Elas são compostas de três camadas, embora as artérias de menor calibre nem sempre tenham todas. As três camadas de uma artéria completa são:

- **Adventícia** – é mais externa e recobre o vaso por fora.
- **Íntima** – é mais interna e está em contato com o sangue.
- **Média** – situa-se entre as duas anteriores, sendo a mais elástica e a que dá forma à artéria.

A mais comum das anormalidades adquiridas pelas artérias é a lesão aterosclerótica, uma degeneração da íntima associada à fibrose e à calcificação, criando o que muitas pessoas chamam de "endurecimento das artérias". O agravamento da lesão aterosclerótica na parede das artérias pode contribuir para o aparecimento de trombose (coagulação do sangue) com obstrução da artéria, gerando problemas circulatórios, por vezes muito graves.

A seguir são descritos os principais ramos da artéria aorta, em especial os que apresentam maior importância prática.

Artéria aorta

A artéria aorta sai do ventrículo esquerdo levando o sangue que, por meio de seus ramos, será distribuído para todo o corpo. A primeira porção da aorta sai verticalmente para cima, constituindo o que chamamos de aorta ascendente.

Os primeiros e únicos ramos da aorta ascendente são as artérias coronárias, já citadas aqui. Em seguida, a aorta sofre uma curvatura que lembra um cajado, formando a segunda porção, o arco da aorta. Da parte mais horizontal do arco saem ramos muito importantes, que são as artérias carótidas comuns e as artérias subclávias. A subclávia direita e a carótida comum direita saem juntas da aorta, numa estrutura denominada tronco braquiocefálico.

As artérias carótidas comuns são duas, a direita e a esquerda. Elas levam o sangue para o pescoço e a cabeça, alguns de seus ramos são facilmente palpáveis, como será visto mais adiante. Cada artéria carótida comum se divide no pescoço em uma artéria carótida interna (que penetra no crânio e irriga várias estruturas, como o encéfalo e os olhos) e uma artéria carótida externa (que irriga a face, a cavidade bucal e parte do pescoço).

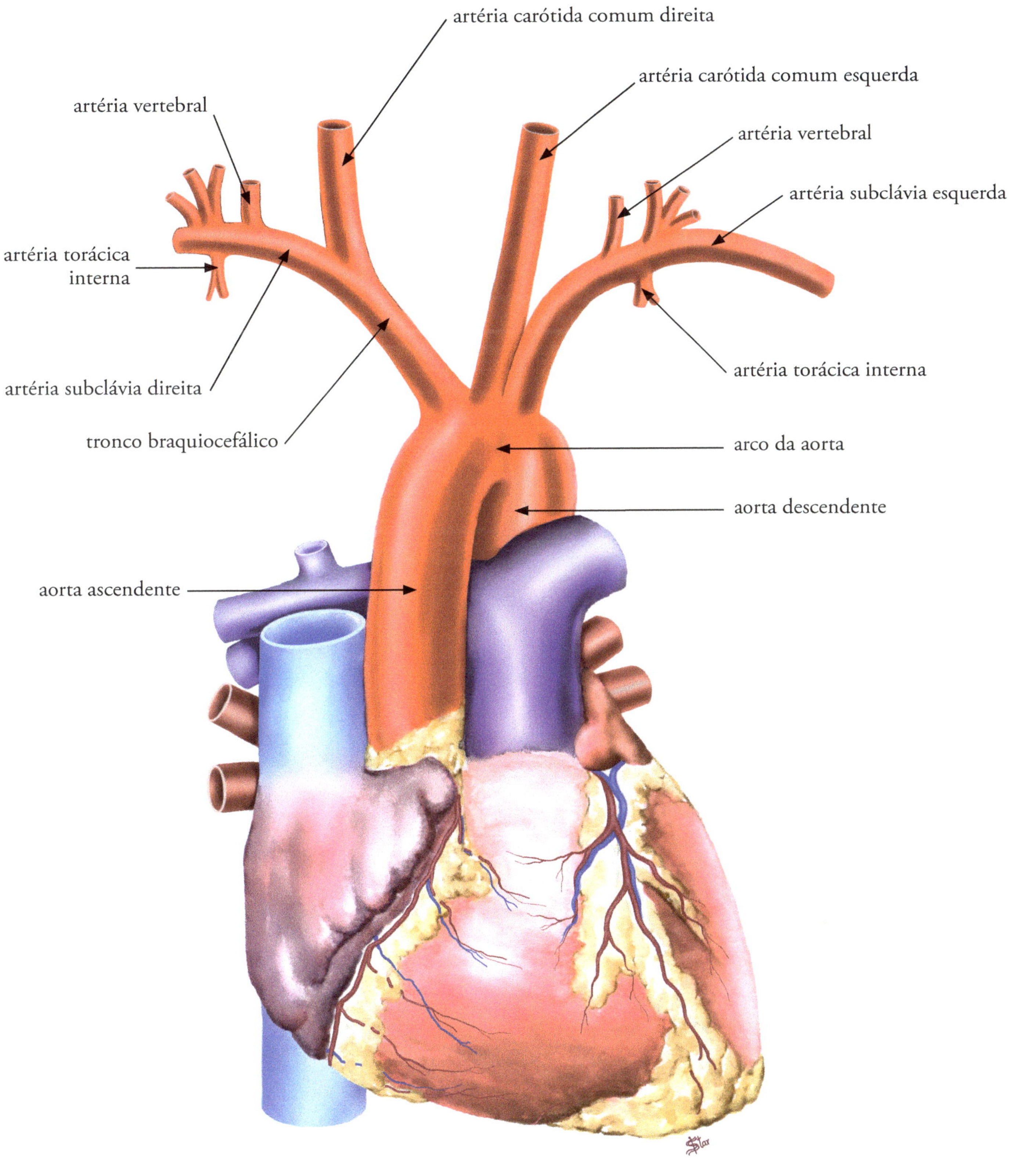
artéria carótida comum direita
artéria carótida comum esquerda
artéria vertebral
artéria vertebral
artéria subclávia esquerda
artéria torácica interna
artéria torácica interna
artéria subclávia direita
tronco braquiocefálico
arco da aorta
aorta descendente
aorta ascendente

As artérias subclávias também são duas, uma esquerda e outra direita, e levam o sangue para os membros superiores. Elas dão origem a vários ramos que vão para diversas estruturas do membro superior, do tórax, do pescoço e até da cabeça. Dois desses ramos são especiais: as artérias vertebrais, porque sobem junto à coluna cervical, penetram no crânio pelo forame magno e ajudam as artérias carótidas internas a irrigar o encéfalo; e as artérias torácicas internas (nomenclatura anterior: mamárias internas), pois irrigam a parede do tórax, sendo mais conhecidas por sua utilização em cirurgias cardíacas para realização de "pontes de mamária". Na axila, a artéria subclávia toma o nome de artéria axilar; no braço, de artéria braquial; e no cotovelo ela se divide em artérias radial e ulnar, que caminham paralelas aos ossos rádio e ulna, respectivamente.

Artérias do membro superior

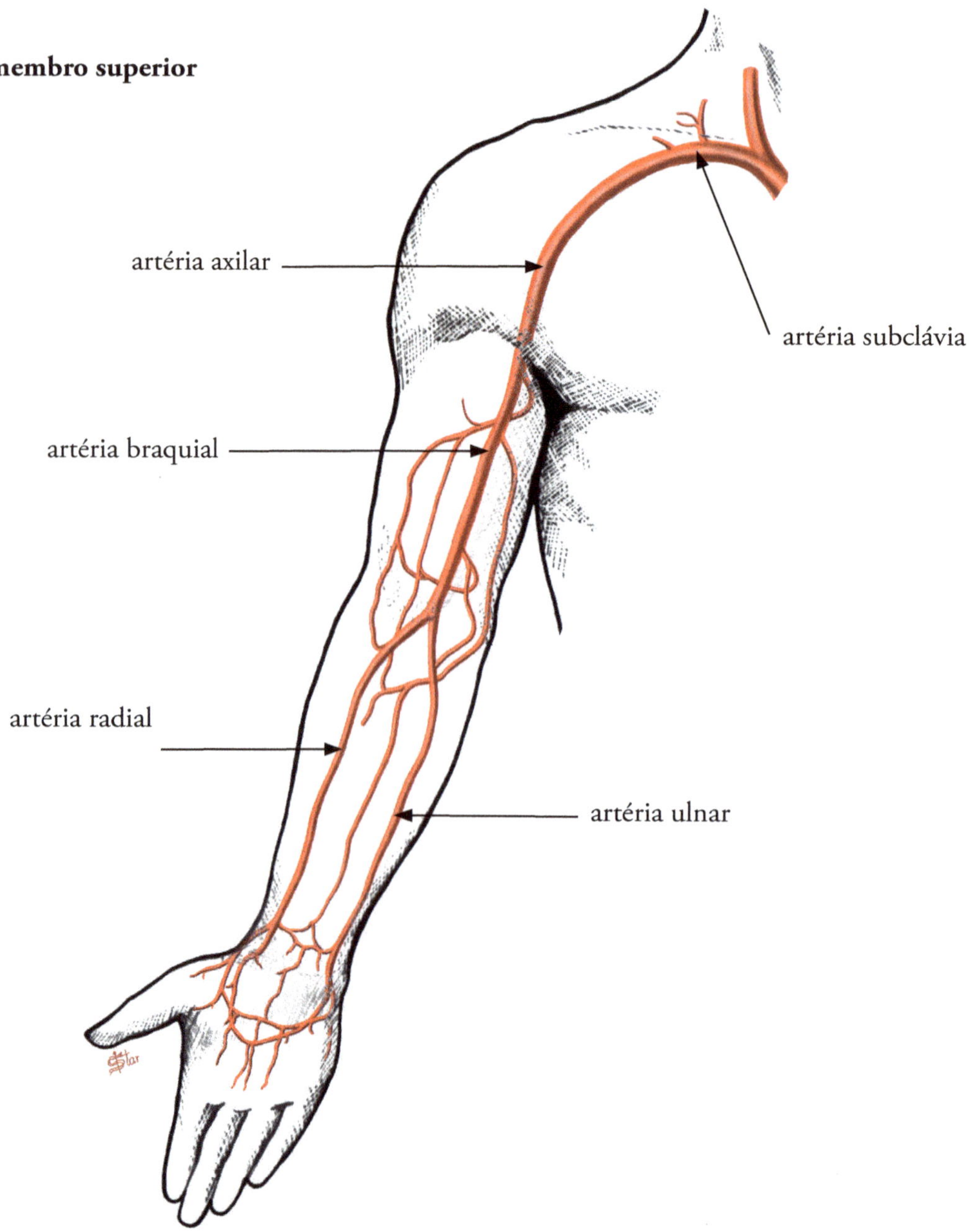

Artérias do membro inferior

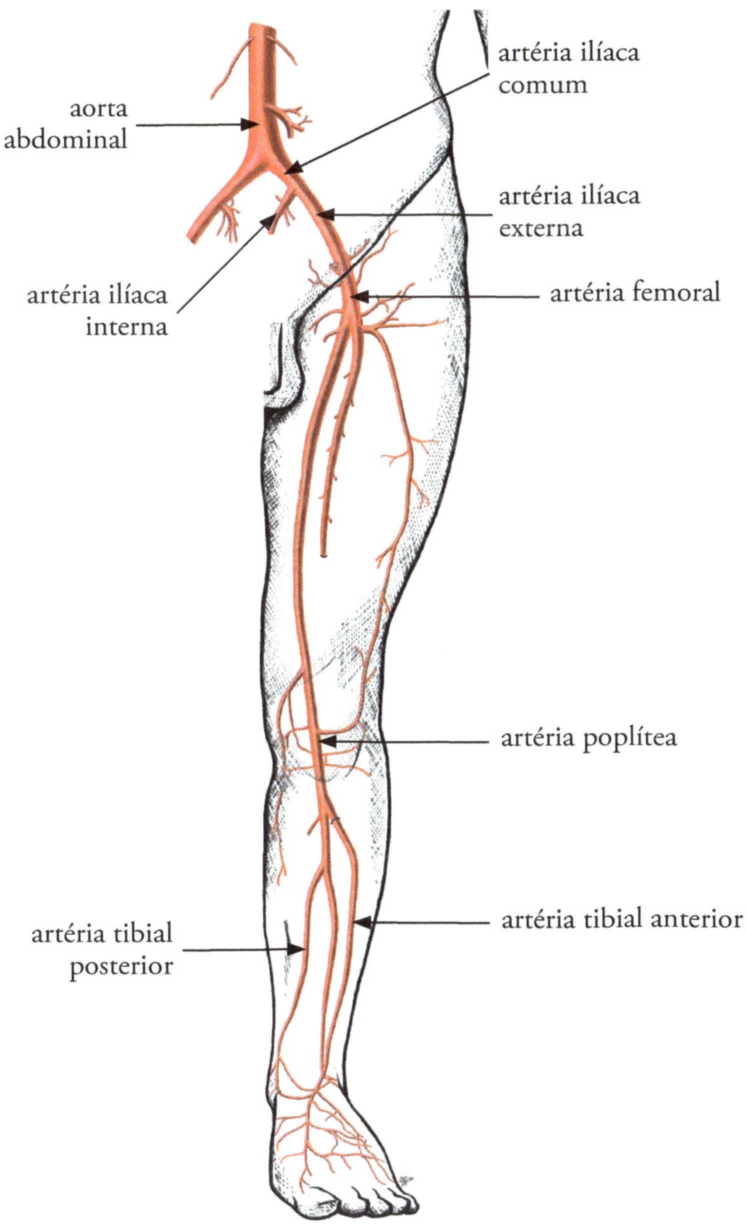

Seguindo seu trajeto, a aorta desce e forma sua terceira porção: a aorta descendente, que logo no início dá origem a ramos para várias estruturas do tórax, incluindo as artérias intercostais, para a parede do tórax. A porção descendente da aorta atravessa o diafragma, adentrando o abdome, onde seus ramos mais anteriores (o tronco celíaco, a artéria mesentérica superior e a artéria mesentérica inferior) atendem aos seguintes órgãos digestivos: estômago, intestinos delgado e grosso, fígado e pâncreas. A aorta dá origem a duas artérias renais, uma direita e outra esquerda, para os respectivos rins. Observa-se ainda que a aorta se divide nos seus ramos terminais, originando as duas artérias ilíacas comuns, a direita e a esquerda. Essas duas artérias vão se dividir, de cada lado, em uma artéria ilíaca interna (que irriga as estruturas pélvicas) e uma artéria ilíaca externa (que irriga os membros inferiores).

A continuação da artéria ilíaca externa na região inguinal chama-se artéria femoral. Há uma artéria femoral direita e uma esquerda, sendo ambas superficiais e palpáveis. Depois elas penetram profundamente, cruzando a coxa e reaparecendo atrás de cada joelho, onde recebem o nome de artéria poplítea.

A artéria poplítea divide-se em duas: a tibial anterior e a tibial posterior. Ambas são palpáveis, tendo por isso importância prática na avaliação da qualidade da circulação nos membros inferiores e na verificação do pulso. A artéria tibial anterior é palpável no dorso do pé; a tibial posterior, na face medial do tornozelo.

Artérias abdominais

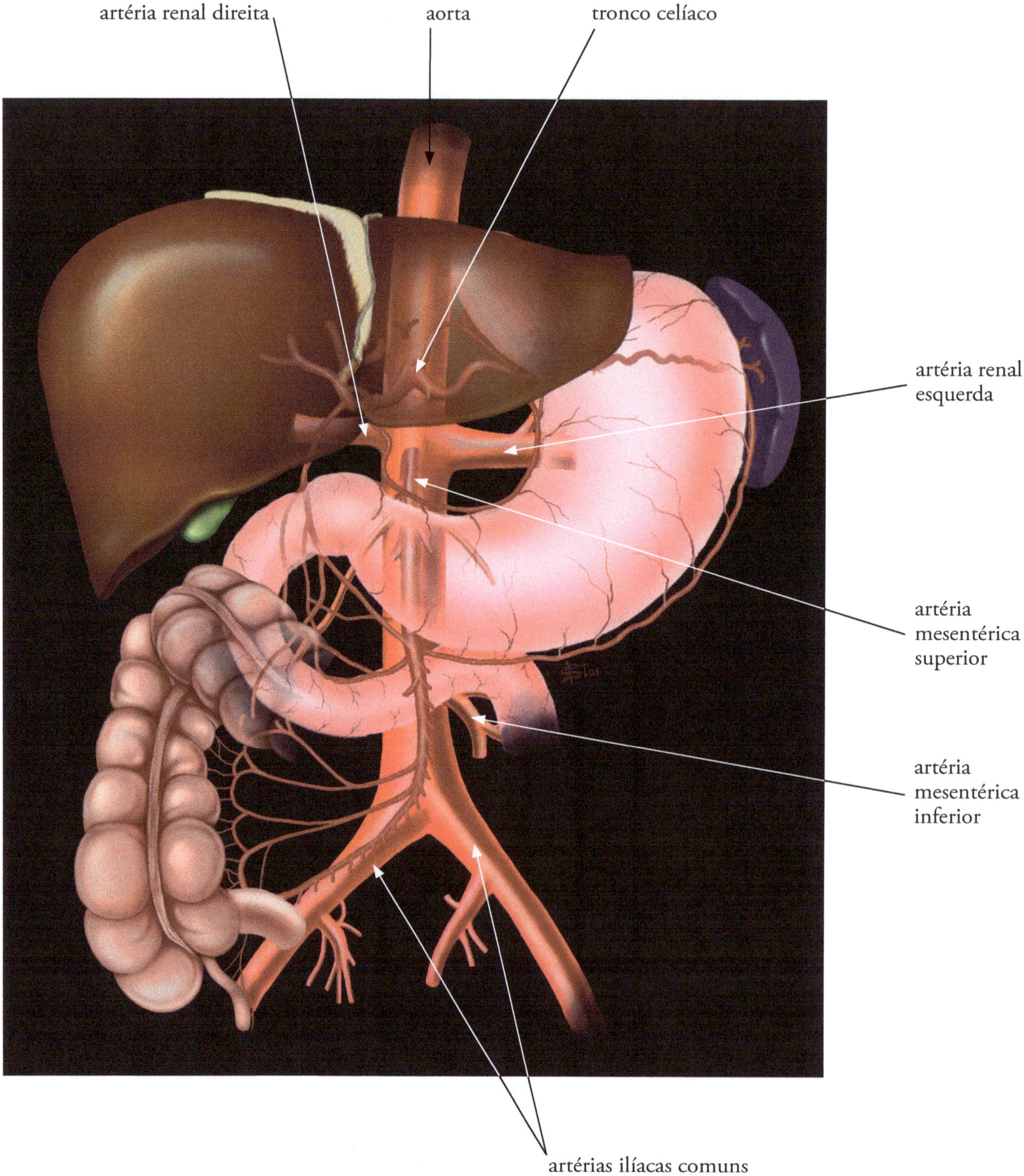

Drenagem venosa

O sangue chega aos tecidos pelas artérias e é drenado pelas veias, que vão levá-lo de volta ao coração. De maneira geral, as veias acompanham as artérias que levam sangue para aquela mesma região. Muitas veias têm em seu interior válvulas que impedem o refluxo de sangue, favorecendo a circulação em direção ao coração.

Nos membros superiores e inferiores existe uma particularidade que merece destaque: há um sistema de drenagem venosa profunda no qual as veias acompanham as artérias de mesmo nome. Há, ainda, um sistema de drenagem venosa superficial, que não tem artérias correspondentes e drena nas veias profundas. Além disso, existem pequenas veias, as veias perfurantes, que ligam as veias superficiais às profundas, durante todo seu trajeto.

Às vezes, as válvulas que conectam as veias superficiais às veias profundas dos membros inferiores não funcionam adequadamente. Nesses casos, as veias superficiais ficam sobrecarregadas, tornando-se tortuosas e dilatadas, dando origem às veias varicosas (varizes).

O sistema de drenagem venosa superficial tem grande importância prática, pois é constituído por veias comumente escolhidas para a coleta de sangue, a aplicação de injeções intravenosas ou a administração de soro.

No membro superior há duas grandes veias superficiais: a cefálica (mais lateral) e a basílica (mais medial), ambas muito utilizadas em punções venosas. Além dessas duas veias maiores, o membro superior tem ainda um grande número de veias menores que drenam nas veias cefálicas e basílica. Porém, não existe um padrão fixo de distribuição dessas veias nos membros superiores. Por isso, para a coleta de sangue, precisamos procurar e identificar as veias na região anterior do cotovelo, onde elas estão presentes em maior quantidade e onde encontramos as veias mais superficiais e calibrosas.

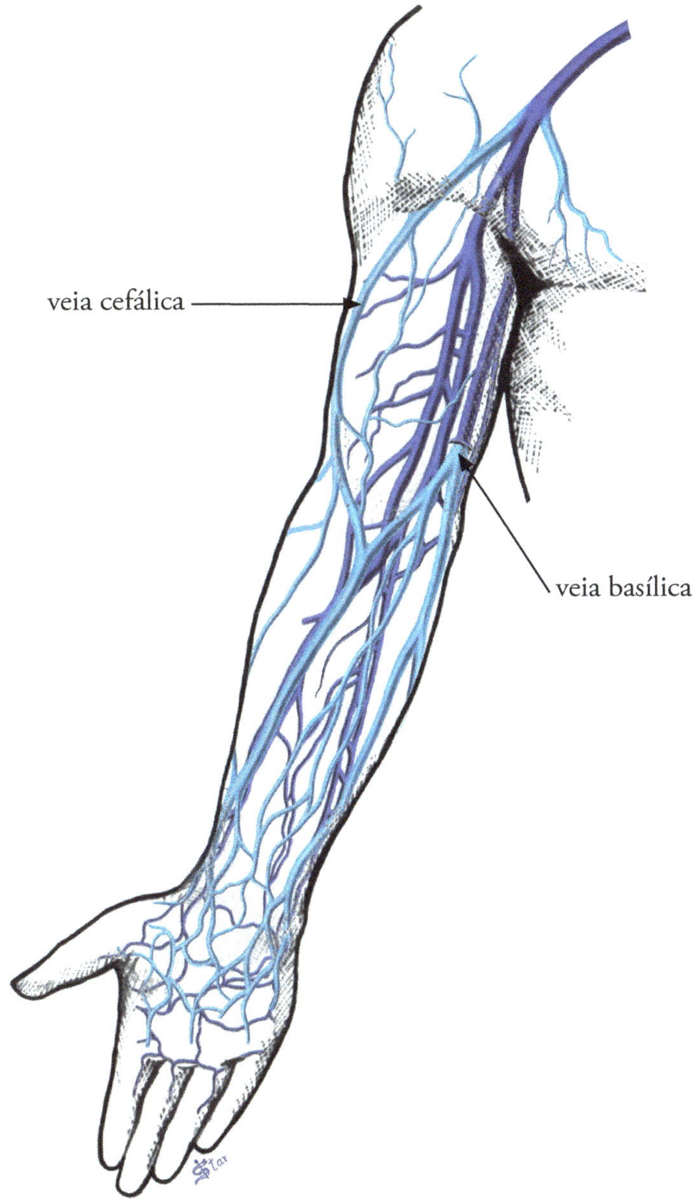

Veias do membro superior

A drenagem venosa da cabeça é feita pelas veias jugulares externas e internas, que se juntam às veias subclávias (que drenam principalmente os membros superiores), desembocando na veia cava superior, que, por sua vez, desemboca no átrio direito do coração. As veias jugulares externas são veias superficiais de fácil localização, posicionando-se superficialmente ao músculo esternocleidomastoide. Elas são importantes acessos venosos em casos de atendimentos urgentes, porque normalmente são de grande calibre e fáceis de encontrar, permitindo a infusão de grande quantidade de soro ou medicação. As jugulares internas são veias profundas que acompanham as carótidas e também podem ser usadas como acesso venoso ou para inserção de alguns cateteres especiais em terapia intensiva (cabos de marcapasso provisório, por exemplo), mas somente através de procedimentos especiais, muito complexos e de competência exclusivamente médica.

Veias cavas e veias jugulares

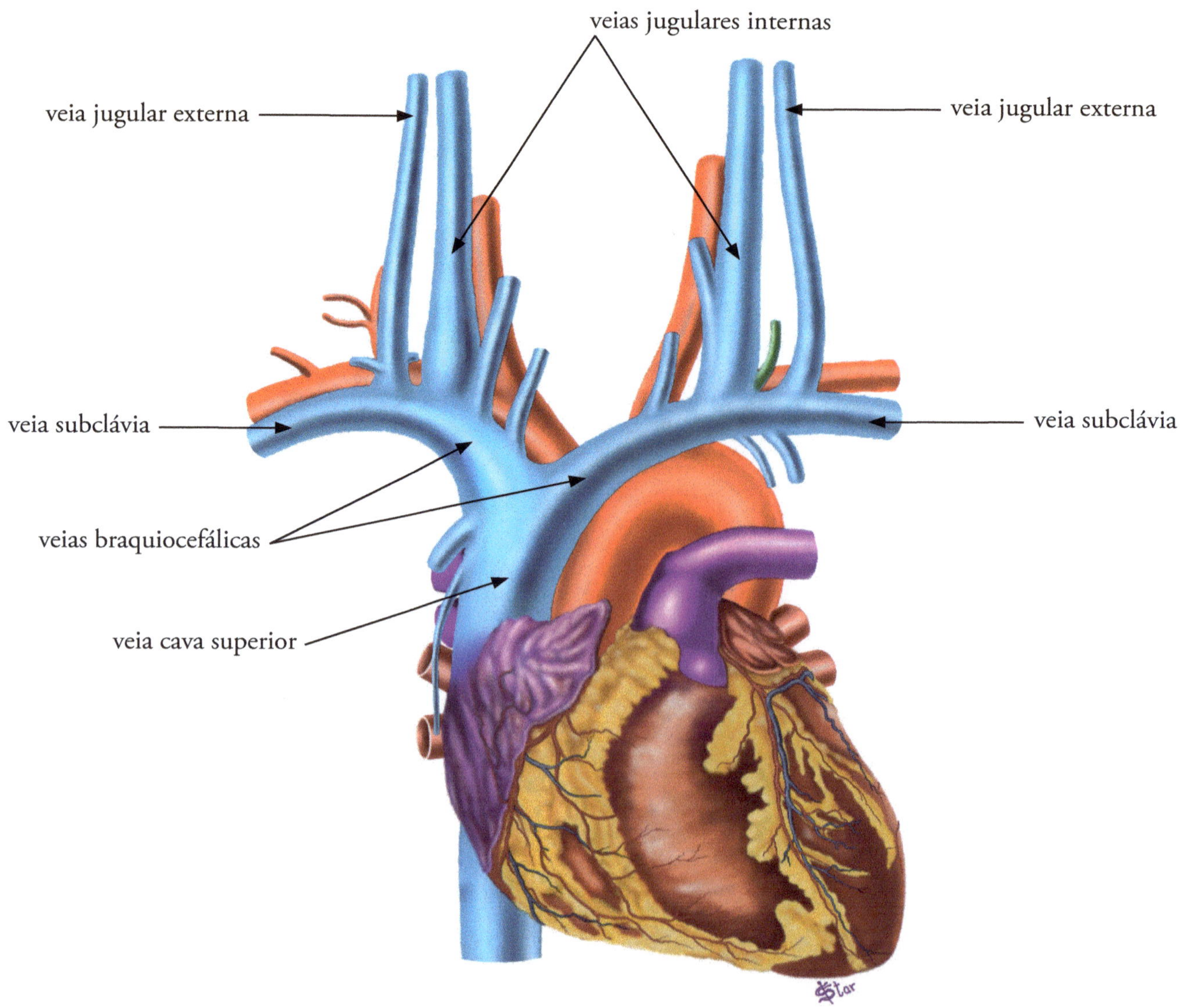

No membro inferior também temos duas veias superficiais: a safena magna e a safena parva. A safena magna é uma veia longa, estendendo-se do pé até a virilha, onde desemboca na veia femoral. A safena parva é lateral, forma-se atrás do maléolo lateral e desemboca geralmente na veia poplítea. A veia safena magna comunica-se em vários pontos com a veia safena parva, por meio de veias colaterais.

Muitas vezes, a veia safena magna é retirada e um segmento dela é usado como enxerto, formando um caminho alternativo para regiões de vasos sanguíneos que estão obstruídos. Esse procedimento, utilizado com frequência em cirurgias cardíacas, é popularmente denominado "ponte de safena".

Veias do membro inferior

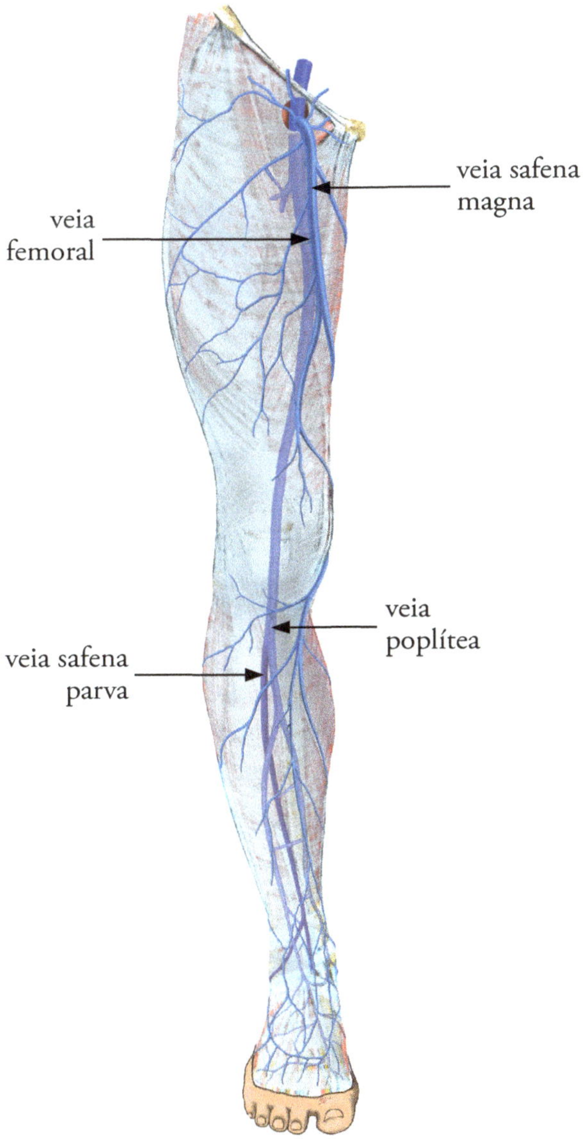

O sangue dos membros inferiores é drenado pelas veias femorais, que prosseguem penetrando no abdome, quando então mudam de nome para veias ilíacas externas. Estas se ligam às veias ilíacas internas, que drenam as estruturas pélvicas, formando as veias ilíacas comuns. As veias ilíacas comuns se juntam e formam a veia cava inferior, que vai subir ao lado direito da aorta, receber veias como as renais, cruzar o diafragma e desembocar no átrio direito do coração.

Veias abdominais

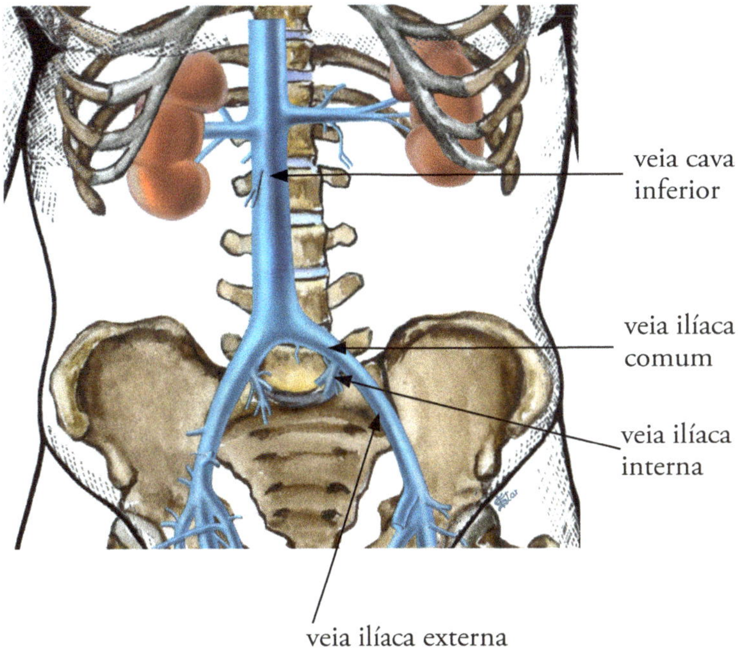

O sangue dos intestinos, rico em nutrientes recém-absorvidos, é drenado por uma veia que não tem correspondente arterial: a veia porta. Ela recebe todo o sangue dos intestinos e o leva ao fígado, onde as substâncias absorvidas sofrerão seu primeiro metabolismo, tornando-se adequadas para chegar à circulação e ser distribuídas a todos os tecidos. No fígado, o sangue é drenado da veia porta para as veias hepáticas e daí é levado à veia cava inferior.

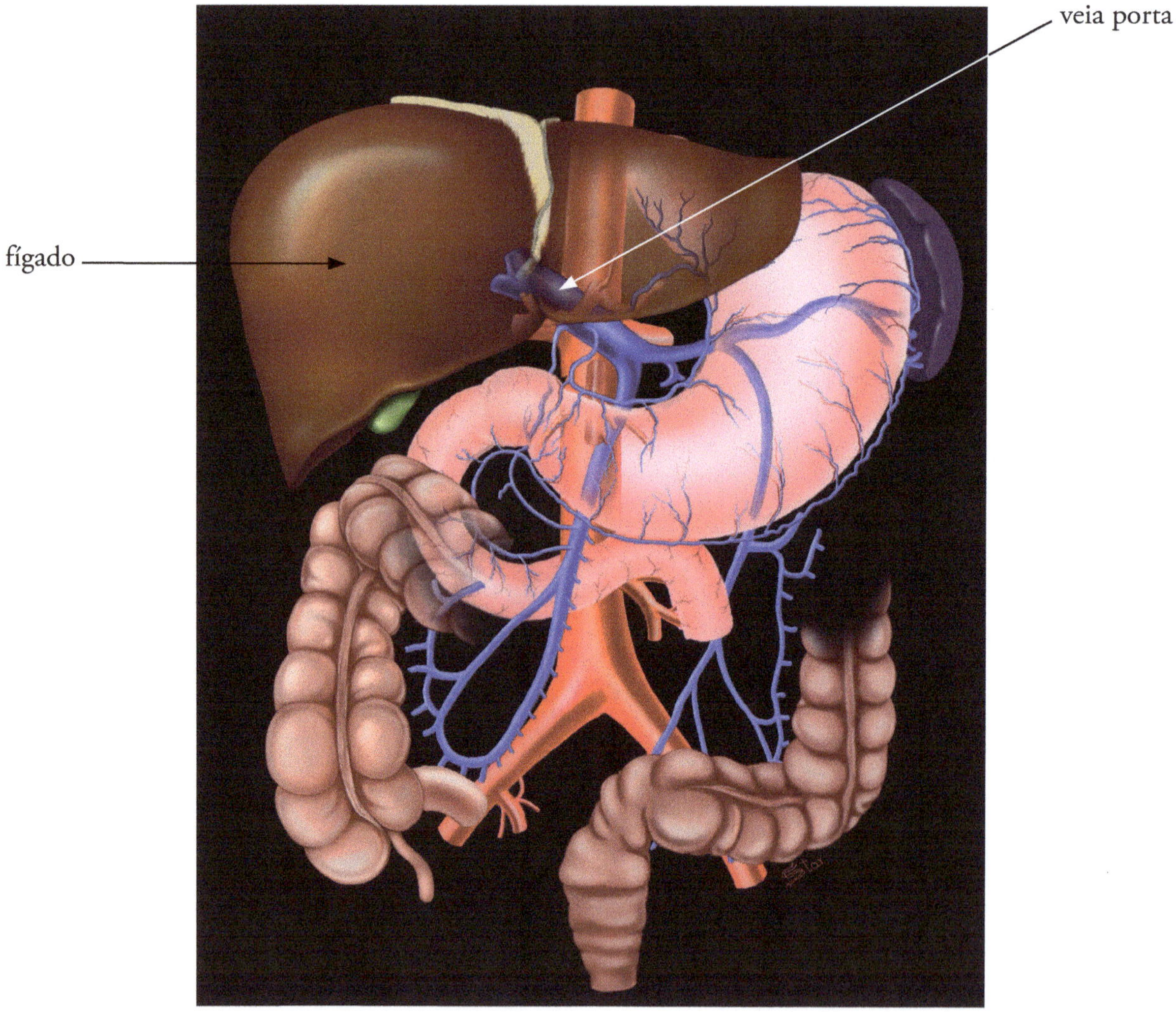

Drenagem linfática

Quando o sangue passa nos capilares, ocorre uma perda de líquido – que vai para o interstício (região entre as células ou entre os tecidos) – que as veias não dão conta de recolher. Esse líquido, chamado linfa, é então drenado por um sistema de vasos especiais, os vasos linfáticos, que são estruturas com fundo cego, isto é, com a forma de "dedo de luva". Quando existe obstrução dos vasos linfáticos ou acúmulo muito grande de líquido intersticial, maior que a capacidade dos vasos linfáticos, a linfa se acumula, formando um grande edema, que é justamente o acúmulo de líquido nos tecidos.

Os vasos linfáticos formam uma imensa rede que, depois de drenar a linfa do interstício dos tecidos, joga-a de novo nas veias, tornando a encaminhá-la para a circulação. Isso ocorre, a princípio, nos capilares linfáticos, os menores vasos linfáticos em fundo cego, que se juntam progressivamente e passam por pequenas estruturas, chamadas de linfonodos.

Os linfonodos são estruturas pequenas, de até 25 milímetros de comprimento e com forma semelhante à de um grão de feijão. Eles são facilmente palpados quando estão aumentados e podem ser encontrados na axila, na região inguinal (virilha) e ao longo dos grandes vasos do pescoço e do tronco, onde são bastante numerosos. Essas estruturas são muito importantes para o organismo porque possuem células capazes de identificar e reagir contra bactérias e vírus, por exemplo, e contra as substâncias nocivas produzidas por eles. Uma das principais funções dos linfonodos, portanto, é participar na produção de anticorpos, substâncias moleculares que nos defendem de algumas doenças.

LINFONODOMEGALIA OU "ÍNGUA"

Quando os linfonodos de alguma região do corpo identificam microrganismos, ocorre uma proliferação das células de defesa que acaba por aumentar seu tamanho. Os linfonodos aumentados por resposta a infecções normalmente são macios, quentes e dolorosos, sendo chamados popularmente de "ínguas". Existem outras causas de aumento de linfonodos, como a proliferação de células cancerosas que passam pelos linfáticos e lá se depositam como metástases (implantes tumorais distantes do local original do câncer). Nesses casos, os linfonodos normalmente são duros, aderidos aos tecidos adjacentes, frios e indolores.

Após passar pelos linfonodos, os vasos linfáticos se juntam progressivamente até formar uma grande estrutura – o ducto torácico –, que recolhe a maior parte da linfa do corpo e a devolve à circulação venosa por meio de grandes veias no tórax, em geral no ângulo entre as jugulares internas e as subclávias.

Sistema linfático

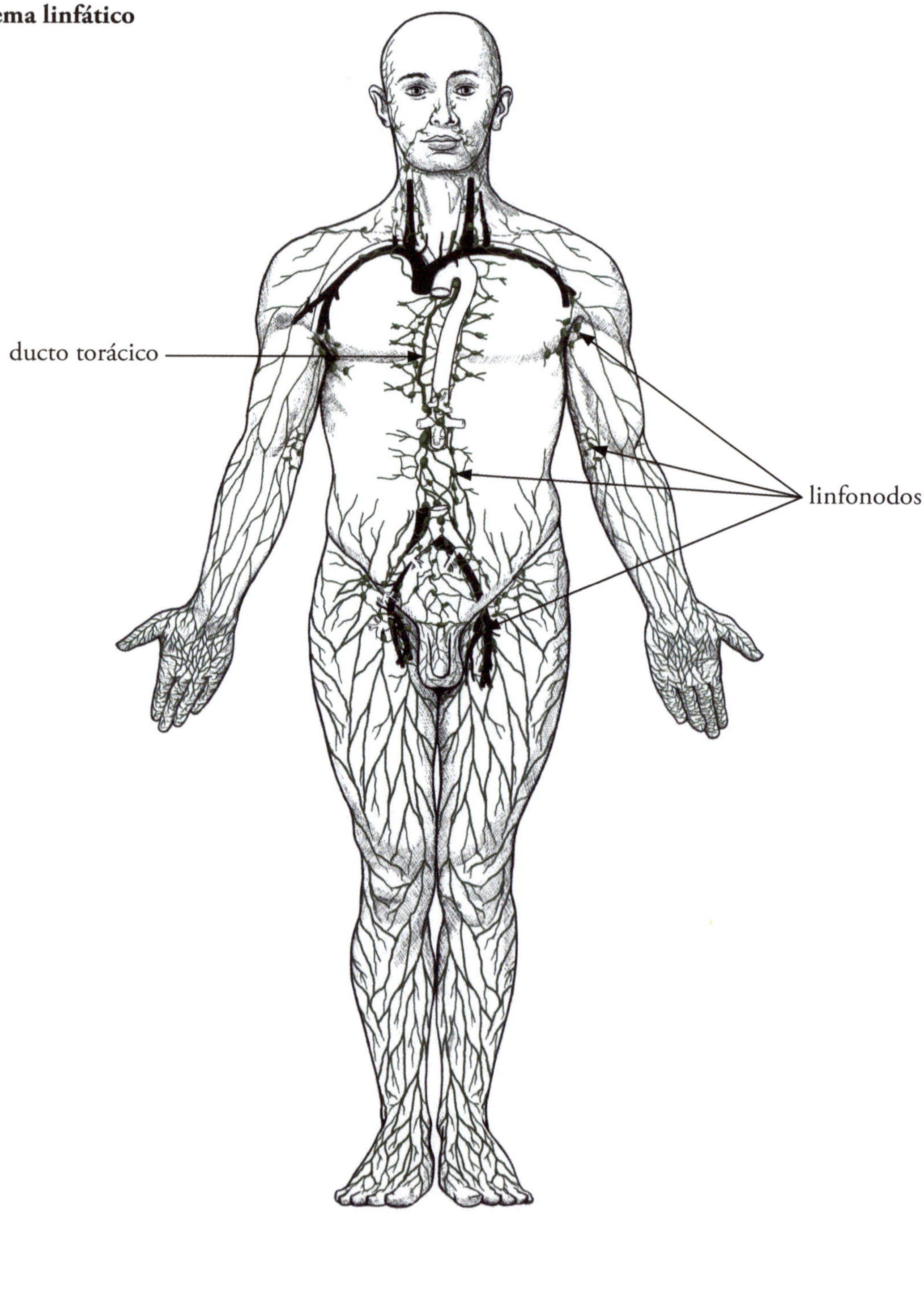

DOENÇA CARDÍACA ISQUÊMICA

Um dos sintomas mais característicos de doença cardíaca é a dor torácica. Muitas vezes ela está relacionada à isquemia miocárdica, que é a dificuldade da chegada de sangue ao coração pelas artérias coronárias, provocando deficiência na irrigação do músculo cardíaco. Na maior parte das vezes isso está relacionado com obstruções no interior das artérias coronárias, em geral causadas por placas de gordura.

Quando são apenas obstruções parciais, a quantidade de sangue que chega ao miocárdio pode ser suficiente para as necessidades dele no estado de repouso. Porém, com algum esforço ou estresse, o coração bate mais rápido, a pressão sanguínea aumenta e o órgão precisa de mais sangue para seu metabolismo. Nesse caso, o vaso parcialmente obstruído pode não permitir a passagem de sangue na quantidade necessária, gerando a isquemia, que se manifesta como dor no peito. Esse quadro é conhecido como angina pectoris.

Quando as artérias coronárias ficam totalmente entupidas, o que geralmente é ocasionado por coágulos que se formam sobre as placas de gordura, pode ocorrer o infarto do miocárdio. Nessa situação, deixa de haver fluxo sanguíneo na região irrigada pelo ramo atingido por conta da obstrução, e essa porção do miocárdio sofre e acaba morrendo depois de pouco tempo, deixando de se contrair e prejudicando o trabalho cardíaco. No atendimento de uma pessoa com angina ou infarto, o tempo é um fator fundamental, pois, quanto mais rápido for o tratamento, maior a área do miocárdio que podemos salvar, e assim diminuímos o prejuízo à função cardíaca.

PALPAÇÃO DAS ARTÉRIAS

O estudo das artérias e veias tem grande aplicação prática, pois há inúmeros procedimentos relacionados a elas. Um deles é a palpação de pulsos arteriais, que nos fornece valiosas informações – como a frequência cardíaca, a amplitude do pulso ou uma parada cardíaca, esta última caracterizada pela ausência de pulso, mesmo nas artérias de grande calibre, como as carótidas e as femorais. As principais artérias palpáveis são:

- **Radiais** – muito usadas para contar a frequência cardíaca.
- **Braquiais**
- **Carótidas** – as comuns e os ramos da carótida externa, como a artéria facial e a artéria temporal superficial.
- **Femorais**
- **Tibiais anteriores** (ou dorsais do pé)
- **Tibiais posteriores**

É preciso ter muito cuidado com a palpação das carótidas. Quando é feita muita pressão sobre elas, o estímulo provoca um reflexo nervoso que pode causar bradicardia (diminuição da frequência cardíaca) ou hipotensão (queda da pressão arterial). Portanto, **nunca** palpe as duas carótidas (direita e esquerda) ao mesmo tempo, pois esse ato pode gerar uma queda brusca no fluxo sanguíneo cerebral.

A coleta de sangue arterial é útil para alguns tipos de exames laboratoriais, como a gasometria arterial, que mede a quantidade de oxigênio e gás carbônico no sangue. As artérias mais usadas para esse procedimento são: radial, braquial e femoral.

ACESSANDO VEIAS

As veias também são muito usadas para a coleta de sangue destinado à maioria dos exames de laboratório, sendo que as da face anterior do cotovelo (região denominada fossa cubital) são as preferidas para injeções intravenosas.

Na administração de soro, geralmente são puncionadas as veias do membro superior. Nessas situações, devem-se evitar as veias do cotovelo, que estão numa área muito móvel e podem colabar, isto é, aproximar as paredes do vaso e impedir o fluxo da infusão quando fletimos o antebraço.

A punção de veia profunda em pacientes graves é útil para a administração de medicamentos em veias de grande calibre, que vão mais diretamente ao coração. Em geral, ela é feita nas veias subclávia ou jugular interna, o que oferece alguns riscos – punção arterial e perfuração de estruturas adjacentes, como o pulmão, por exemplo. Por tal razão, a punção de veia profunda é um procedimento realizado apenas por médicos.

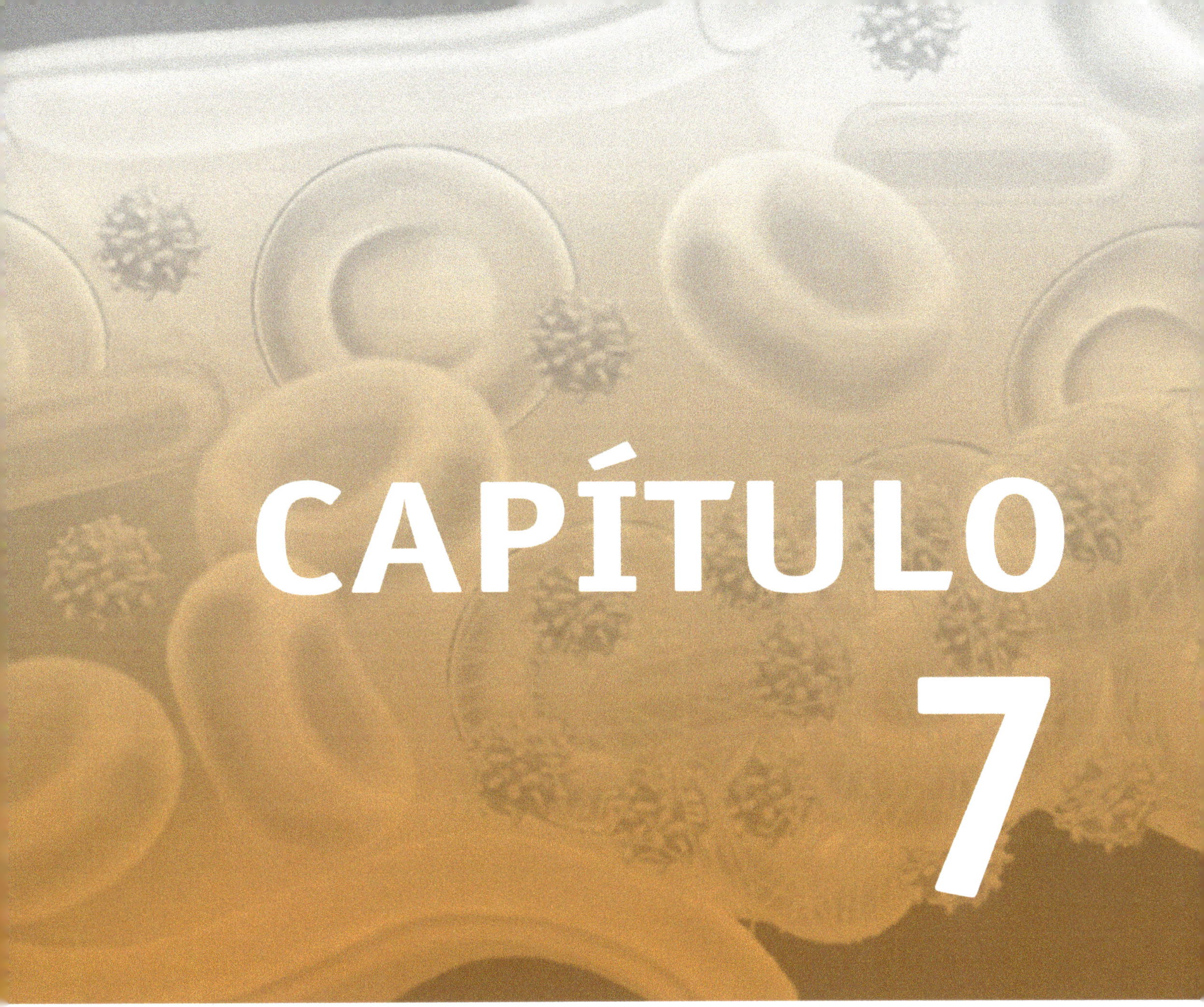

CAPÍTULO 7

Sangue

O sangue é um tecido líquido, de cor vermelha, que circula pelo organismo humano por meio das artérias e veias. Um adulto tem cerca de 5,5 litros de sangue, cuja função é transportar oxigênio e nutrientes para todos os órgãos, além de captar e eliminar gás carbônico e detritos resultantes do metabolismo. O sangue desempenha ainda um papel muito importante na homeostase, o estado de equilíbrio do organismo. Sua análise por métodos de laboratório dá importantes pistas para o diagnóstico de muitas doenças.

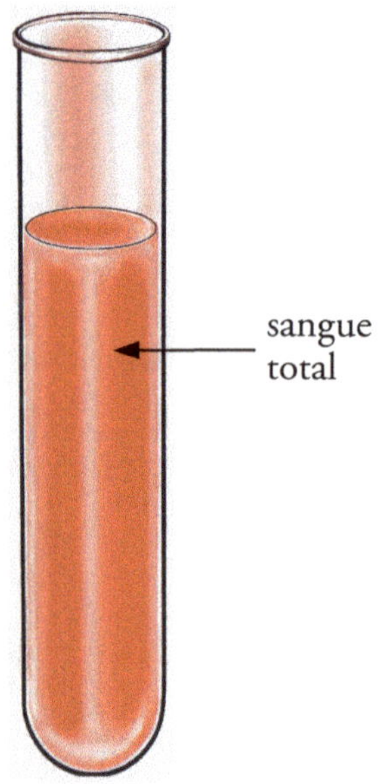

Sangue

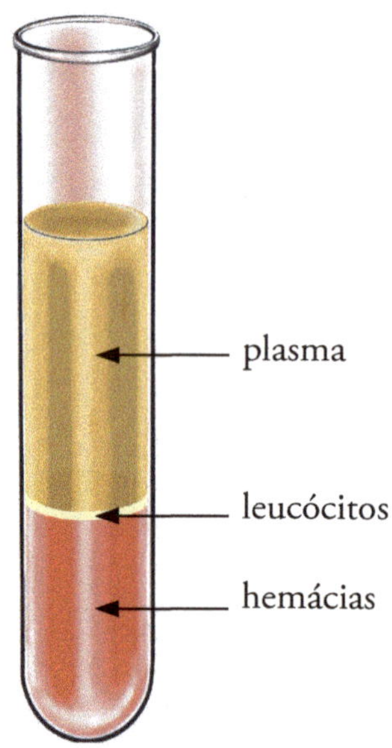

Sangue centrifugado

O sangue é formado por duas partes distintas: uma líquida e outra sólida, claramente identificadas por meio de um método de laboratório denominado centrifugação.

A porção líquida do sangue é o plasma, de cor amarelada, translúcido e um pouco viscoso. Nele, estão presentes substâncias – como sódio, potássio, proteínas, colesterol e vitaminas em suspensão – que representam 10% de seu volume total. Os outros 90% são constituídos de água.

A porção sólida do sangue é vermelha na sua maior parte, e nela estão as células sanguíneas.

Células sanguíneas

As células sanguíneas são de três tipos: hemácias, leucócitos e plaquetas. Todas elas têm um tempo de vida predeterminado e, por isso, precisam ser substituídas por outras novas num processo contínuo realizado pela medula de alguns ossos, como o fêmur, o esterno e as costelas. A medula óssea tem grande capacidade de produção – em um único dia pode dar origem a cerca de seis bilhões de células sanguíneas.

O processo de produção de células sanguíneas é denominado hematopoese; como já foi visto, acontece na medula óssea vermelha, também denominada tecido hematopoético.

A forma habitual de analisar as células sanguíneas é por meio do esfregaço, método de laboratório segundo o qual uma gota de sangue é espalhada na superfície de uma lâmina e observada ao microscópio.

Hemácias

As hemácias são células em forma de disco, sem núcleo, o que as torna incapazes de se reproduzir. Por essa razão, o volume das hemácias no sangue é totalmente dependente da produção na medula óssea. As hemácias formam mais ou menos 45% da parte sólida do sangue. Há cerca de cinco milhões delas em cada milímetro cúbico de sangue humano.

Chamamos a porcentagem de hemácias no sangue de hematócrito, que é um dos parâmetros mais importantes do hemograma, tipo de exame de sangue dos mais realizados. A diminuição do volume de hemácias no sangue, geralmente identificada por um baixo hematócrito, é sinal de anemia.

As hemácias possuem hemoglobina (ou glóbulos vermelhos ou eritrócitos), proteína com pigmento vermelho responsável pelo transporte da maior parte do oxigênio no sangue, cerca de 97% do total. É interessante registrar que o gás carbônico, na sua maior parte, é transportado diluído no citoplasma das hemácias ou em solução no plasma.

Quando as hemácias envelhecem e vão perdendo sua função, são filtradas, destruídas e eliminadas pelo baço, órgão situado na parte superior do abdome, do lado esquerdo, entre o estômago e o diafragma. O baço é também um armazenador de glóbulos vermelhos, além de ser muito rico em glóbulos brancos, o que determina sua participação na defesa do organismo. Quando lesado, o baço apresenta intenso sangramento.

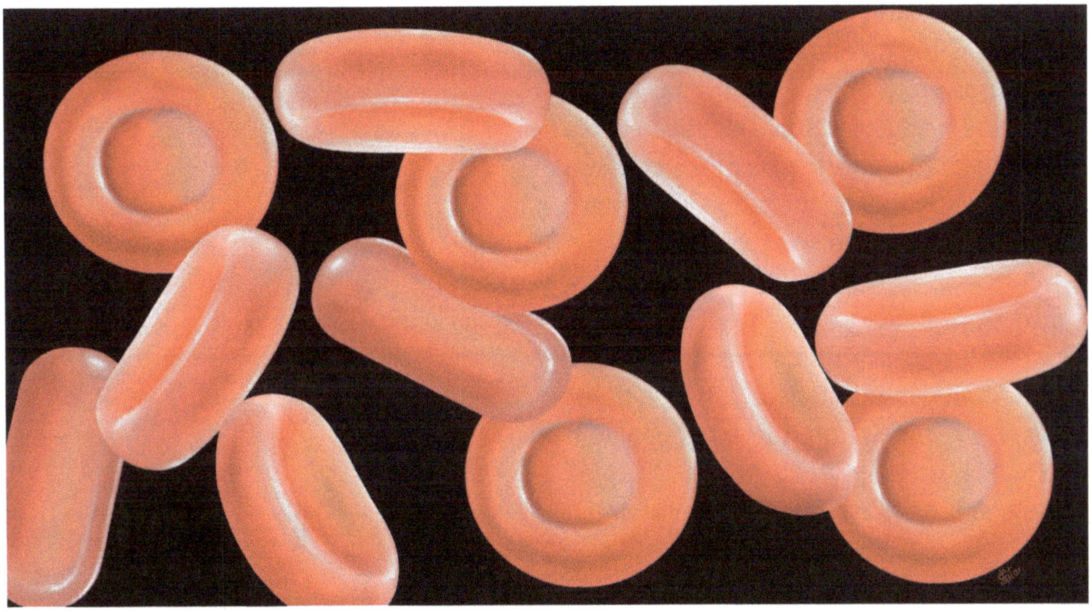

Leucócitos

Os leucócitos são células sanguíneas especializadas nos processos de defesa do nosso corpo. Seu nome deriva da palavra grega *leukos*, que significa branco – o que nos leva à sua outra denominação: glóbulos brancos. Existe uma grande variedade de leucócitos, cada qual com um papel diferente no organismo. Alguns deles são capazes até de sair dos vasos sanguíneos para atuar nos tecidos adjacentes.

Normalmente, um homem adulto possui de cinco a dez mil leucócitos por milímetro cúbico de sangue. Alguns desses leucócitos podem ter em seu citoplasma grânulos com enzimas, sendo, neste caso, chamados de granulócitos. Quando não possuem os tais grânulos, os leucócitos são denominados agranulócitos.

Os leucócitos do tipo granulócitos se subdividem em: neutrófilos, eosinófilos e basófilos.

Os neutrófilos são os leucócitos em maior número num indivíduo normal. Seu núcleo é formado por vários lóbulos e, por isso, também são chamados de segmentados. O citoplasma dos neutrófilos possui vários grânulos com enzimas que podem matar bactérias. Assim, quando o organismo é vítima de uma infecção, especialmente uma infecção bacteriana, a medula óssea recebe estímulo para produzir neutrófilos de forma mais acelerada, resultando em maior quantidade de neutrófilos jovens e imaturos no sangue, cujos núcleos não são segmentados como nas formas maduras. Esses neutrófilos são denominados bastões, por sua forma de bastões encurvados. O número de bastões presentes no resultado de um hemograma representa um dado importante para o diagnóstico de infecções. Existem formas ainda mais jovens que os bastões, os mielócitos e metamielócitos, que normalmente aparecem em infecções mais graves. Outras formas jovens são os blastos, células pouco diferenciadas que podem estar presentes excepcionalmente em infecções e em leucemias.

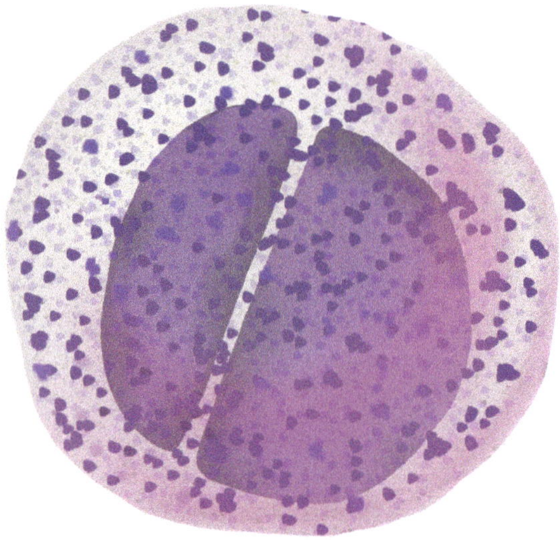

Basófilo

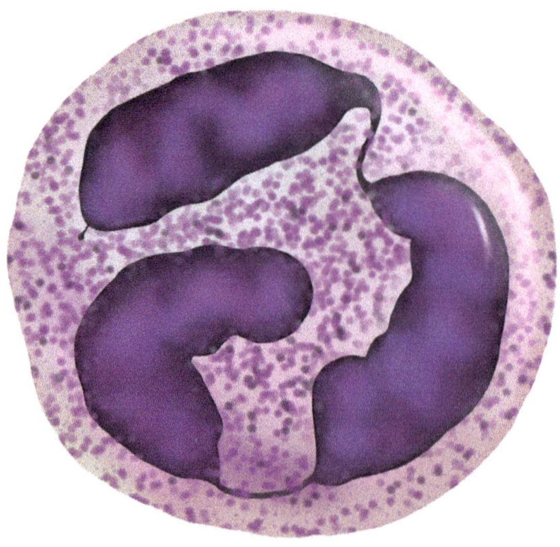

Neutrófilo

Os eosinófilos são células que atuam nos processos alérgicos e em parasitoses. Nessas situações, os eosinófilos aumentam de número no sangue – fenômeno conhecido por eosinofilia.

Os basófilos, também envolvidos em processos alérgicos e inflamatórios, liberam histamina, são pouco numerosos e mais escassos no sangue.

Os leucócitos agranulócitos, que não possuem grânulos com enzimas em seu citoplasma, são os linfócitos e os monócitos.

Os linfócitos são células redondas de núcleo grande, sendo os glóbulos brancos mais numerosos no sangue, depois dos neutrófilos. Existem vários tipos de linfócitos: o linfócito B, o linfócito T citotóxico e o linfócito T auxiliar, que não são distinguíveis entre si morfologicamente e só podem ser precisamente identificados por métodos bastante sofisticados.

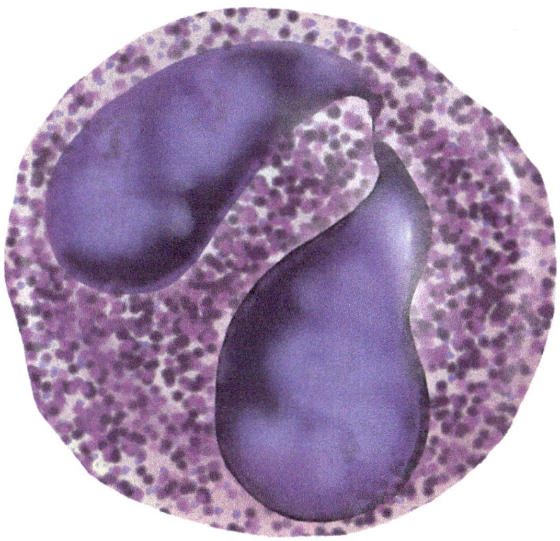

Eusinófilo

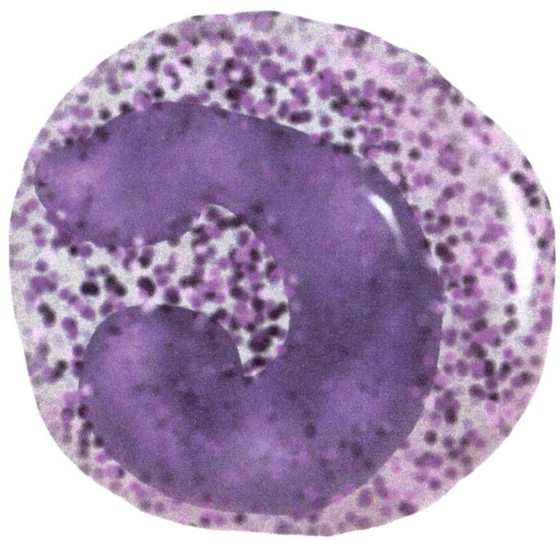

Bastonete

Os linfócitos têm funções importantíssimas, como reconhecer agentes infecciosos, regular a defesa do organismo e produzir anticorpos que atuam na defesa do corpo, destruindo as células infectadas. São eles que rejeitam órgãos transplantados, porque não reconhecem as células daquele órgão como próprias do organismo e, assim, atacam-nas. Os linfócitos também são os responsáveis pela memória imunológica, característica que permite ao corpo agir muito rapidamente quando temos alguma infecção pela segunda vez ou para a qual fomos vacinados anteriormente. Os linfócitos aumentam proporcionalmente em infecções virais, o que possibilita distinguir uma infecção viral (aumento de linfócitos) de uma bacteriana (aumento de segmentados e bastões) pelo hemograma, embora essa não seja uma regra absoluta.

Os monócitos são células capazes de sair da corrente sanguínea, atravessar a parede dos vasos e chegar aos tecidos adjacentes. Essa característica dos monócitos é chamada de diapedese.

Chegando aos tecidos adjacentes, os monócitos recebem o nome de macrófagos (macro = grande, fago = que come). De fato, os macrófagos engolem as substâncias estranhas ao corpo, num fenômeno chamado fagocitose, capacidade que torna os monócitos essenciais em muitos processos de defesa.

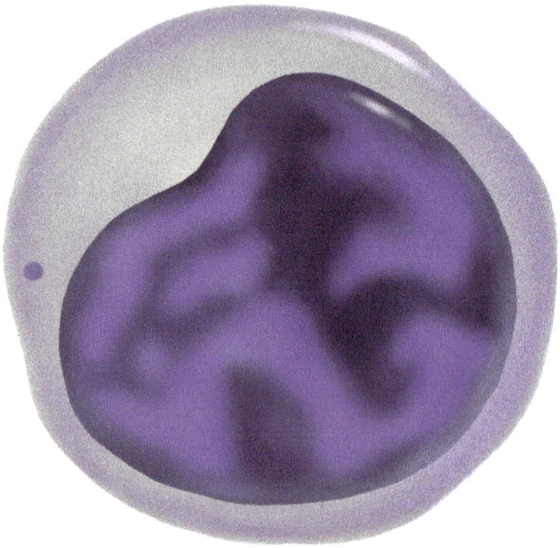

Linfócito

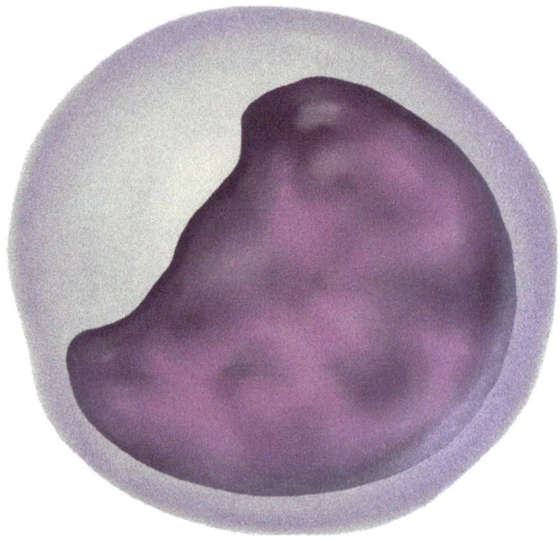

Monócito

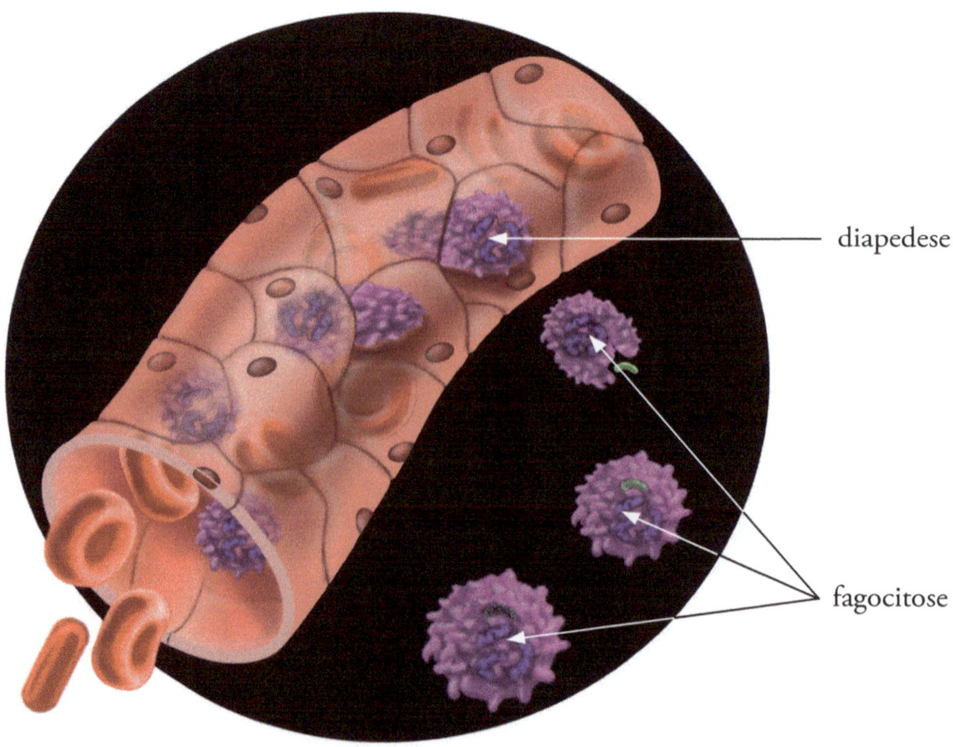

Plaquetas

As plaquetas não são exatamente células, mas pequenos fragmentos de células grandes da medula óssea (os megacariócitos), e, portanto, não possuem núcleo. No organismo humano há de 150 a 300 mil plaquetas por milímetro cúbico de sangue. Quando o número é mais baixo que o parâmetro mínimo, indica o risco de sangramento, porque as plaquetas participam nos processos de coagulação do sangue.

Quando existe ruptura num vaso sanguíneo e, por conseguinte, uma hemorragia, as plaquetas aderem ao tecido conjuntivo do vaso lesado, formando um tampão plaquetário para fechar o "buraco". Essas plaquetas do tampão liberam substâncias químicas que atraem mais plaquetas para o local. O tampão de plaquetas reage com substâncias existentes no plasma, provocando o aprisionamento de hemácias, leucócitos e outras plaquetas, levando à formação de um coágulo maior, que fecha a lesão do vaso sanguíneo com maior segurança.

Plaquetas e coagulação sanguínea

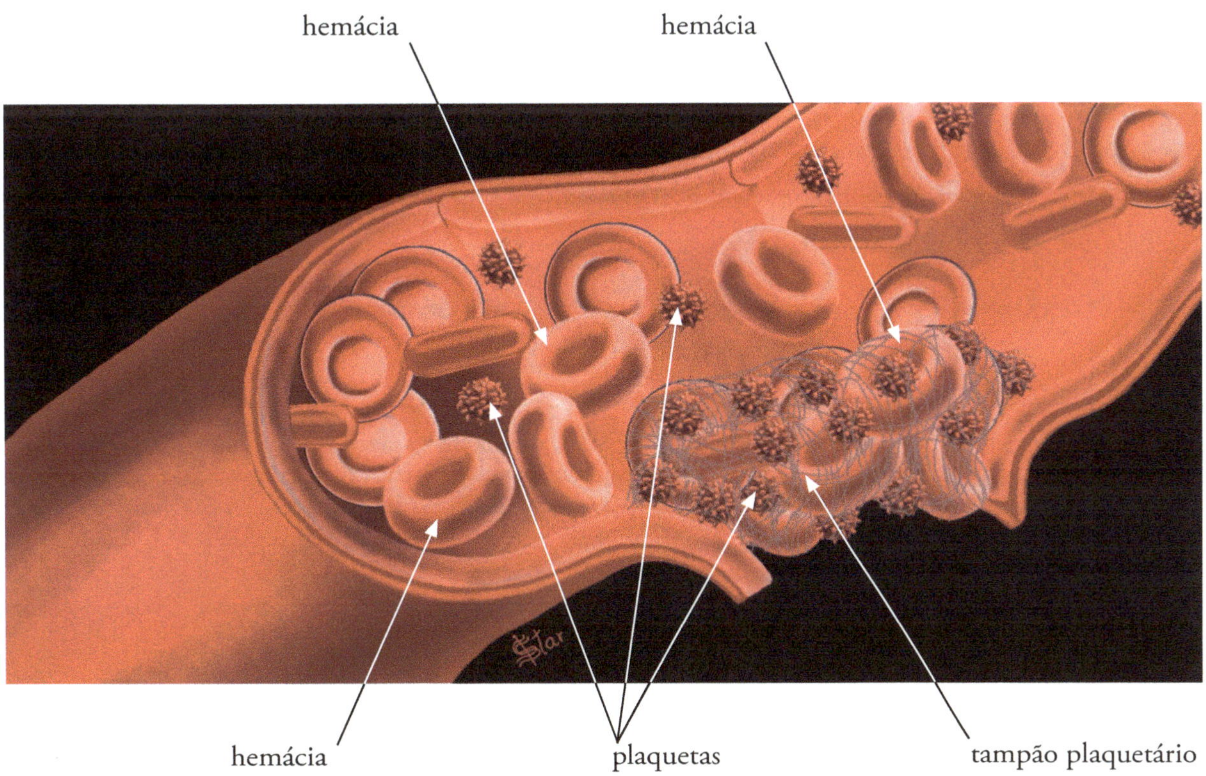

Grupos sanguíneos

Até o início do século XX, as transfusões de sangue eram extremamente arriscadas, com frequentes complicações fatais. A causa dessas complicações era um mistério, até que o pesquisador austríaco Karl Landsteiner (1868-1946) descobriu que existem quatro grupos sanguíneos – A, B, AB e O. Eles formam o chamado sistema ABO, até hoje amplamente usado em todos os laboratórios do mundo.

Sistema ABO

Landsteiner percebeu que, juntando sangue de pessoas do mesmo grupo, as complicações eram raríssimas. Entretanto, ao juntar o sangue de pessoas de grupos diferentes, acontecia o fenômeno da aglutinação, em que as hemácias se aglomeram formando grumos – pequenas pastas ou aglomerações de partículas, coágulos – visíveis a olho nu.

Descobriu-se, então, que a aglutinação acontecia porque cada hemácia tem substâncias chamadas antígenos (ou aglutinogênios) em sua superfície. O plasma, por sua vez, possui substâncias dissolvidas nele, chamadas anticorpos (ou aglutininas), que atuam na defesa do organismo ligando-se a antígenos estranhos. Não é difícil entender que os antígenos produzidos no próprio organismo não funcionam como substâncias estranhas – eles são reconhecidos e aceitos. Diferente disso é quando ocorre a entrada de antígenos em um outro organismo no qual não são reconhecidos e, por isso, o ataque dos anticorpos é desencadeado. Dessa forma, os anticorpos existentes no plasma de uma pessoa com determinado grupo sanguíneo reagem com os antígenos das hemácias de outro grupo sanguíneo. Cada anticorpo pode se ligar a várias hemácias, formando os grupos.

Na tabela a seguir, são apresentados os quatro grupos sanguíneos do sistema ABO com os respectivos antígenos de superfície das hemácias e anticorpos plasmáticos.

Grupos sanguíneos	Antígenos	Anticorpos
A	A	anti-B
B	B	anti-A
AB	A e B	Nenhum
O	Nenhum	anti-A e anti-B

Veja a seguir exemplos de situações em que ocorre a aglutinação.

Exemplo 1

Andreia tem sangue do tipo **A** e necessita de uma transfusão. Por um erro, é infundido nela o sangue de Bernardo, tipo **B**. Os anticorpos do plasma de Andreia são do tipo **anti-B** e vão se ligar aos antígenos **B** das hemácias do sangue de Bernardo, causando a aglutinação do sangue doador. É importante reforçar que são os anticorpos de Andreia, o receptor, que reagem com os antígenos das hemácias de Bernardo, o doador. Portanto, é o sangue do doador que aglutina, e não o do receptor.

Exemplo 2

Abigail tem sangue do tipo **AB**, não tendo, assim, qualquer anticorpo no seu sangue. Logo, não vai aglutinar nenhuma hemácia. Por essa razão, ela pode receber sangue de qualquer grupo, sem problemas. Daí o grupo **AB** ser conhecido como receptor universal. Mas, se Abigail doar sangue, a situação se inverte: como suas hemácias têm antígenos **A** e **B**, elas podem ser aglutinadas por qualquer tipo de sangue receptor, menos o seu próprio, que não tem anticorpos.

Exemplo 3

Oscar tem sangue do tipo **O**, que dispõe dos anticorpos **anti-A** e **anti-B**. Então ele não pode receber nenhum sangue diferente do seu, ou seja, não pode receber sangue do tipo **A** nem **B** nem **AB**, porque os aglutinaria. Mas as hemácias de Oscar não têm nenhum antígeno, e, portanto, seu sangue pode ser doado para qualquer pessoa, pois não é possível aglutiná-lo. Por esse motivo, o sangue do tipo **O** é denominado doador universal.

As transfusões de sangue entre os grupos do sistema ABO podem ocorrer assim:

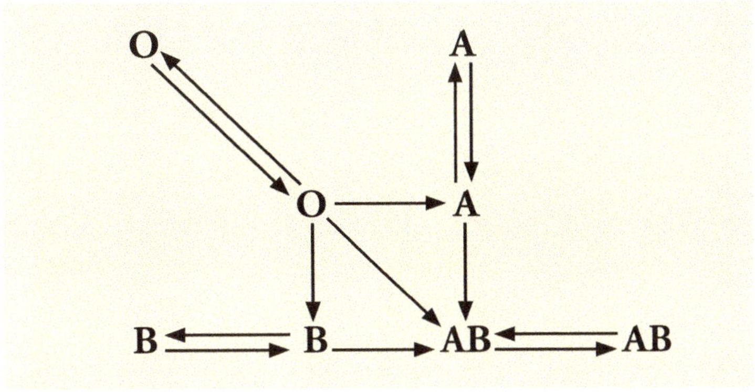

Fator Rh

Mesmo seguindo rigorosamente as regras do sistema ABO, eventualmente havia problemas com as transfusões de sangue. Algo não explicado, por vezes, ainda aglutinava o sangue doado.

Então, em 1940, o austríaco Landsteiner – o mesmo que identificou o sistema ABO – e o americano Alexander Wiener (1907-1976) descobriram o sistema Rh, assim chamado porque essas são as primeiras letras de Rhesus, a espécie de macaco utilizada nas experiências que culminaram com a descoberta do sistema.

As pessoas com Rh positivo (Rh+) têm antígenos Rh e não têm anticorpos Rh. Já as pessoas com Rh negativo (Rh-) não têm antígenos Rh e normalmente também não têm os anticorpos, mas podem facilmente produzi-los quando em contato com pequeníssima quantidade de sangue Rh+.

Portanto, uma pessoa Rh+ que recebe o sangue de uma Rh- não terá problemas, pois não formará anticorpos para aglutinar as hemácias do doador. No entanto, uma pessoa Rh- não pode receber sangue de um Rh+, pois pode formar anticorpos anti-Rh que aglutinariam as hemácias cheias de antígenos Rh. Com base no sistema Rh, observam-se as possibilidades de transfusão de sangue.

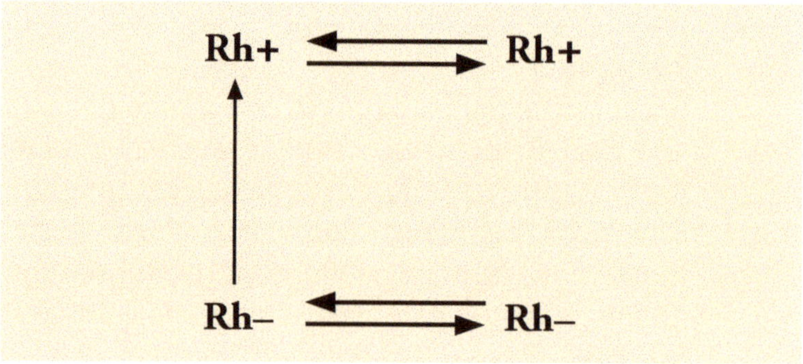

VALE LEMBRAR

Apesar de os sistemas ABO e Rh reunirem os grupos mais importantes, existem outros menores, mas que podem ocasionar grandes problemas. Eles também podem e devem ser testados nos grandes laboratórios e explicam as reações adversas a transfusões entre pessoas do mesmo grupo ABO e Rh.

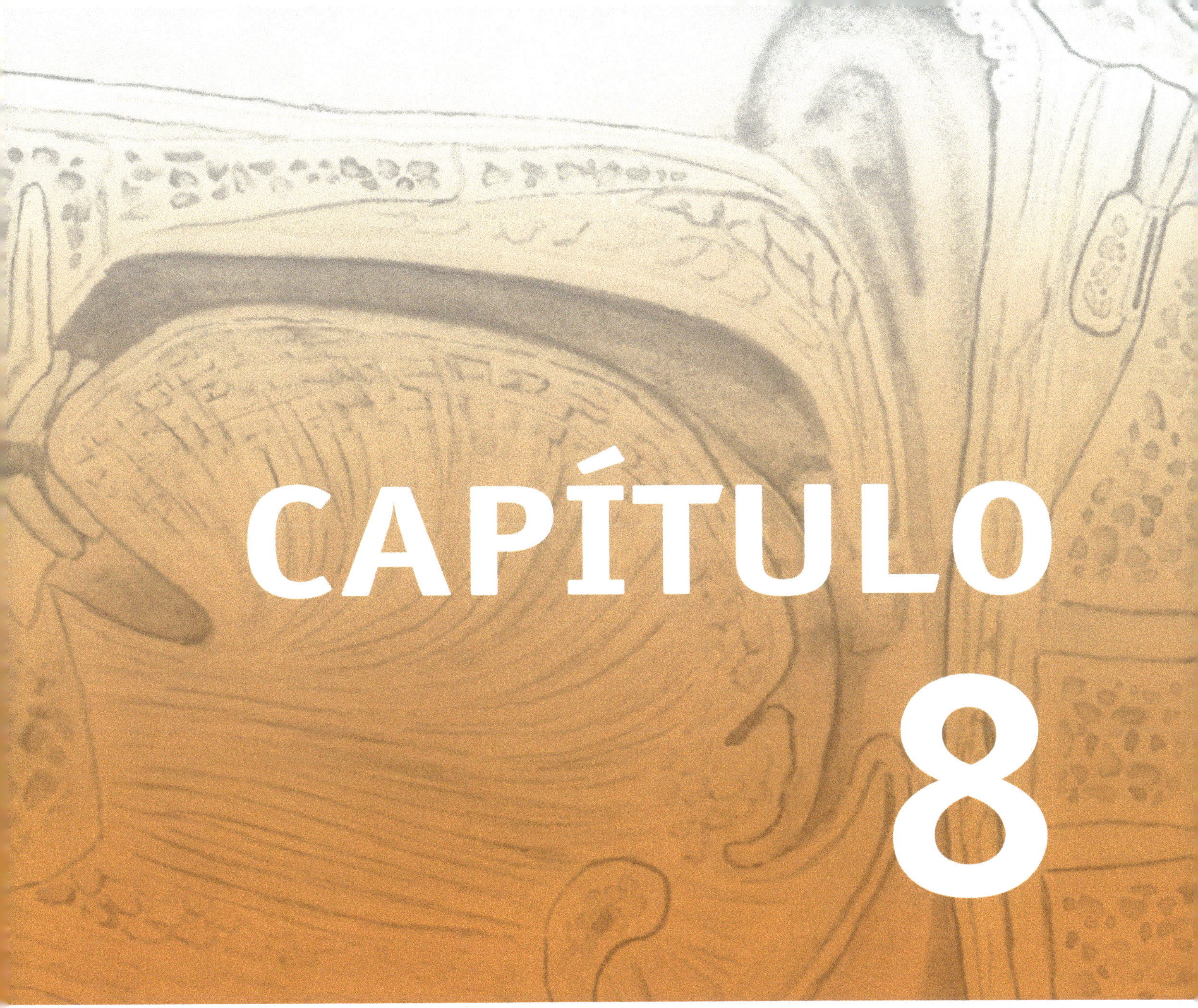

CAPÍTULO 8

Sistema respiratório

O sistema respiratório é essencial à vida. É por meio dele que o organismo recebe o oxigênio (O_2), componente importantíssimo na produção da energia de que o corpo necessita para realizar todas as suas atividades, e elimina o gás carbônico (CO_2), uma das substâncias que resultam do metabolismo celular produtor de energia.

Para cumprir suas funções, o sistema respiratório é composto por duas porções:

- **Porção condutora** – constituída pelas vias aéreas, que leva o ar do ambiente para dentro dos pulmões e conduz o ar rico em CO_2 para fora do corpo.

- **Porção respiratória** – localizada nos pulmões e responsável pelas trocas gasosas.

O sistema respiratório tem ainda outras estruturas que merecem destaque. São elas:

- **Pleuras** – revestem os pulmões.

- **Músculos respiratórios** – realizam os movimentos responsáveis pela entrada e saída de ar das vias respiratórias.

- **Laringe** – função relacionada à fala.

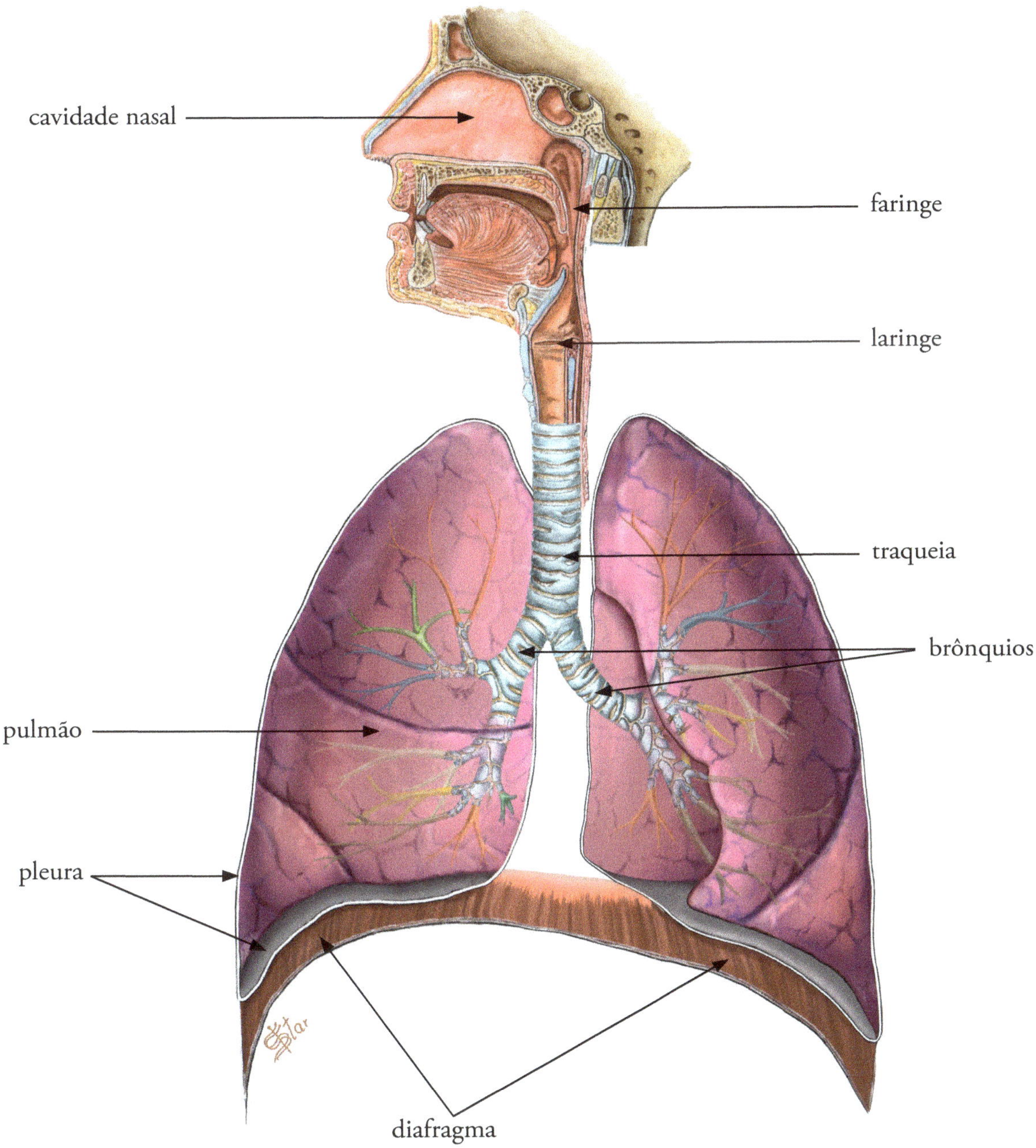
cavidade nasal
faringe
laringe
traqueia
brônquios
pulmão
pleura
diafragma

Vias aéreas

São estruturas que compõem o trajeto tubular por onde passa o ar, desde quando ele entra em nosso organismo até chegar aos alvéolos, nos pulmões, onde ocorre a troca gasosa. Seguindo o mesmo trajeto no sentido oposto, o ar sai do nosso corpo para o ambiente no momento da expiração. Além de conduzir o ar, as vias aéreas ainda o aquecem e umidificam, o que é muito importante para o bom funcionamento do pulmão.

As vias aéreas são formadas por: fossas nasais, faringe, laringe, traqueia, brônquios e bronquíolos.

Fossas nasais

As fossas nasais, ou cavidades nasais, constituem a primeira parte das vias aéreas. Localizam-se acima da cavidade bucal, sendo separadas dela pelo palato. Elas se abrem externamente pelas narinas, aberturas simétricas situadas no nariz, que é composto de ossos e cartilagens.

Tais aberturas são delimitadas pelas asas do nariz e pelo septo nasal, que também é composto por ossos e cartilagens e divide profundamente as cavidades nasais direita e esquerda. Logo após a abertura das narinas, a porção inicial das cavidades nasais é denominada vestíbulo nasal, uma área curta, recoberta por pele com pelos grossos (as vibrissas) que captam as partículas maiores em suspensão no ar.

Após o vestíbulo, a cavidade nasal é forrada por uma membrana mucosa cujas células possuem cílios que se mexem ritmicamente e ajudam na limpeza do ar inspirado. Essas células produzem uma secreção denominada muco, que também contribui para a limpeza do ar, retendo suas impurezas.

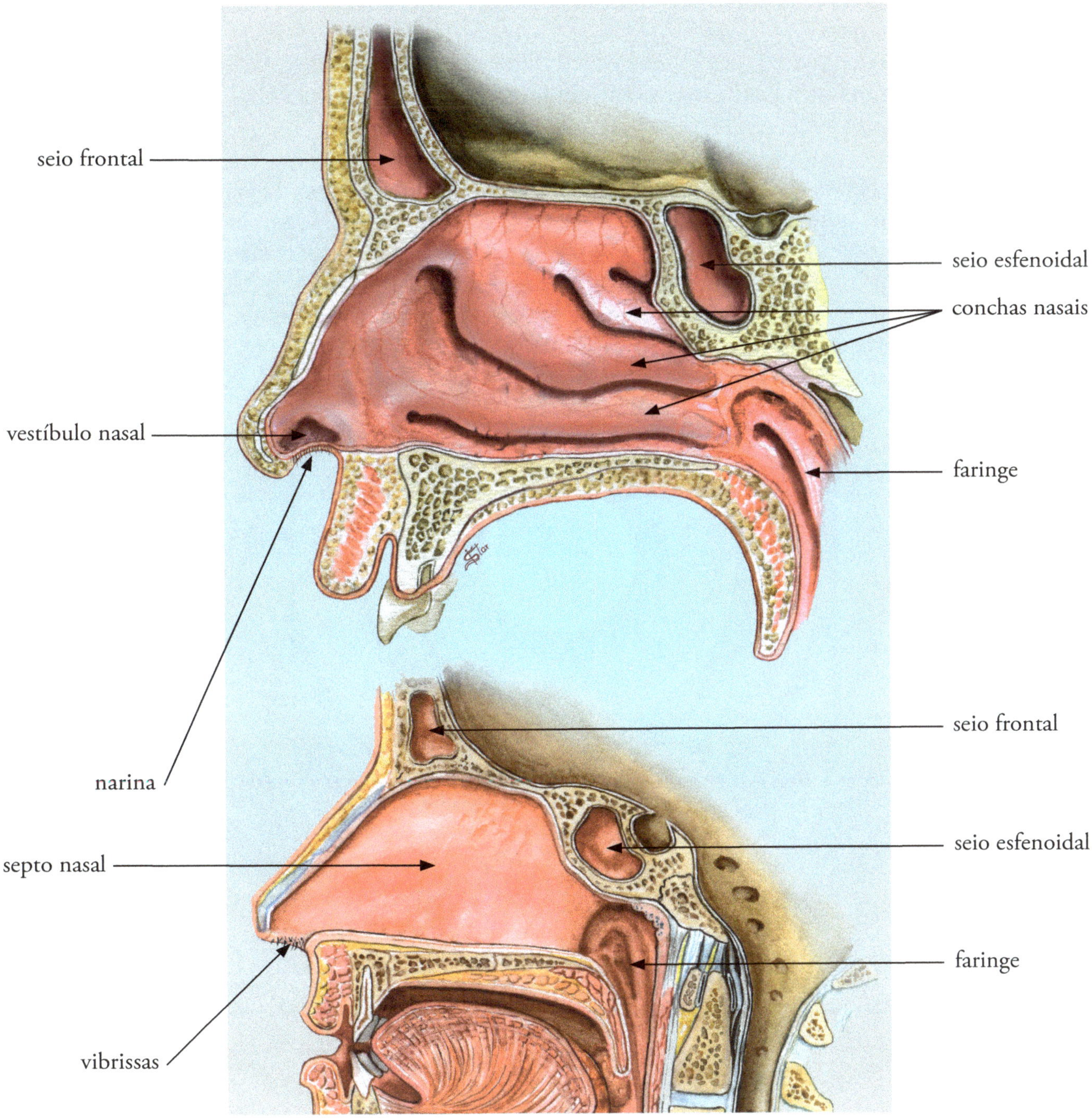
seio frontal
seio esfenoidal
conchas nasais
vestíbulo nasal
faringe
narina
seio frontal
seio esfenoidal
septo nasal
faringe
vibrissas

Nas partes laterais das fossas nasais encontram-se as conchas nasais, também denominadas cornetos. Essa área é muito vascularizada e, por isso, o nariz sangra com facilidade. Entretanto, é graças a essa vascularização que o ar é mantido numa temperatura estável. As conchas aumentam a superfície de contato do ar inspirado com a região umidificada pelo muco, garantindo, dessa forma, que o ar inspirado seja limpo e adquira a temperatura e a umidade necessárias para não irritar a porção respiratória do sistema.

Na parte superior das fossas nasais estão as terminações nervosas do nervo olfatório, que, como o nome sugere, é responsável pelo sentido do olfato.

Entre as conchas das fossas nasais estão as aberturas dos seios paranasais. Essas estruturas são espaços aéreos dentro de ossos da cabeça, também forrados por mucosa, cujo muco produzido é drenado para as fossas nasais. Os principais seios paranasais são os seios frontais e os seios maxilares, que têm papel relevante na reverberação do som durante a fala. Existem também seios esfenoidais e etmoidais. A inflamação da mucosa dos seios paranasais é a sinusite.

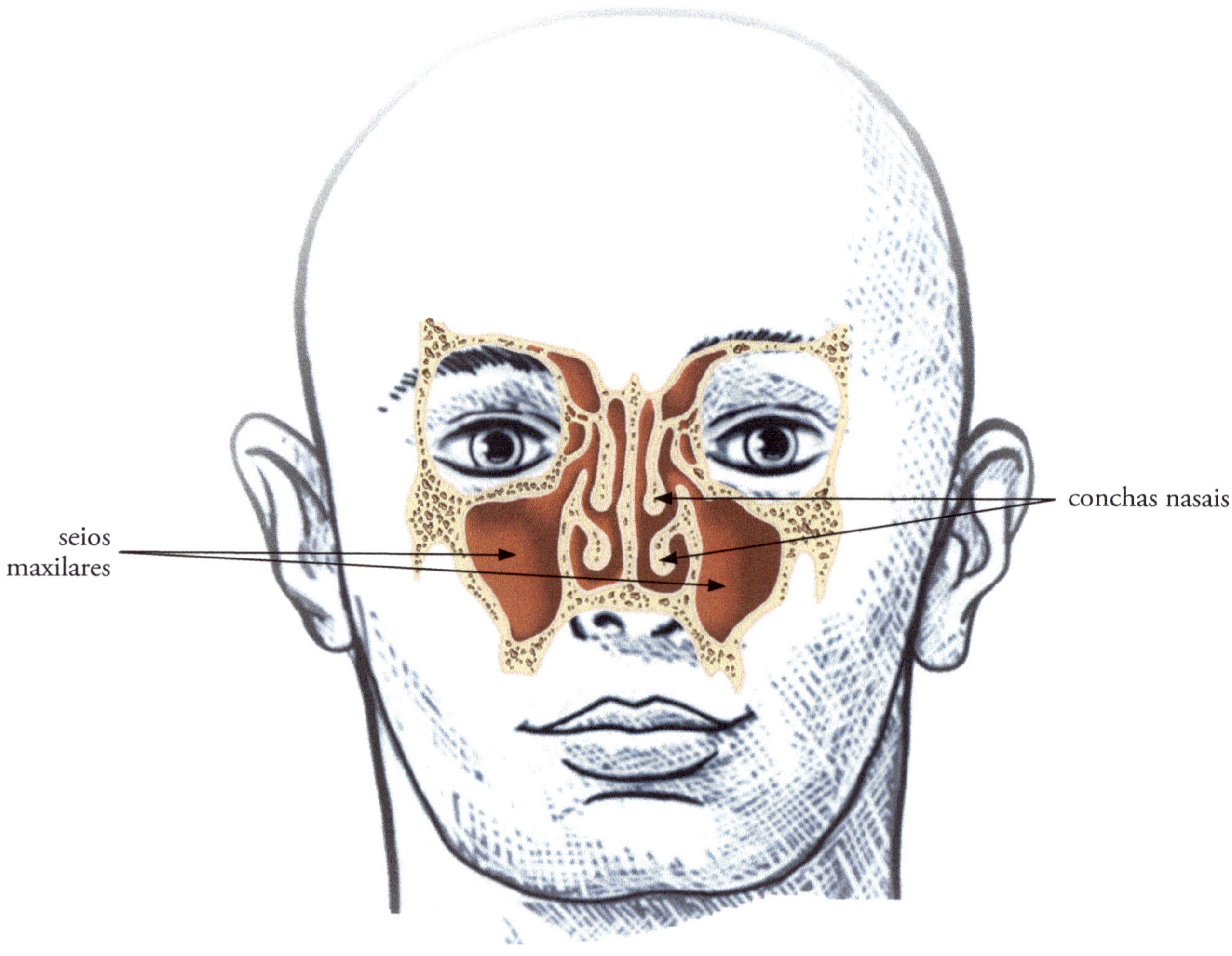

Faringe

Por meio das coanas, as fossas nasais se abrem para a faringe, um espaço situado posteriormente às fossas nasais, à boca e à laringe. A faringe pertence tanto ao sistema respiratório quanto ao digestório, e é nela que ocorre o cruzamento aéreo-digestivo, onde a comida deglutida passa pelo mesmo local em que o ar é inspirado, de modo que não conseguimos realizar as duas coisas simultaneamente (deglutir e falar, por exemplo). Isso é o que costuma provocar engasgo, que é a entrada de alimento no trato respiratório, quando a pessoa fala e deglute ao mesmo tempo.

Vale destacar que a faringe continua inferiormente, porém sua parte inferior, a hipofaringe, pertence apenas ao sistema digestório.

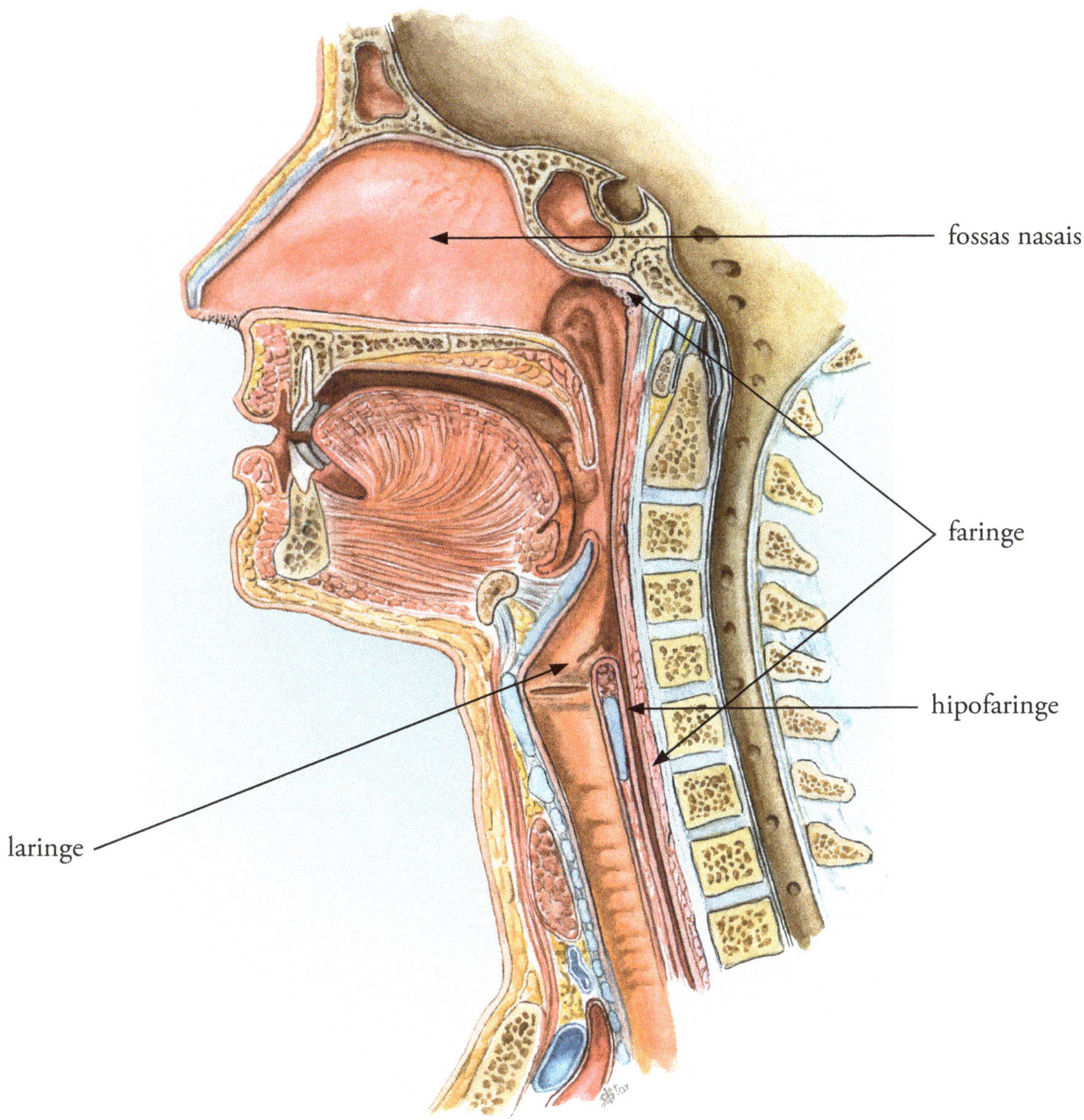

Laringe

Depois de passar pela faringe, o ar chega à laringe – estrutura formada por várias cartilagens, com importante função na fonação (fala), já que é nela que se encontram as cordas vocais. A laringe também impede que partículas maiores, como pedaços de alimento, por exemplo, penetrem mais profundamente na árvore respiratória, assim chamada porque é formada pela traqueia, brônquios e suas ramificações, que lembram os galhos de uma árvore.

As principais cartilagens da laringe podem ser identificadas na figura abaixo:

- **Cartilagem tireoide** – visualizada no pescoço como a proeminência laríngea, chamada popularmente de pomo-de-adão.
- **Cartilagem cricoide** – em forma de anel, inferiormente à tireoide, faz o limite entre laringe e traqueia.
- **Epiglote** – protege as vias aéreas, fechando parcialmente a entrada da laringe quando deglutimos.

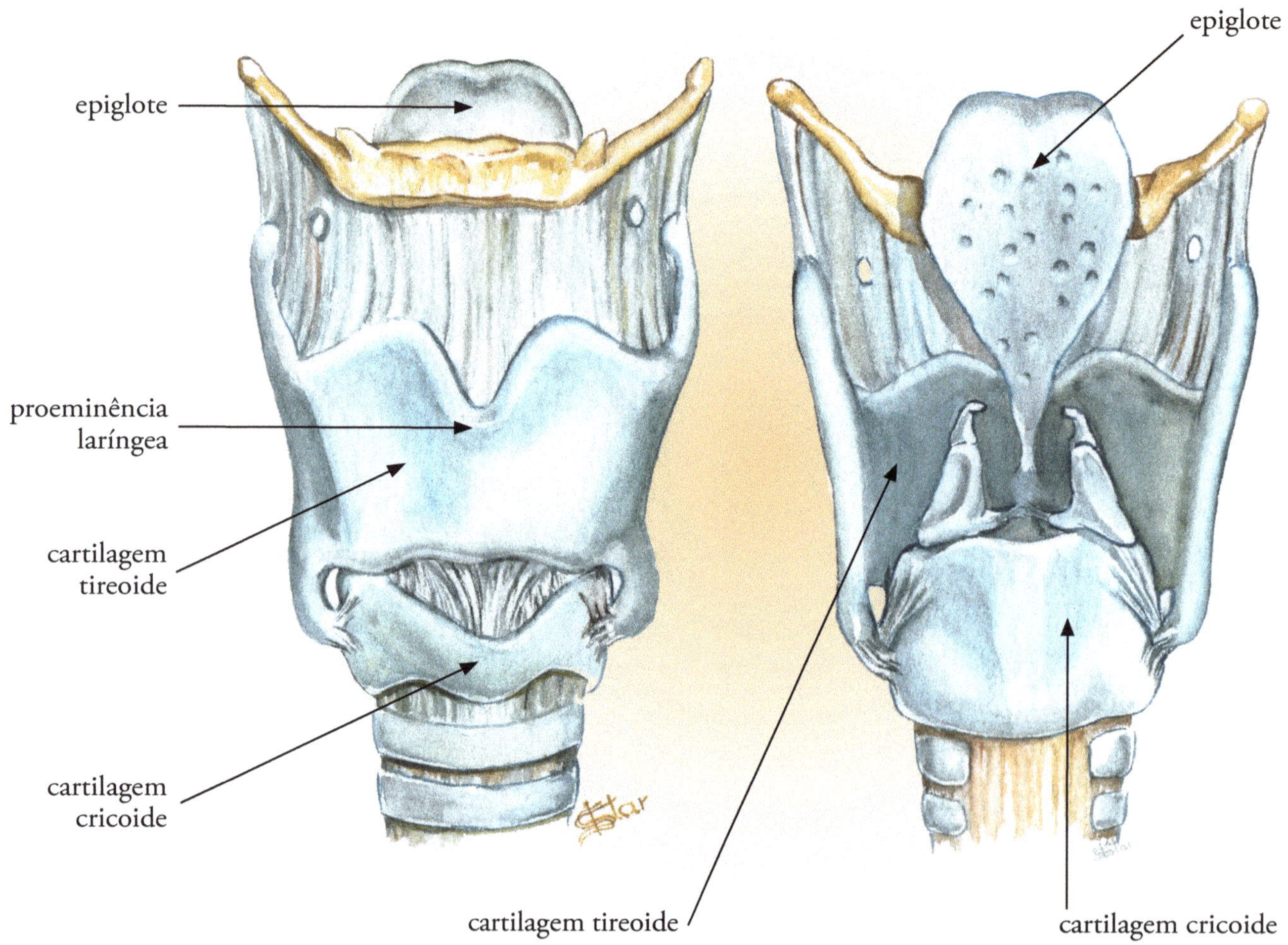

Traqueia

A traqueia é um tubo cilíndrico e reto, formado por 16 a 20 anéis de cartilagem em forma de C, com a abertura para trás e fechado posteriormente por uma camada longitudinal de músculo liso. Ela é toda recoberta internamente por células ciliadas e células glandulares.

Na sua porção inferior, a traqueia se divide em dois brônquios primários (ou brônquios fonte ou brônquios principais), formando uma estrutura chamada **carina.**

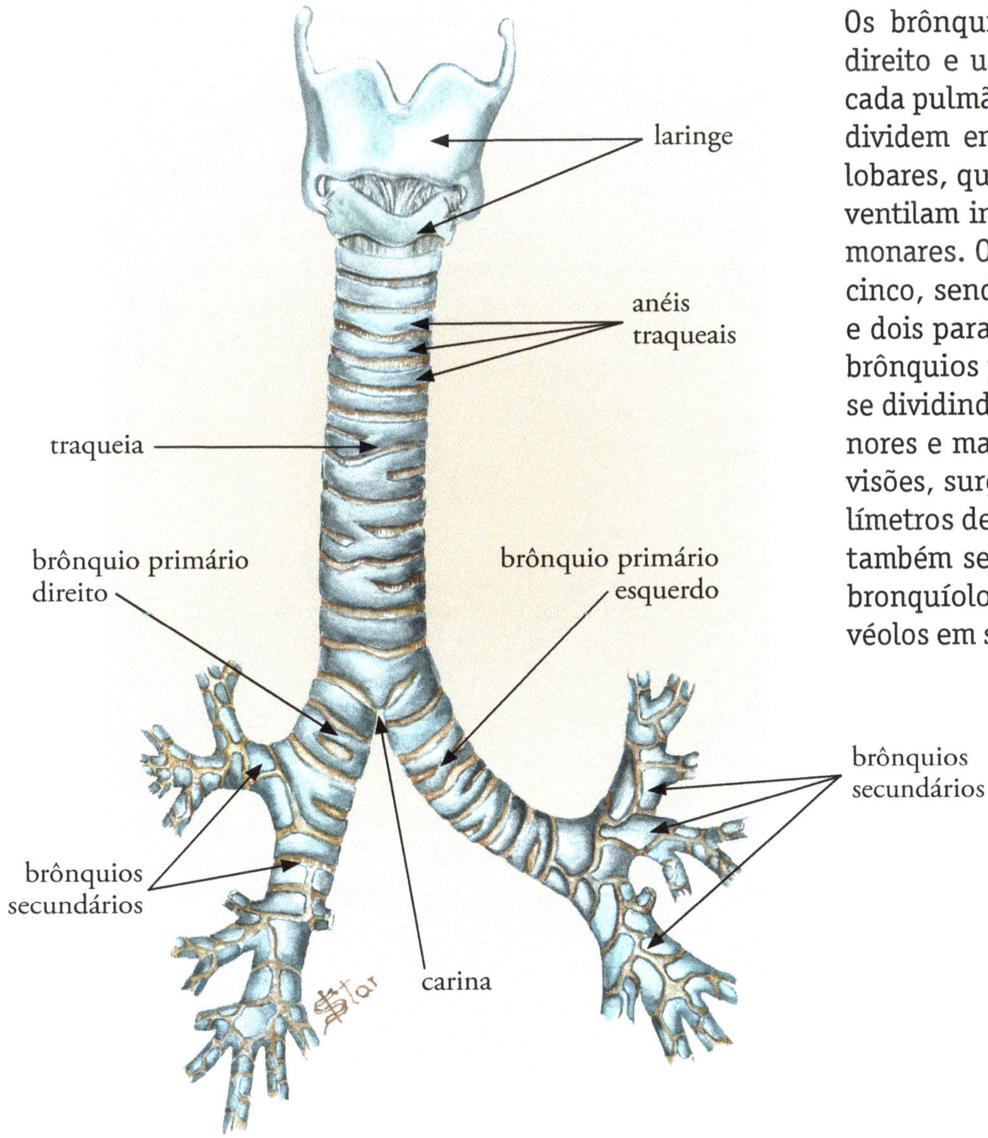

Brônquios e bronquíolos

Os brônquios primários são dois, um direito e um esquerdo, sendo um para cada pulmão. Nos pulmões, eles se subdividem em brônquios secundários ou lobares, que recebem este nome porque ventilam individualmente os lobos pulmonares. Os brônquios secundários são cinco, sendo três para o pulmão direito e dois para o esquerdo. A partir daí, os brônquios penetram nos pulmões e vão se dividindo, tornando-se cada vez menores e mais delicados. Após várias divisões, surgem os bronquíolos, com milímetros de espessura, que, por sua vez, também se subdividem até surgirem os bronquíolos respiratórios, que têm alvéolos em suas paredes.

Condicionamento do ar nas vias aéreas

Ao entrar pelas narinas, o ar encontra seu primeiro obstáculo: as vibrissas, que filtram partículas maiores de poeira e servem de barreira até para estruturas maiores, como pequenos insetos. Passando pelas vibrissas, o ar entra na cavidade nasal, onde encontra o epitélio nasal coberto por um muco que umidifica o ar e segura, por aderência, as partículas menores que tenham passado pelas vibrissas. Mais tarde, esse muco será varrido pelos cílios, indo do epitélio para a faringe, onde será deglutido. Na cavidade nasal, o ar vibra ao passar pelas conchas, o que aumenta seu contato com a mucosa vascularizada e aquece-o.

Passando pela faringe, ocorre o cruzamento aéreo-digestivo, onde novos perigos se apresentam para o sistema respiratório: pedaços de alimento podem cair nas partes mais profundas das vias aéreas, podendo causar graves lesões. Para evitar isso, o corpo humano possui mecanismos de defesa. Um deles é a contração da laringe, que diminui a luz (cavidade existente dentro de órgãos ocos), e o outro é a tosse, que expulsa os objetos indesejáveis. Além desses mecanismos, há ainda o importante papel da epiglote: quando deglutimos, a laringe é tracionada para cima e sua entrada é comprimida contra a epiglote, que se fecha parcialmente. Pode-se perceber esse movimento da laringe para cima palpando a proeminência laríngea enquanto se ingere um gole de água.

Na traqueia, nos brônquios e nos bronquíolos as células ciliadas levam o muco para cima, na direção da faringe, para ser deglutido. No caso dos fumantes, muitos desses cílios são danificados em virtude da ação nociva da fumaça inalada sobre o epitélio do trato respiratório, o que dificulta a eliminação do muco, levando ao acúmulo de secreções e ao desagradável pigarro. Esse acúmulo de secreções e a não-eliminação de substâncias potencialmente perigosas deixam a porção inferior do sistema respiratório dos fumantes especialmente desprotegida, porque elas irritam a mucosa e funcionam como nutrição para microrganismos, favorecendo as infecções.

INTUBAÇÃO OROTRAQUEAL

Quando um paciente evolui para insuficiência respiratória, ou seja, não é capaz por si mesmo de manter a ventilação dos pulmões, é necessário fazer o ar entrar artificialmente chegando até os alvéolos. Uma vez que a parte inicial das vias aéreas é compartilhada entre o sistema respiratório e o sistema digestório, é necessário jogar o ar diretamente na traqueia. Isso pode ser feito através de um tubo semiflexível que é introduzido pela boca, passa pela faringe, pela laringe (entre as pregas vocais) e chega à traqueia. Isso vai permitir a insuflação de ar nos pulmões e também a aspiração de secreções provenientes do pulmão e dos brônquios.

TRAQUEOSTOMIA

Uma alternativa à intubação orotraqueal é a traqueostomia, procedimento cirúrgico em que abrimos um orifício no pescoço e cortamos os primeiros anéis da traqueia, introduzindo diretamente nela uma cânula, por onde vai passar o ar. Esse procedimento é preferível à intubação em casos de traumatismo de face, quando não podemos passar o tubo pela boca e quando há necessidade de ventilação artificial por longo tempo, devido à maior facilidade de manipulação e de aspiração de secreções.

Pulmões

São órgãos aproximadamente piramidais, alongados, de aparência esponjosa, divididos por fissuras profundas em partes denominadas lobos, sendo dois no pulmão esquerdo (superior e inferior) e três no pulmão direito (superior, médio e inferior).

Os pulmões são revestidos externamente por uma membrana dupla: a pleura, que tem a função de protegê-los e diminuir o atrito entre as estruturas torácicas durante a respiração. A pleura tem um folheto parietal – membrana em contato íntimo e aderida às costelas – e um folheto visceral – membrana em contato com os pulmões, aderida ao parênquima pulmonar. Entre esses folhetos há o espaço pleural, preenchido pelo líquido pleural, que atua como lubrificante entre os folhetos.

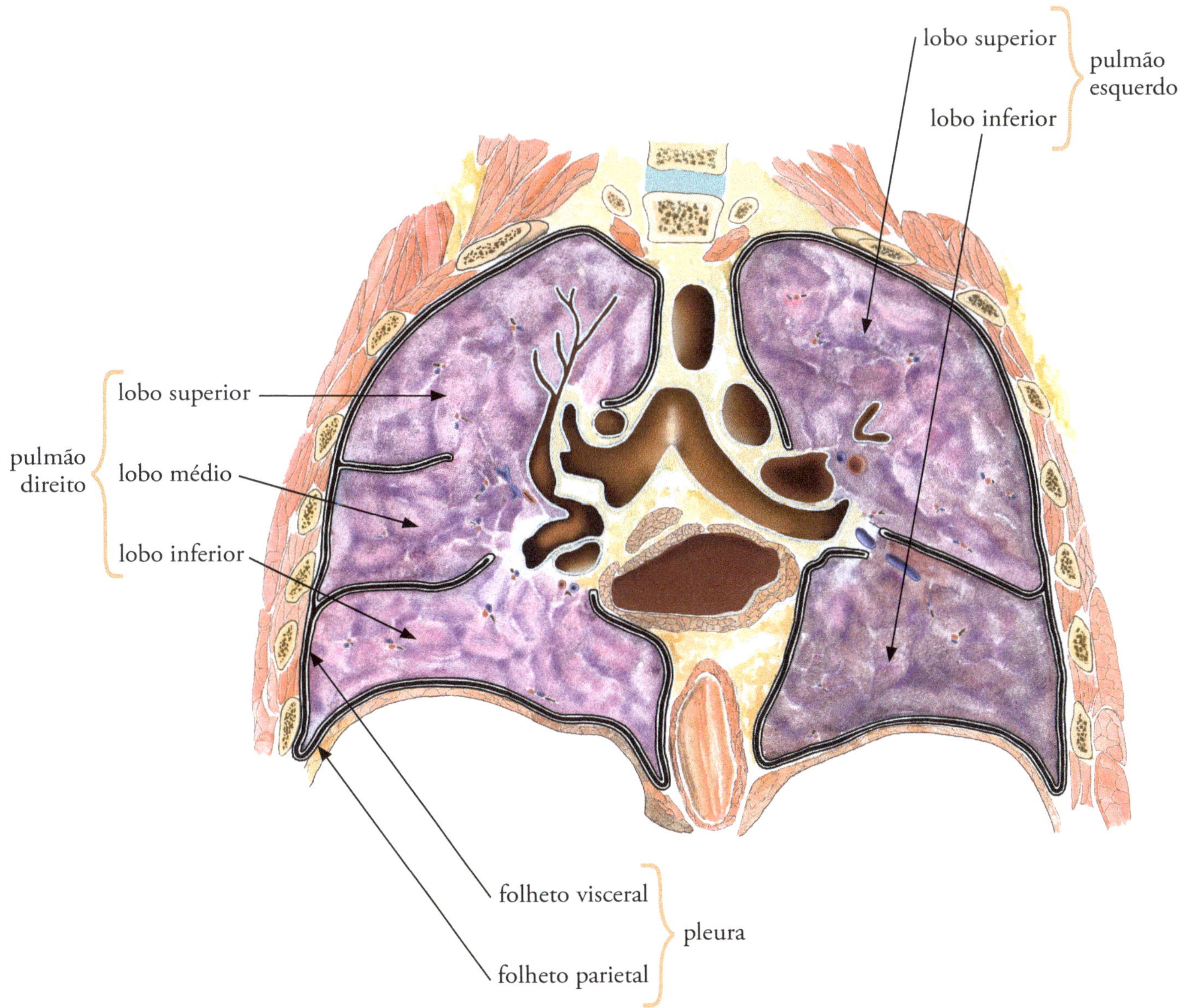

Os pulmões são constituídos por uma imensa quantidade de alvéolos – mais de 500 milhões –, aos quais chega o ar que passa pelos bronquíolos. Se fosse possível esticar todos os alvéolos, a medida obtida seria de aproximadamente 100 m^2.

Cada alvéolo tem a forma de um saco. Sua região interna, por onde circula o ar, é denominada espaço aéreo, e sua fina parede é chamada de parede alveolar, que é cercada de capilares que participam da troca gasosa. Nos alvéolos, a concentração de oxigênio no ar inspirado é muito mais alta que a do sangue. Assim, o oxigênio passa dos alvéolos para o sangue, tornando-o arterial.

Simultaneamente, o gás carbônico deixa o sangue venoso para entrar nos alvéolos. O processo de entrada de oxigênio e saída de gás carbônico dos capilares é chamado hematose, e sua qualidade depende da superfície dos alvéolos envolvidos na troca. Portanto, quanto mais alvéolos, mais eficientes são as trocas.

No sangue, o oxigênio transportado não é dissolvido. Ele se liga à hemoglobina, pigmento existente nas células vermelhas, o que facilita bastante seu transporte. Já o gás carbônico é transportado dissolvido principalmente no plasma, a parte líquida do sangue.

Quando o sangue arterial chega aos tecidos, encontra uma concentração de oxigênio muito baixa. Então, o oxigênio se desprende da hemoglobina e vai para os tecidos. Por outro lado, os tecidos têm alta concentração de gás carbônico, que passa para o sangue e é levado aos alvéolos, de onde será eliminado no ar expirado por um mecanismo semelhante – o da diferença de concentração.

DERRAME PLEURAL, PNEUMOTÓRAX E HEMOTÓRAX

Algumas vezes, o espaço pleural, que contém apenas uma pequena quantidade de líquido, pode se encher de líquido pleural (derrame pleural), de ar (pneumotórax) ou de sangue (hemotórax). Derrames pleurais (conhecidos popularmente por "água na pleura") podem ser decorrentes de pneumonias, tuberculose, doenças inflamatórias ou tumores de pulmão. Já o pneumotórax e o hemotórax podem ocorrer devido a acidentes perfurantes (facadas, tiros), que lesem a pleura, permitindo a entrada do ar do ambiente ou de dentro do pulmão para o espaço pleural ou, ainda, de sangue decorrente de um vaso lesado no acidente. O líquido pleural, o ar ou o sangue podem ocupar a maior parte do espaço pleural e não permitir a expansão do pulmão, provocando uma atelectasia, situação em que o pulmão sofre um colapso e os alvéolos se fecham, não permitindo mais a troca gasosa. Para a retirada de líquido ou sangue, pode ser necessária uma punção, que é chamada toracocentese. Muitas vezes, depois desse procedimento há necessidade de manter um dreno na cavidade pleural para não haver possibilidade de o quadro voltar a acontecer.

Bronquíolos e alvéolos

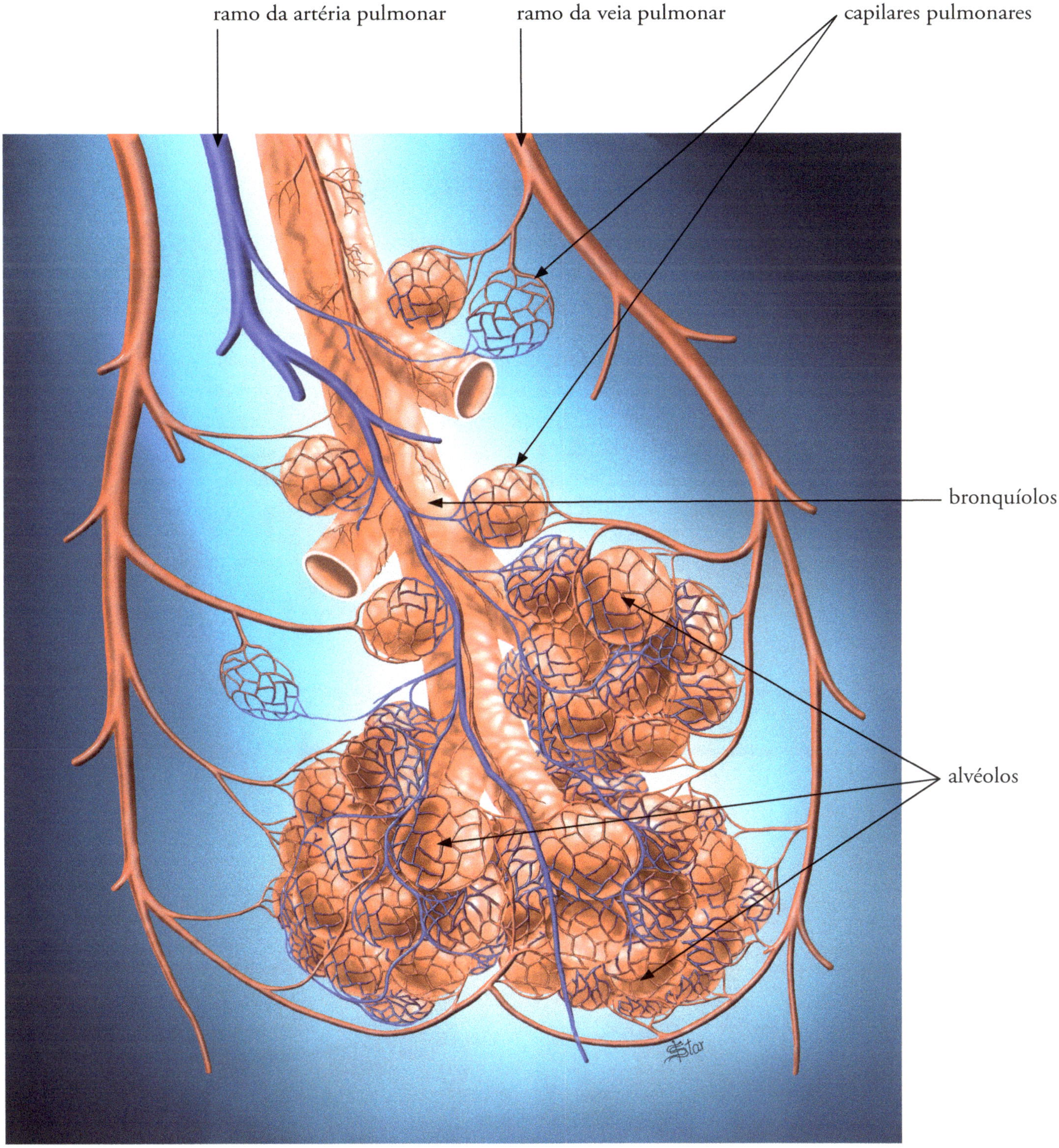

Mecânica respiratória

A caixa torácica é relativamente rígida e tem o músculo diafragma ocluindo sua abertura inferior. Quando o diafragma se contrai, ele abaixa e o volume da caixa torácica aumenta. Esse aumento de volume faz com que a pressão interna na caixa torácica diminua, tornando-se menor que a do ar atmosférico. O ar então penetra pelas vias aéreas para igualar a pressão, dando origem a uma inspiração. Quando precisamos de uma inspiração mais profunda ou mais rápida, alguns outros músculos – os músculos acessórios da inspiração, como o peitoral maior, o esternocleidomastoide e os escalenos – auxiliam o diafragma, expandindo a caixa torácica para frente e para os lados, o que ajuda na queda da pressão intratorácica.

O processo da expiração é um pouco diferente: o diafragma relaxa e a elasticidade pulmonar diminui o volume torácico, fazendo com que o diafragma suba passivamente. O ar é então expulso pelas vias aéreas de modo predominantemente passivo durante a expiração. Quando precisamos de uma expiração forçada – seja para soprar, encher bolas de aniversário ou em algumas doenças pulmonares obstrutivas –, usamos também outros músculos (musculatura acessória expiratória) para comprimir a caixa torácica e expulsar o ar com mais força e rapidez. Isso pode ocorrer pela compressão anterior e lateral da caixa torácica (músculos transverso torácico, serrátil póstero-inferior) ou pelo aumento da pressão intra-abdominal, empurrando o diafragma para cima (músculos da parede abdominal).

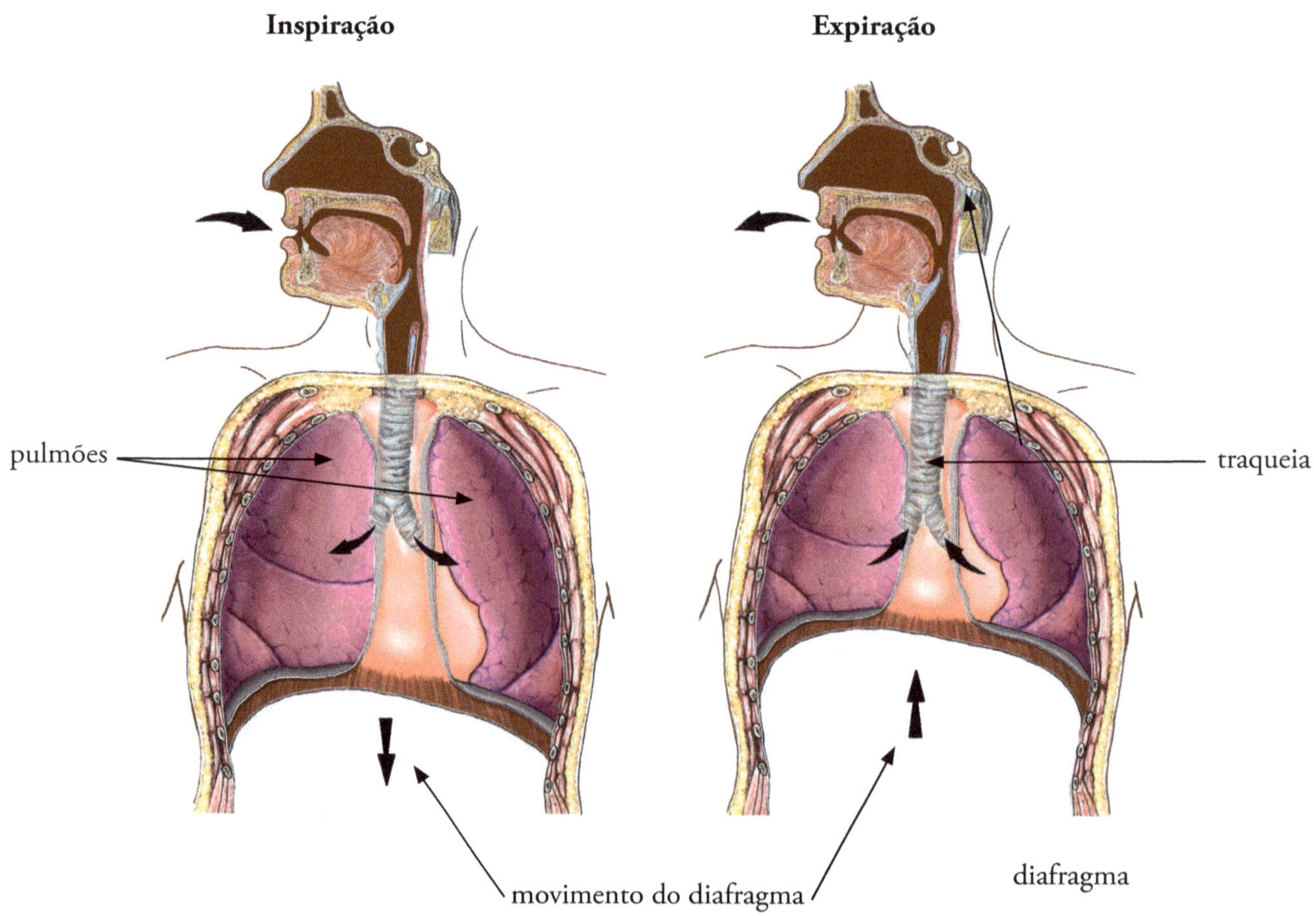

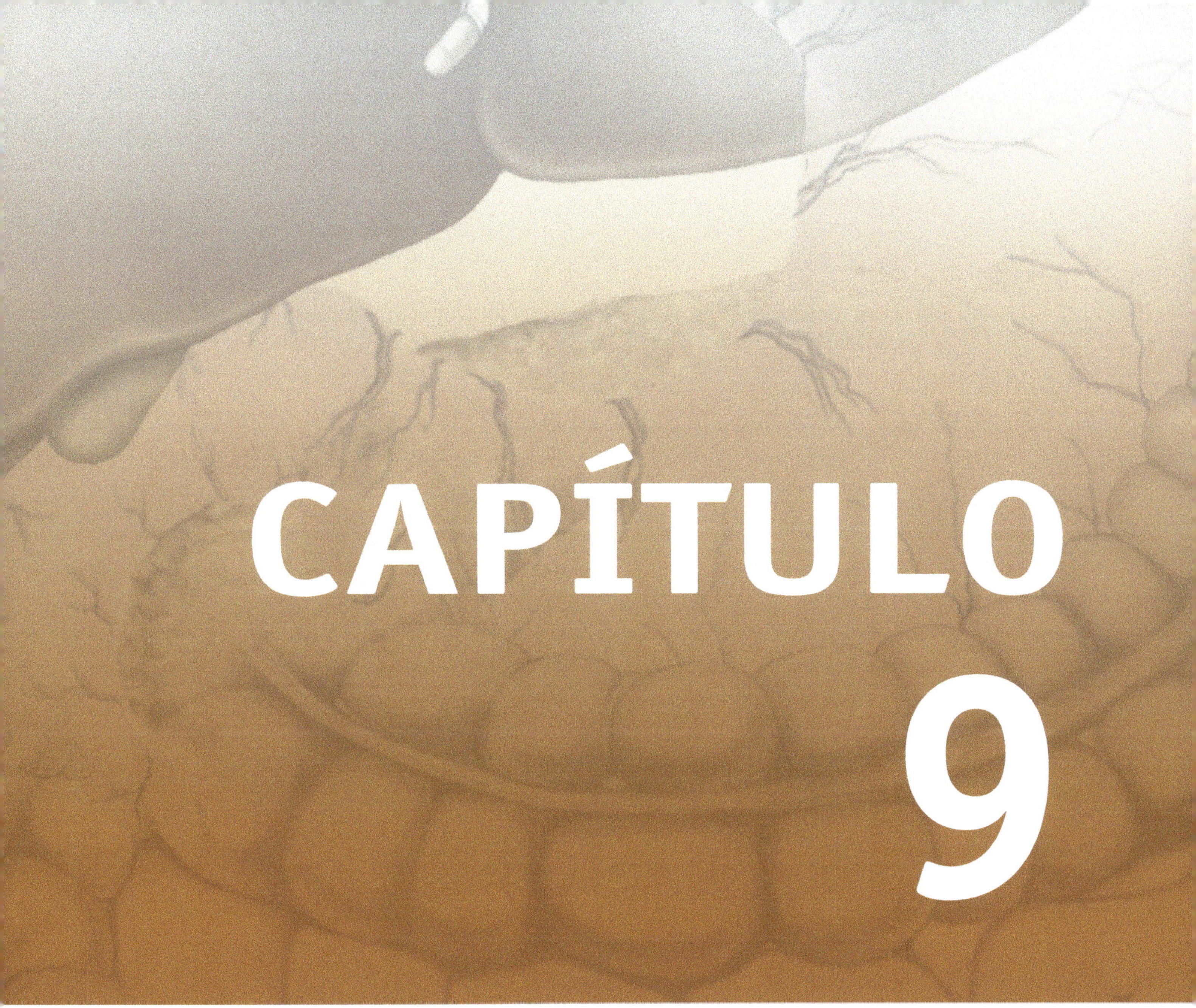

CAPÍTULO 9

Sistema digestório

Em capítulos anteriores foi descrito que todos os seres vivos dependem de energia para realizar suas atividades básicas e que o organismo recebe e distribui o oxigênio necessário à produção de energia. Na análise do sistema digestório, destacaremos como o organismo obtém os demais componentes que, juntamente com o oxigênio, vão sustentar essa produção de forma a repor o gasto energético do corpo.

Digestão é o processo pelo qual o sistema digestório transforma o alimento ingerido em substâncias microscópicas, que recebem o nome genérico de nutrientes e incluem as proteínas, os lipídios, os carboidratos, as vitaminas e os sais minerais. Tais nutrientes são capazes de ser absorvidos por alguns órgãos do sistema digestório para serem utilizados na construção das células e dos tecidos, bem como na produção da energia necessária às suas funções.

O sistema digestório também seleciona algumas impurezas do organismo, para depois eliminá-las sob a forma de fezes. Para realizar todas essas tarefas, ele conta com uma estrutura complexa, que consiste em um tubo contínuo central e uma série de glândulas anexas.

O tubo alimentar (ou trato gastrointestinal) leva o alimento da boca até o ânus, transformando-o durante todo o caminho, preparando-o para a absorção nas partes mais distais e eliminando o que não for aproveitado. Ele é composto pelos seguintes órgãos: boca, faringe, esôfago, estômago, intestino delgado, intestino grosso e ânus.

As glândulas anexas, por sua vez, despejam suas secreções no tubo digestivo, ajudando a processar o alimento. São elas: as glândulas salivares, o fígado e o pâncreas.

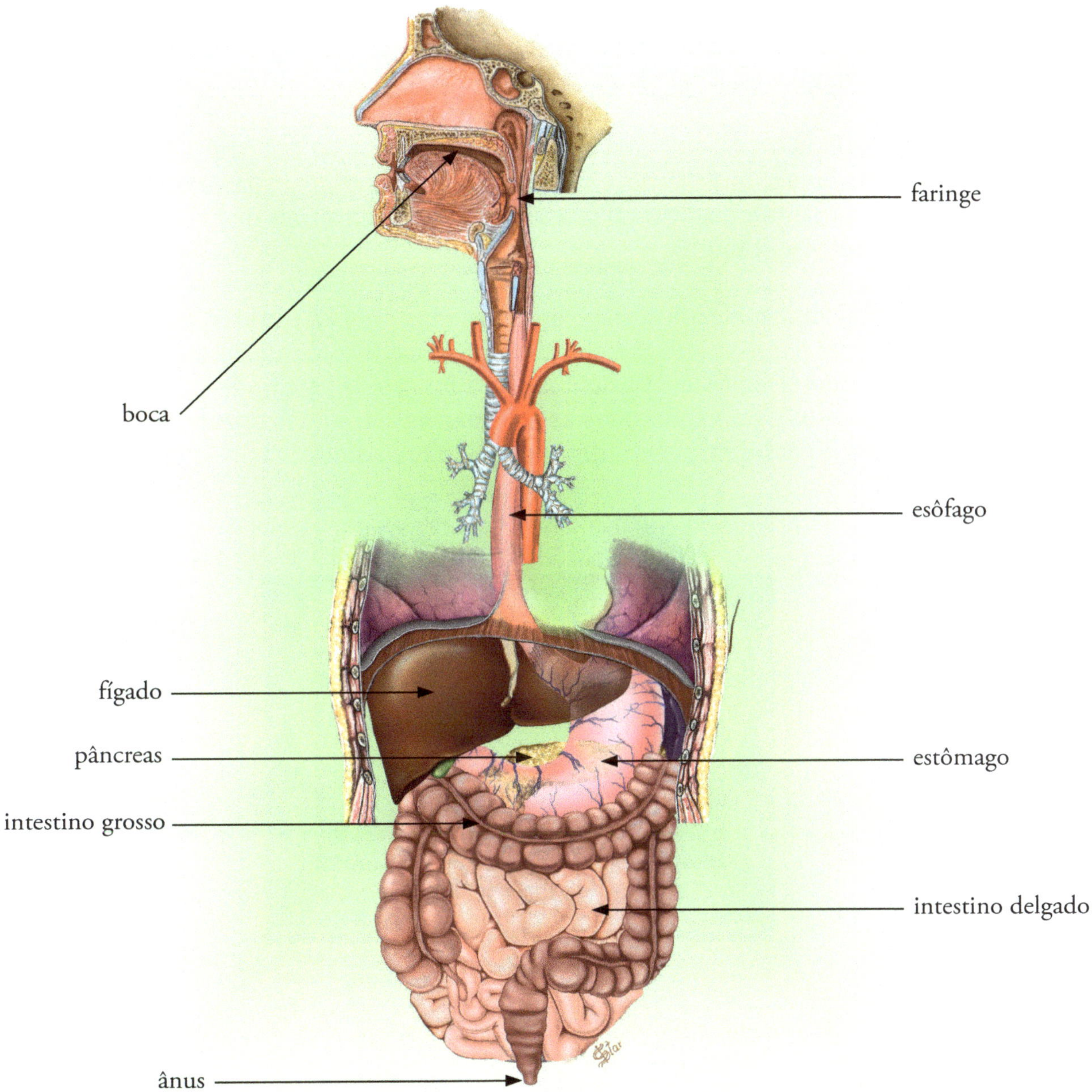
faringe
boca
esôfago
fígado
pâncreas
estômago
intestino grosso
intestino delgado
ânus

Boca

A boca, ou cavidade oral, é a primeira parte do tubo digestivo. É por ela que o alimento entra em estado bruto, é cortado, triturado e sofre a primeira ação digestiva pelas enzimas da saliva. Externamente, a boca é delimitada pelos lábios e bochechas, superiormente pelo palato e inferiormente pelo assoalho da boca. Na parte posterior, ela se comunica com a faringe. Na boca estão a língua, os dentes e os pontos de abertura das glândulas salivares.

A língua é um órgão muscular preso ao assoalho da boca e à porção anterior da faringe. Tem importante função na fonação, na deglutição e no sentido do paladar, porque sobre ela estão as papilas gustativas, que são os órgãos sensoriais que nos permitem distinguir diferentes sabores.

Os dentes são estruturas duras, calcificadas, esbranquiçadas, que se inserem na mandíbula e nos maxilares por meio dos alvéolos dentários, cavidades que permitem o encaixe do dente no tecido ósseo. Os dentes têm a função de cortar, despedaçar e triturar os alimentos para expor todas as suas partes à ação das enzimas digestivas, facilitando sua passagem pelas outras partes do tubo digestivo.

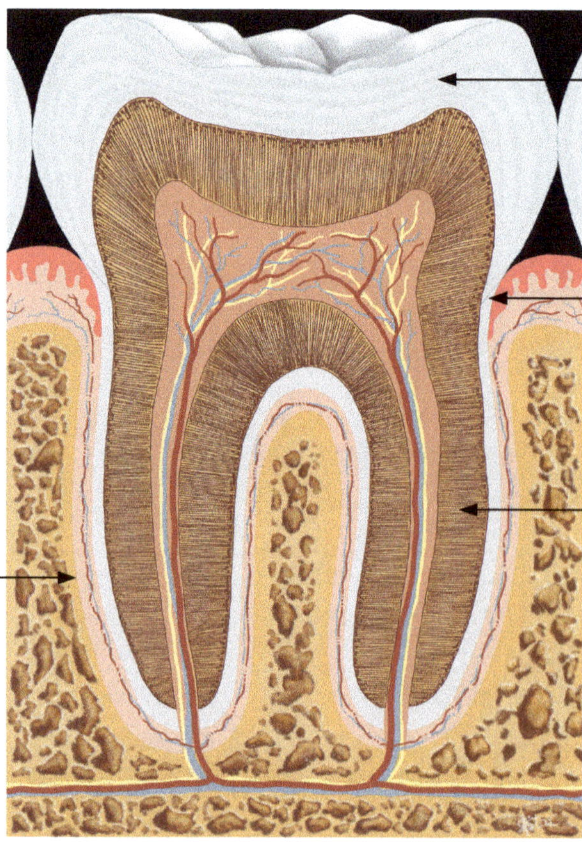

A coroa é a parte do dente visível na boca, acima da gengiva. O colo é uma região estreita localizada entre a coroa e a raiz, separando uma da outra. E a raiz é a parte do dente implantada no osso, dentro dos alvéolos, que normalmente não aparece na boca. Um dente pode ter de uma a três raízes.

Os primeiros dentes aparecem na infância (a partir de seis meses de idade) e são popularmente chamados de "dentes de leite". Essa dentição, denominada primária ou decídua, compõe-se de 20 dentes de três tipos: incisivos, caninos e molares.

A partir dos cinco ou seis anos, a dentição decídua vai sendo gradualmente substituída pela dentição permanente, também chamada de definitiva porque os dentes não serão mais trocados durante toda a vida. Os adultos têm 32 dentes permanentes, que são de quatro tipos: incisivos, caninos, pré-molares e molares.

Dentição decídua

Dentes	Incisivos		Caninos	Molares		Total
	Centrais	Laterais		Primeiros	Segundos	
Superiores	2	2	2	2	2	10
Inferiores	2	2	2	2	2	10
Total	4	4	4	4	4	20

Dentição permanente

Dentes	Incisivos		Caninos	Pré-molares		Molares			Total
	Centrais	Laterais		Primeiros	Segundos	Primeiros	Segundos	Terceiros	
Superiores	2	2	2	2	2	2	2	2	16
Inferiores	2	2	2	2	2	2	2	2	16
Total	4	4	4	4	4	4	4	4	32

Cada tipo de dente tem uma forma e uma função diferentes, a saber:

- **Incisivos** – estão localizados na região anterior da boca e apresentam bordas cortantes, laminares. Eles funcionam como as duas lâminas de uma tesoura, cortando os alimentos. Seu nome se origina da palavra latina *incidere*, que significa cortar.

- **Caninos** – têm o nome derivado da palavra latina *caninu*, referente a cão, animal em que esses dentes são mais salientes e pontiagudos. Os caninos destinam-se a perfurar ou dilacerar os alimentos.

- **Pré-molares** e **molares** – têm a função de moer e triturar os alimentos, podendo ser comparados a um quebra-nozes ou a um soquete de pilão. O nome molar origina-se da palavra latina *mola*, que significa instrumento feito de pedra destinado a moer grãos (mó, em português). Os terceiros molares são comumente chamados de "dentes do siso" e não estão presentes em algumas pessoas. Por vezes, a mandíbula não tem espaço para acomodar os terceiros molares e estes não conseguem eclodir, ficando "inclusos", situação que pode requerer correção cirúrgica.

Dentição decídua

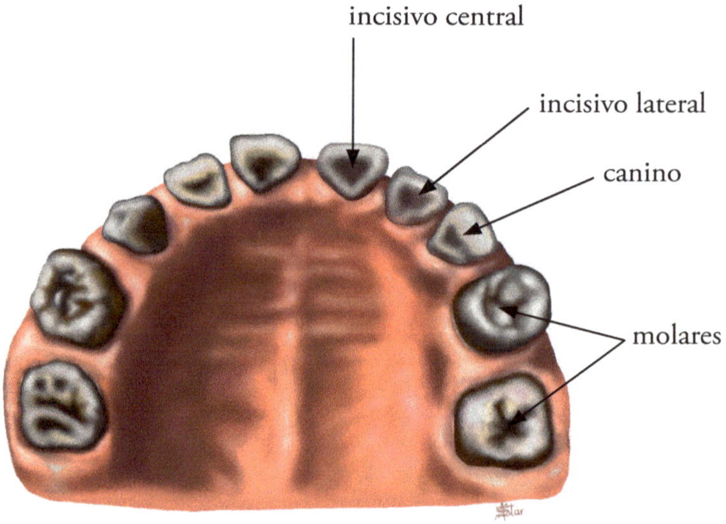

Dentição permanente

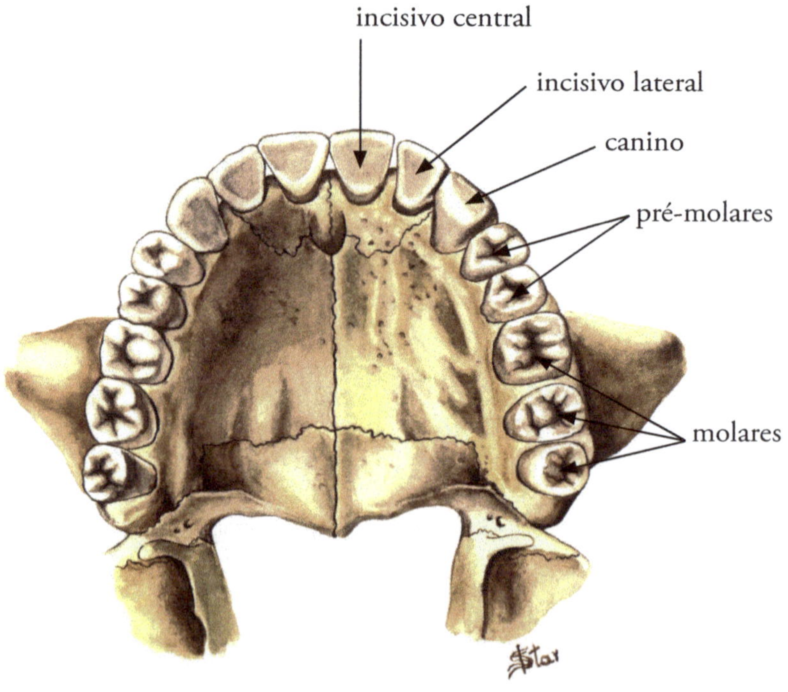

CÁRIE

A destruição progressiva da parte mineral dos dentes é denominada cárie. Ela se inicia no esmalte, substância que reveste a parte visível dos dentes, em consequência da ação dos ácidos produzidos por massas de microrganismos – a placa bacteriana. Quando não tratada, a cárie progride até a polpa, que é o tecido existente no interior dos dentes, provocando uma infecção denominada pulpite, abalando a estrutura do dente e podendo ocasionar sua perda.

Ainda relacionadas à boca, encontramos as glândulas salivares, responsáveis pela secreção da saliva, que umedece o alimento, facilitando sua mastigação e deglutição. A saliva também tem enzimas que atuam na digestão de carboidratos, como a amilase salivar, que atua no amido, transformando-o em maltose.

As glândulas salivares jogam sua saliva na cavidade bucal através de ductos ou canalículos que desembocam em pequenas aberturas na cavidade bucal, as papilas.

Existem inúmeras glândulas salivares dispersas pela boca e pela língua. A seguir são destacadas apenas as maiores:

- **Parótidas** – situadas na frente do pavilhão auricular. Existe um tipo de infecção, a *caxumba*, que é causada por um vírus que atinge preferencialmente essa glândula e pode ser evitada por meio de administração de vacina.
- **Sublinguais** – situadas no assoalho da boca, logo abaixo da língua.
- **Submandibulares** – situadas mais inferiormente, numa depressão no corpo da mandíbula.

Depois que o alimento já foi devidamente mastigado e umedecido na boca, ele passa para o próximo órgão do tubo digestivo, a faringe.

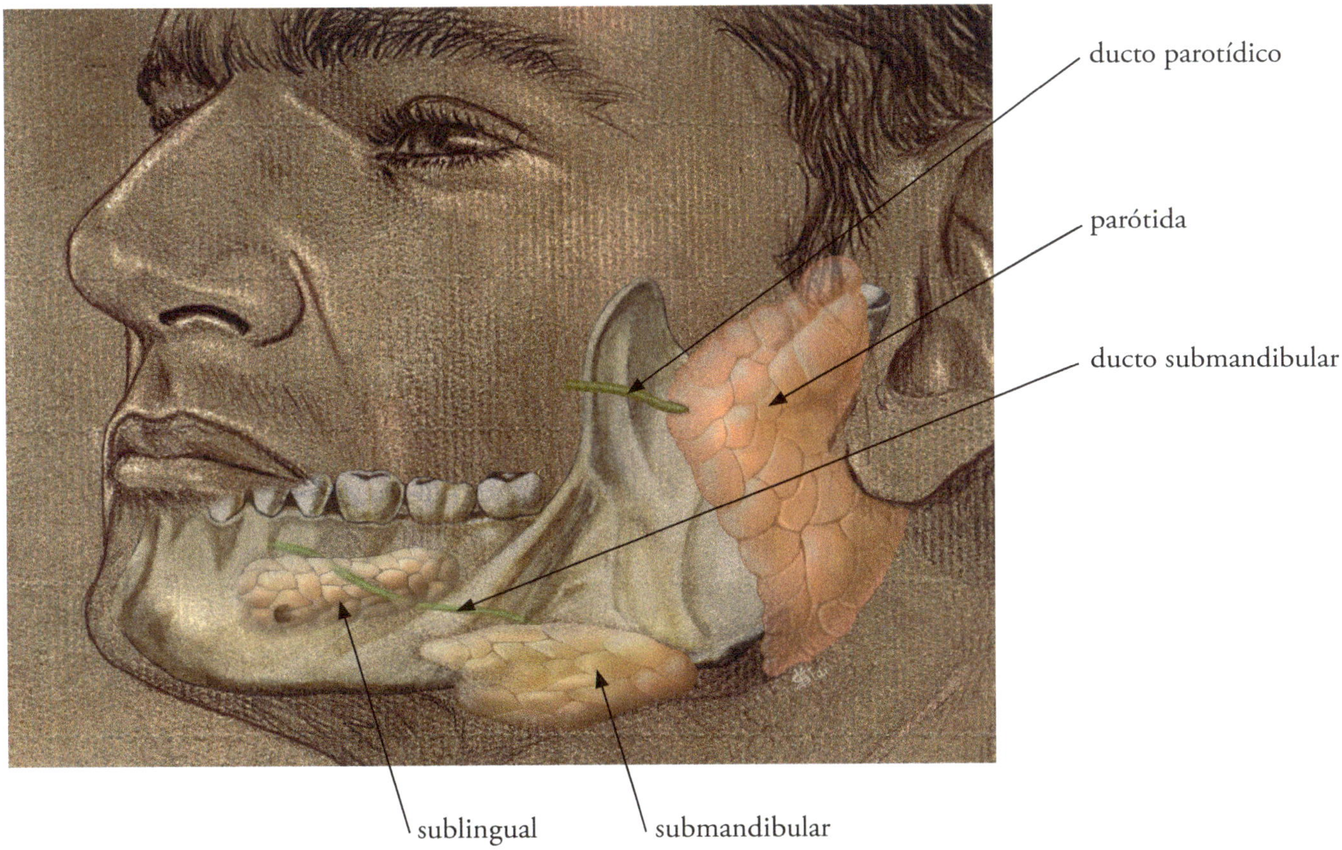

Faringe

Órgão muscular em forma de tubo, com aproximadamente 12 centímetros de comprimento, situado posteriormente às cavidades nasais, à boca e à laringe. Sua função no sistema digestório é conduzir o bolo alimentar para o esôfago, participando de forma importante no processo de deglutição. Outra função da faringe é conduzir o ar à laringe, atendendo ao sistema respiratório, como foi visto anteriormente.

A faringe é rica em tecido linfoide, ou seja, células do sistema imunológico que protegem o nosso organismo das infecções. Isso é importante porque a boca contém naturalmente muitos microrganismos contaminantes que ingerimos junto com alimentos e podem passar pela faringe até as partes distais dos sistemas respiratório e digestório. É o tecido linfoide, também, que constitui as tonsilas palatinas, popularmente chamadas de amígdalas, e a tonsila faríngea, conhecida popularmente como adenoide.

AMIGDALITE

A inflamação das amígdalas é uma doença bastante frequente na faringe; pode dar origem a outras infecções em outras partes do corpo, por disseminação de microrganismos.

Esôfago

Órgão muscular cilíndrico em forma de tubo, com aproximadamente 25 centímetros de comprimento, atravessa o pescoço e o tórax e passa por uma abertura do diafragma, o hiato esofágico, penetrando no abdome, onde tem uma pequena porção.

O esôfago conduz o bolo alimentar por meio de movimentos ondulatórios, chamados movimentos peristálticos, que empurram o alimento para adiante no tubo digestivo.

A partir do esôfago, o trato gastrointestinal passa a se apresentar com quatro camadas sucessivas. Da mais interna para a mais externa, elas se denominam: mucosa (camada de revestimento interno, relacionada à absorção e à secreção), submucosa (de tecido conjuntivo denso, com muitos vasos e ramos nervosos), muscular (com camadas de músculo liso que modela a forma dos órgãos e controla os movimentos do tubo alimentar) e serosa (camada de revestimento externo composto de tecido conjuntivo e epitélio). Na porção abdominal do tubo digestivo, a serosa é chamada de peritônio e tem grande importância no revestimento dos órgãos. Ele não só reveste o trato gastrointestinal como alguns outros órgãos – o fígado, por exemplo – e as paredes internas da cavidade abdominal.

HÉRNIA DE HIATO

É quando uma porção do estômago atravessa o hiato esofágico em direção ao tórax, podendo ocorrer sintomas como dor, pirose e refluxo.

Estômago

Do esôfago, o bolo alimentar chega ao estômago, que é uma dilatação do tubo digestivo. Ele se localiza logo abaixo do diafragma, projetando-se na porção mediana e esquerda da parte superior do abdome.

O estômago serve como reservatório para os alimentos ingeridos, que ali são armazenados e misturados com as secreções gástricas. Forma-se, assim, uma massa semilíquida, o quimo, que vai sendo progressivamente liberada para o intestino delgado, de acordo com sua capacidade de absorção.

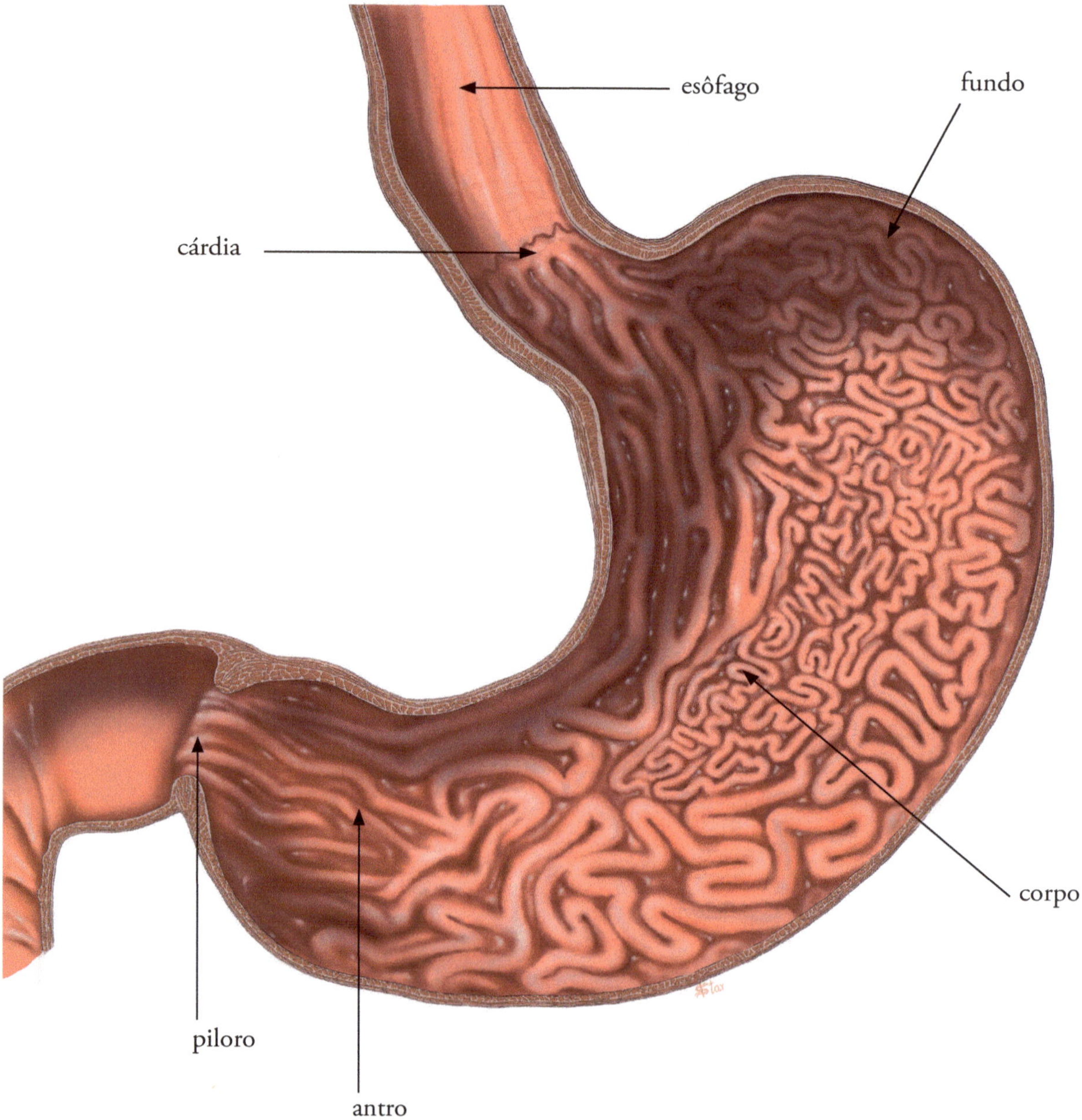

As partes do estômago são:

- **Cárdia** – região da abertura superior do estômago, em que ele se junta ao esôfago.
- **Corpo** – porção central, onde ocorre a secreção de enzimas digestivas que se misturam com o bolo alimentar.
- **Fundo** – porção em forma de cúpula, mais alta e à esquerda, que serve como reservatório.
- **Antro** – porção em forma de funil, imediatamente distal ao corpo gástrico.
- **Piloro** – porção final do estômago, que possui um esfíncter, camada muscular circular. Sua função é regular a velocidade e quantidade de saída do quimo para o intestino delgado, o que se dá por um orifício, o óstio pilórico.

O estômago é encurvado e possui uma curvatura côncava, mais medial (a curvatura menor), e uma curvatura convexa, mais lateral (a curvatura maior). O órgão também tem movimentos peristálticos que ajudam a misturar o alimento com o suco gástrico.

As principais substâncias que constituem a secreção gástrica são:

- **Ácido clorídrico** – tem ação corrosiva e prepara o alimento para ação das enzimas gástricas. Sua acidez também mata algumas bactérias que podem ser ingeridas com o alimento.
- **Pepsina** – enzima que digere as proteínas.
- **Lipase gástrica** – enzima que ajuda na digestão das gorduras.
- **Mucina** – muco que recobre a parede do estômago, lubrificando-a e protegendo-a do ambiente ácido.

ÚLCERA PÉPTICA

É uma lesão escavada que aparece no estômago (úlcera gástrica) ou no duodeno (úlcera duodenal), decorrente do desequilíbrio entre a proteção da mucosa e a ação do ácido clorídrico da secreção gástrica. Pode resultar em sangramentos ou na perfuração da parede do estômago ou duodeno. Existem vários fatores envolvidos na etiologia das úlceras, entre eles a infecção pela bactéria *Helicobacter pylori*, que produz enzimas que diminuem a proteção da mucosa gástrica, e o uso abusivo de substâncias agressoras à mucosa, como medicamentos anti-inflamatórios e álcool.

Intestino delgado

Tubo contorcido de três a cinco metros de comprimento que se acomoda dentro da cavidade abdominal, dobrando-se várias vezes e formando uma série de curvas denominadas alças intestinais. Dentro dele, o alimento é impulsionado por meio de movimentos peristálticos.

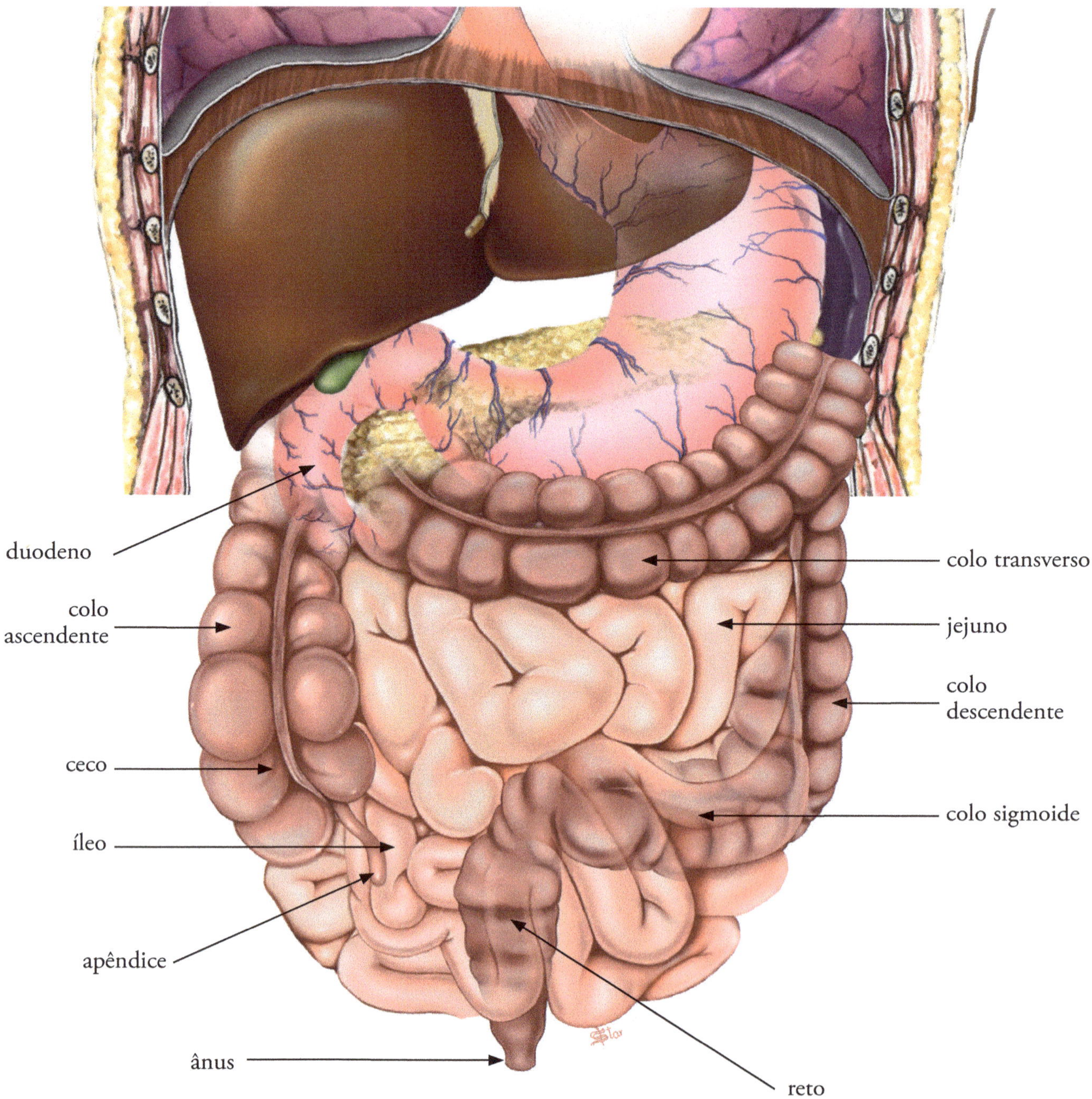

O intestino delgado é o órgão responsável por parte da digestão dos alimentos e pela maior parte (aproximadamente 90%) da absorção de nutrientes. Sua mucosa é cheia de pregas circulares, que aumentam a superfície de absorção. Ele está dividido em três partes:

- **Duodeno** – é a primeira porção, com aproximadamente 25 centímetros de comprimento. É ele que recebe o quimo vindo do estômago através do piloro, e é por ele que as secreções produzidas pelo pâncreas e pelo fígado penetram nos intestinos – isso ocorre através de um orifício dotado de esfíncter, a papila duodenal maior, onde desembocam os ductos pancreáticos e biliares.

- **Jejuno** – porção intestinal que vem logo depois do duodeno e é muito importante na absorção dos nutrientes.

- **Íleo** – porção mais distal, que termina na primeira porção do intestino grosso.

No intestino delgado, o quimo se mistura com as substâncias secretadas pelo fígado, pelo pâncreas e pelas próprias células da parede do intestino, secreções essas que realizam ou ajudam a realizar a digestão mais completa dos nutrientes.

Secreções digestivas hepáticas e pancreáticas

Órgão secretor	Secreção	Função
Fígado	Bile	Dispersa as gorduras em pequenas gotículas, aumentando o contato das gorduras com as enzimas digestivas.
Pâncreas	Bicarbonato de sódio	Diminui a acidez do quimo vindo do estômago, preparando o órgão para a ação das enzimas intestinais e pancreáticas.
	Tripsina	Ajuda na digestão das proteínas, sendo secretada em uma forma inativa, o tripsinogênio, ativada no duodeno.
	Amilase pancreática	Finaliza a digestão do amido, iniciada pela amilase salivar.
	Nuclease	Digere os ácidos nucleicos.
	Lipase pancreática	Digere algumas gorduras já preparadas pela bile.

Secreções digestivas do intestino delgado

Secreção	Função
Enteropeptidase	Ativa o tripsinogênio pancreático, transformando-o em tripsina.
Peptidases	Finalizam a digestão das proteínas.
Maltase	Digere a maltose – o açúcar dos cereais.
Sacarase	Atua sobre a sacarose – o açúcar da cana.
Lactase	Atua sobre a lactose – o açúcar do leite.

À exceção da bile e do bicarbonato de sódio, todas as secreções apresentadas nos quadros são constituídas por enzimas que quebram o alimento em partículas pequenas o suficiente para serem absorvidas pela mucosa do intestino, processo denominado absorção. Assim, as partículas passam para a corrente sanguínea, possibilitando que os nutrientes sejam distribuídos a todas as células do corpo.

Para facilitar esse trabalho, o intestino delgado tem estruturas denominadas vilosidades intestinais (medindo de 0,5 mm a 1,0 mm) que aumentam a área de absorção intestinal, uma vez que dentro de cada uma delas existem vasos sanguíneos que propiciam a passagem dos alimentos para o sangue.

Intestino grosso

O intestino grosso tem cerca de um metro e meio de comprimento, sendo de maior calibre que o intestino delgado. Anatomicamente, ele é dividido em três porções:

- **Ceco** – porção inicial em forma de bolsa onde os restos do quimo não absorvido passam do intestino delgado através da válvula íleo-cecal.
  É também onde fica o apêndice vermiforme, estrutura tubular fina com fundo cego e rica em tecido linfoide. A inflamação do apêndice vermiforme causa a apendicite, que necessita de cirurgia para sua retirada.

- **Colo** – a maior parte do intestino grosso. É onde ocorre a absorção de sais minerais e água, reduzindo o volume do bolo fecal. Divide-se em quatro porções: colo ascendente, colo transverso, colo descendente e colo sigmoide.

- **Reto** – parte terminal, já dentro da pelve, onde o resto do quimo não absorvido (e já sob ação de bactérias que habitam o intestino) é eliminado pelo ânus, na forma de fezes.

Quando, por qualquer motivo, há pouca absorção de água no colo, as fezes ficam líquidas e volumosas, ocorrendo a diarreia. Se, por outro lado, há absorção excessiva de água, as fezes ficam duras e secas, provocando prisão de ventre.

APENDICITE

É a inflamação aguda do apêndice, geralmente decorrente da obstrução da sua luz por fragmentos não digeridos (sementes, por exemplo). Caracteriza-se por febre, náuseas, vômitos, perda de apetite, queda do estado geral e uma dor que se localiza a princípio na região umbilical e depois passa para a região inferior direita do abdome. É necessária cirurgia para a retirada rápida do apêndice devido ao risco de sua ruptura e disseminação do processo inflamatório e infeccioso pelo peritônio, o que pode ocorrer em menos de 24 horas.

Glândulas anexas

As glândulas anexas ao tubo digestivo, já vistas neste capítulo, são as glândulas salivares, o fígado e o pâncreas, cujas funções também foram descritas. São observadas neste item outras funções do fígado e do pâncreas.

Fígado

É o maior órgão interno sólido do corpo e fica situado logo abaixo do diafragma, projetando-se à direita na parte superior do abdome. Ele é dividido em dois grandes lobos: lobo direito e lobo esquerdo, separados visivelmente por uma prega de peritônio, o ligamento falciforme.

Na face inferior do fígado observam-se dois outros pequenos lobos, os lobos quadrado e caudado. Observam-se também os vasos, que transitam pela abertura central do fígado (hilo hepático) – artéria hepática e veia porta –, e ainda os ductos biliares – o ducto hepático comum, o ducto cístico e o ducto colédoco –, além do grande órgão armazenador de bile, a vesícula biliar.

A bile é produzida no fígado, desce pelo ducto hepático comum e penetra pelo ducto cístico na vesícula biliar, onde será armazenada e concentrada. Quando o alimento chega ao duodeno, ocorre um estímulo que provoca a contração da vesícula biliar e consequente eliminação da bile pelo ducto cístico, a passagem pelo ducto colédoco e sua eliminação na papila duodenal maior. Quando ocorre obstrução nos ductos biliares (por exemplo, por cálculos biliares), alguns pigmentos presentes na bile, como a bilirrubina, são reabsorvidos pelo sangue, gerando a icterícia, o que resulta em uma cor amarelada de pele e de mucosas muito característica.

O fígado exerce funções essenciais, dentre as quais destacam-se:

- Metabolizar o excesso de glicose em substâncias que podem ser armazenadas sob a forma de glicogênio.
- Metabolizar ou auxiliar na metabolização de nutrientes, como os lipídeos e os aminoácidos, e de vitaminas.
- Produzir a bile, que fica armazenada na vesícula biliar e ajuda na digestão das gorduras.
- Produzir proteínas para o sangue, como a albumina e os fatores de coagulação sanguíneos.
- Inativar substâncias nocivas (tóxicas) ao organismo, funcionando como um detoxificador.

Vista anterior

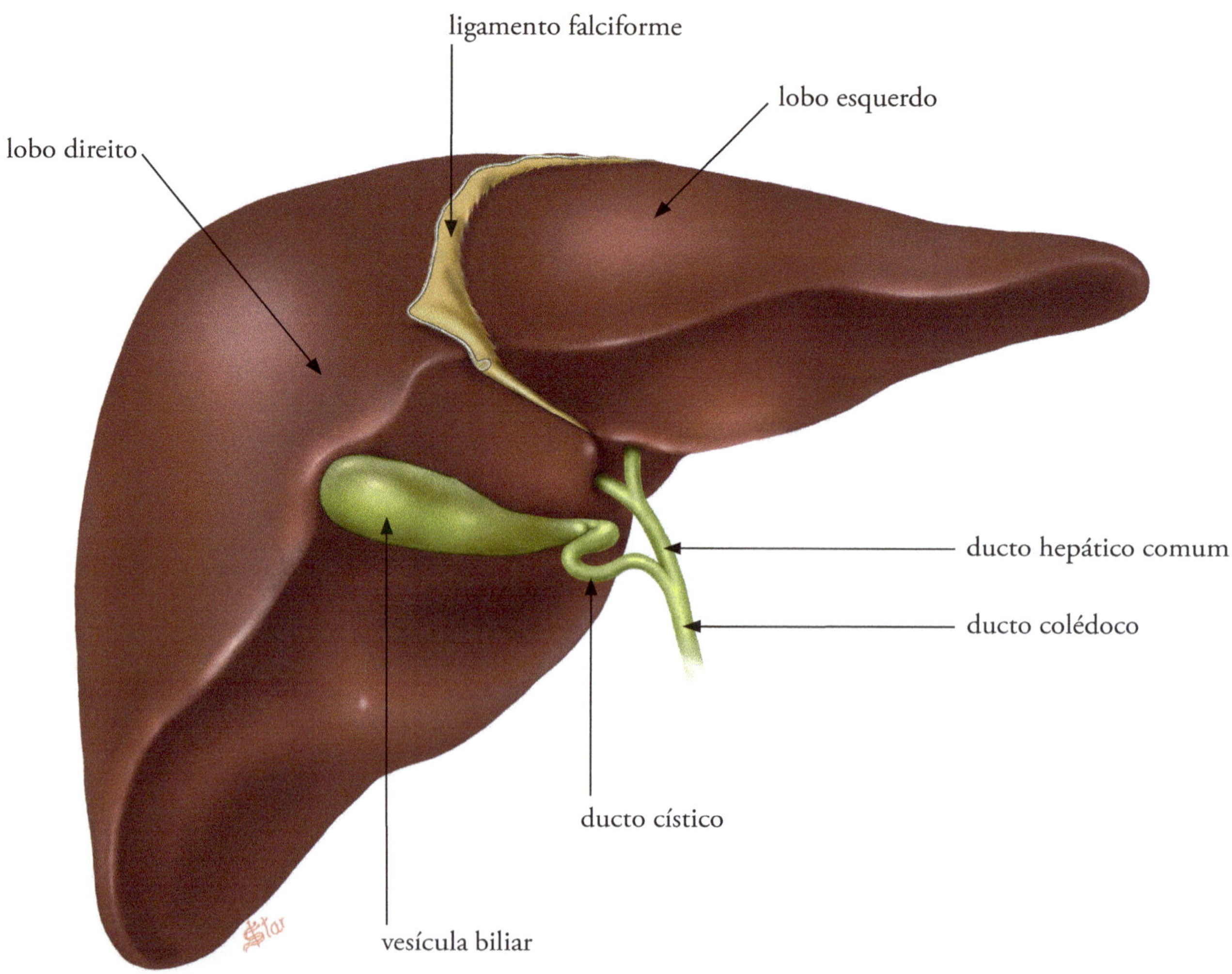

Face visceral

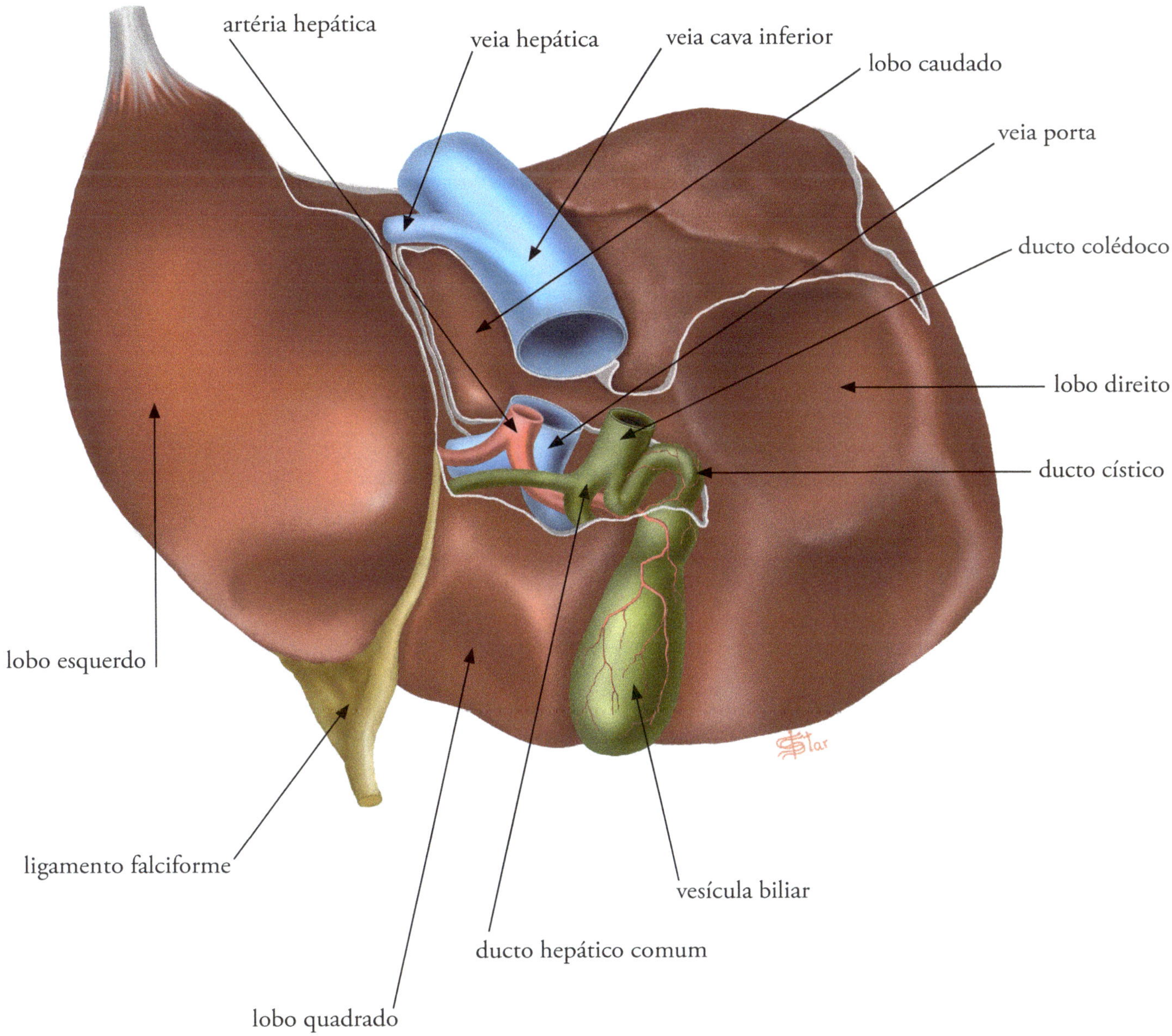

Pâncreas

O pâncreas encontra-se situado profundamente no abdome, junto à parede abdominal posterior, envolvido parcialmente pelo duodeno. É chamado de glândula mista porque, além de auxiliar na digestão dos alimentos, também produz hormônios que regulam a quantidade de glicose no sangue, o que é detalhado no capítulo relativo ao sistema endócrino.

O pâncreas é dividido em porções: a cabeça é a parte mais larga do órgão e fica encravada no duodeno, em íntima relação com ele. À esquerda encontram-se o corpo e a cauda do pâncreas. A secreção exócrina do pâncreas é conduzida ao duodeno por canais – dos quais o mais importante é o ducto pancreático principal, que se junta ao ducto colédoco para desembocar na papila duodenal maior. Como o ducto colédoco tem parte do seu trajeto por dentro da cabeça do pâncreas, tumores dessa região podem comprimi-lo e produzir sintomas de obstrução biliar.

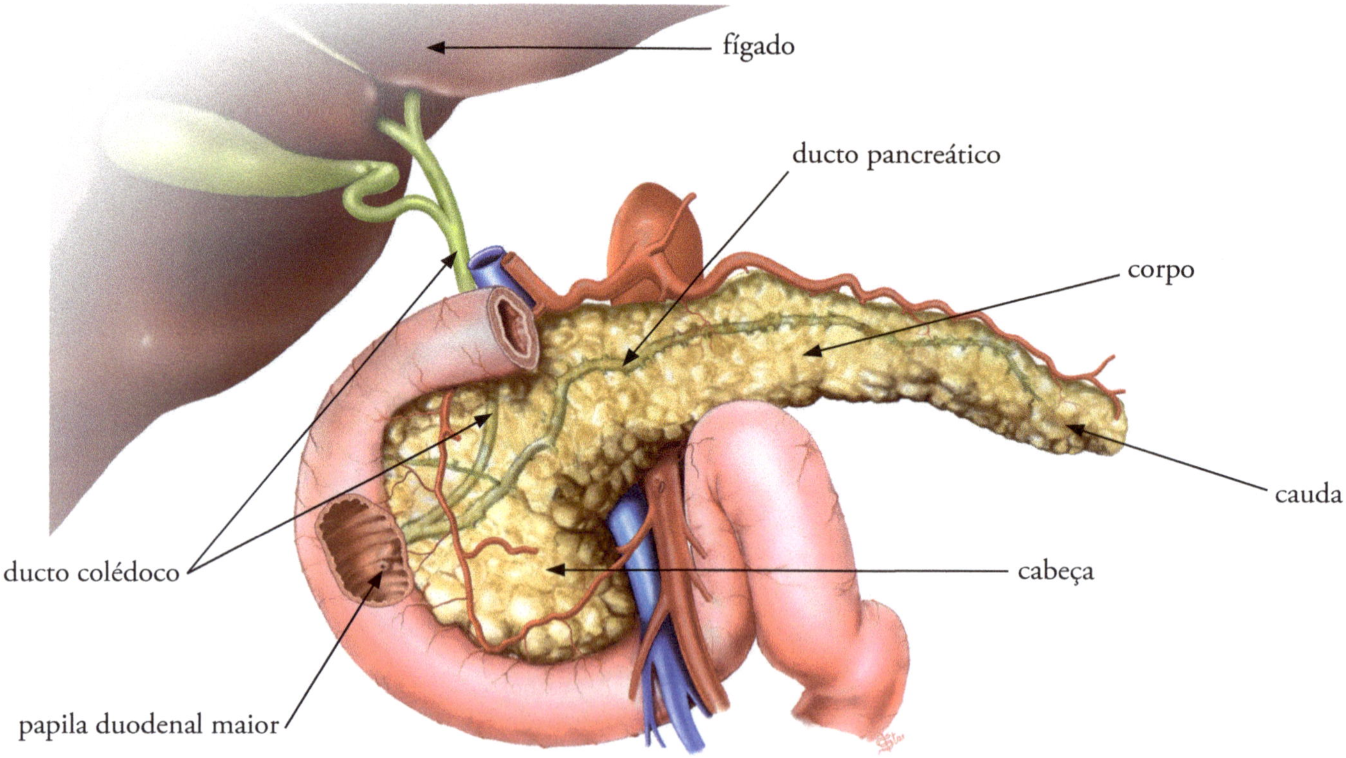

PANCREATITE

É uma grave situação clínica, resultante da inflamação do pâncreas, que pode se disseminar para regiões adjacentes. As enzimas pancreáticas, que normalmente só são liberadas ou ativadas no duodeno, podem, nesse caso, digerir o próprio órgão. A doença pode estar relacionada ao alcoolismo, a obstruções da papila duodenal maior por cálculos biliares e a outras causas menos frequentes. A pancreatite é uma doença de alta mortalidade e deve ser tratada rapidamente para diminuir as complicações e a possibilidade de morte.

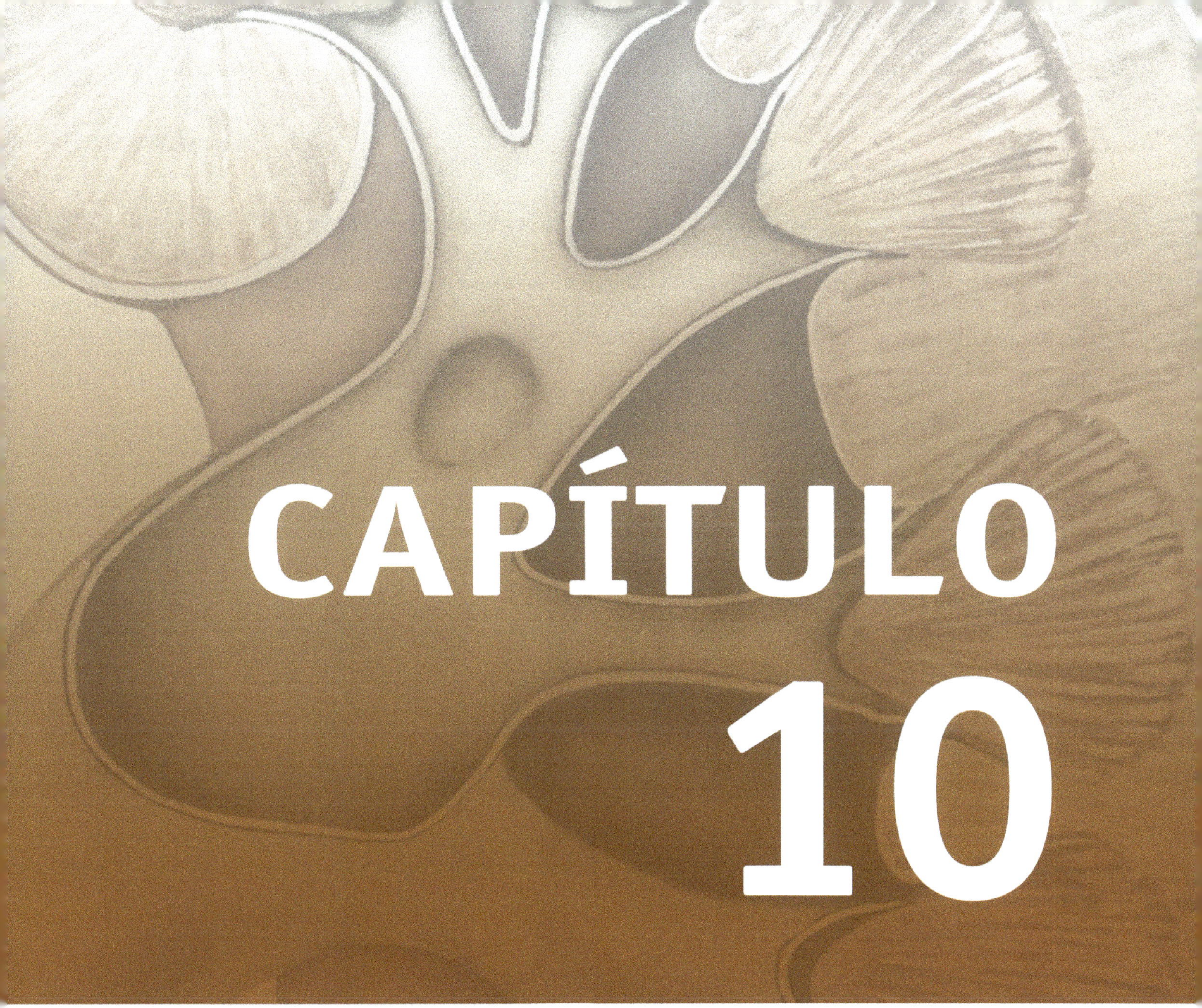

CAPÍTULO 10

Sistema urinário

Do metabolismo das células resultam substâncias nocivas ao organismo – como o gás carbônico, a ureia, a creatinina e o ácido úrico. Essas toxinas, ou "lixo celular", caem na corrente sanguínea, de onde são recolhidas para serem eliminadas do nosso organismo. Os dois sistemas responsáveis por esse trabalho são: o respiratório, que elimina o gás carbônico, e o sistema urinário, encarregado da excreção das demais substâncias nocivas e da regulação do volume de água no organismo e do pH sanguíneo.

O sistema urinário é formado pelos rins e por um sistema coletor constituído de cálices renais, pelve renal, ureteres, bexiga e uretra.

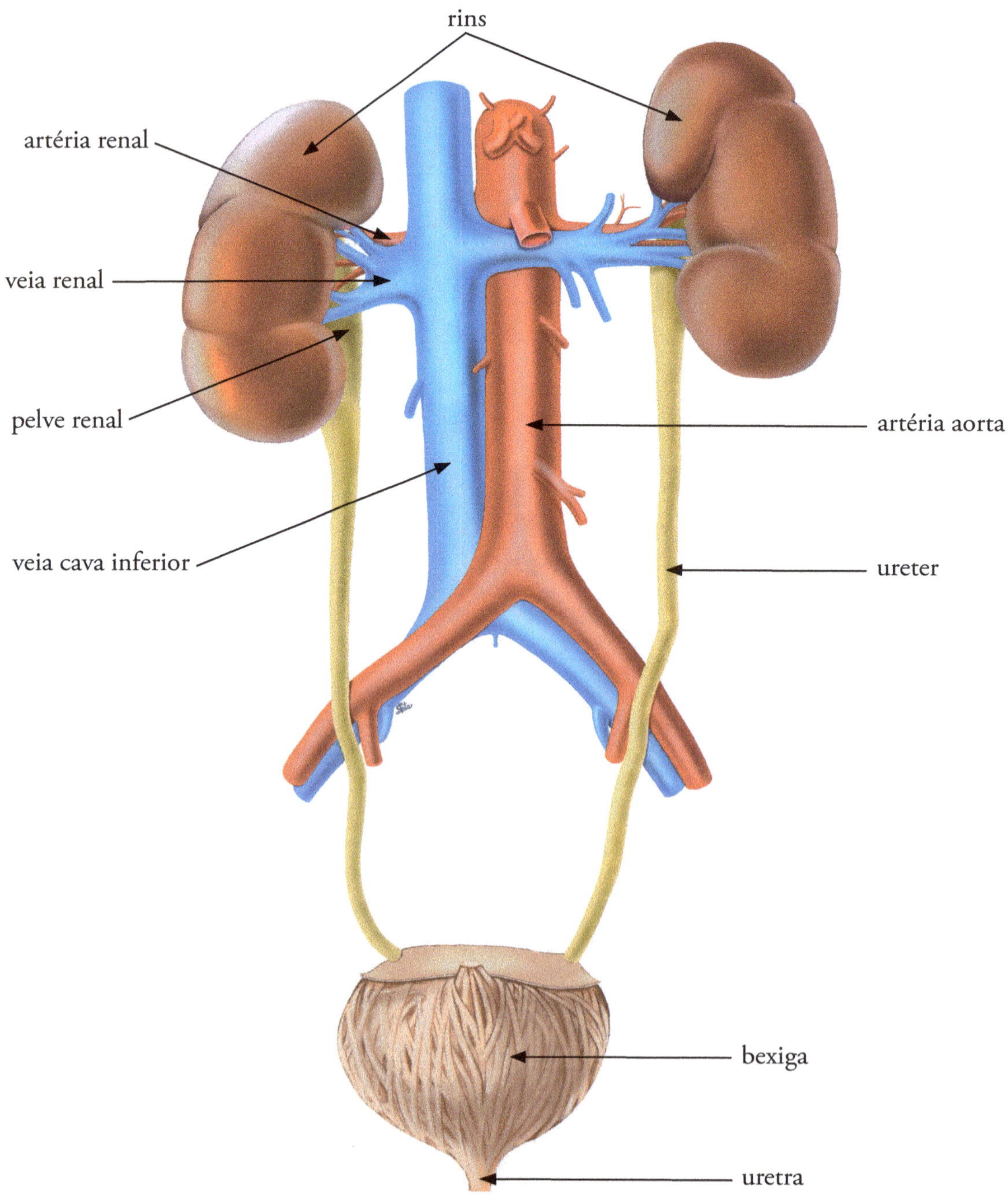

Rins

Os rins são dois órgãos localizados profundamente no abdome, ao nível da 12ª vértebra torácica e das três primeiras vértebras lombares, próximos à parede abdominal posterior, na região conhecida como retroperitônio. Têm cerca de 10 centímetros de comprimento e uma forma que lembra o grão do feijão. Pode-se dizer que os rins fazem uma coleta seletiva no organismo, filtrando o sangue, desprezando as toxinas e as substâncias presentes em excesso e reabsorvendo o que pode ser reaproveitado. Assim, água e sais minerais em excesso, bem como outras substâncias que poderiam ser nocivas, permanecem dentro dos rins e vão formar a urina, que será eliminada através de um sistema de túbulos que a levará, por fim, para fora do corpo.

Cada rim tem uma abertura em sua borda medial, o hilo renal. É por essa abertura que passam a artéria renal e a veia renal, das quais o rim recebe seu suprimento sanguíneo. Por essa mesma abertura passa a pelve renal, estrutura que coleta a urina produzida. A artéria e a veia renal são ligadas à artéria aorta e à veia cava inferior, respectivamente.

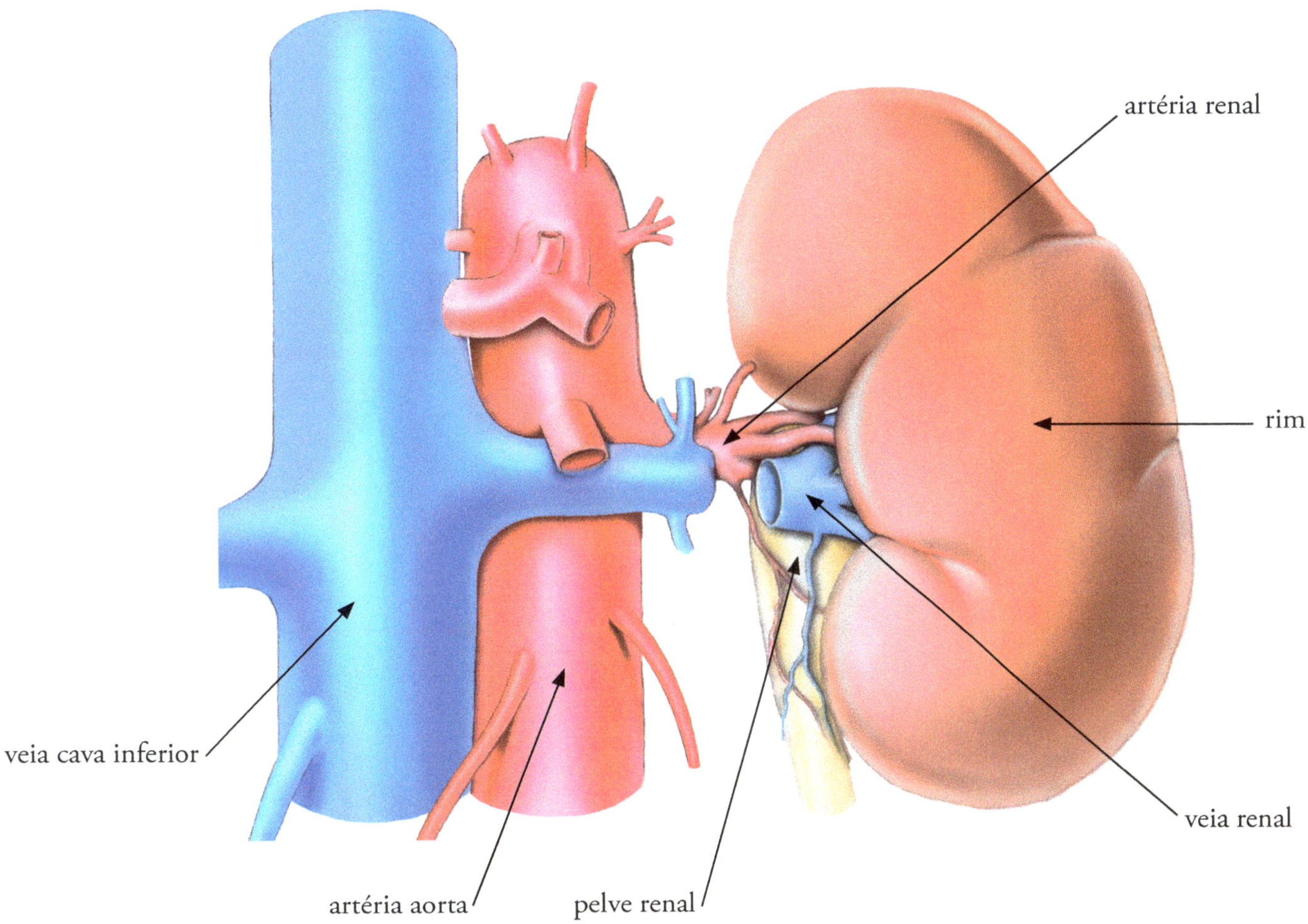

Com o rim em corte longitudinal, é possível observar uma cápsula fibrosa, que delimita o órgão externamente, e uma cápsula adiposa, ainda mais externa, formada de gordura. Na análise do parênquima renal (a porção funcional do rim), nota-se que ele é formado pelo córtex renal, sua camada mais externa, e pela medula renal, camada mais interna e descontínua, composta por várias estruturas de aspecto triangular, as pirâmides renais. Entre as pirâmides existem faixas de tecido cortical, as colunas renais. Na região central do rim há um espaço, o seio renal, que abriga o sistema coletor, a ser detalhado mais adiante.

Cada rim é constituído por aproximadamente um milhão de unidades microscópicas funcionais denominadas néfrons, responsáveis pela filtração do sangue e pela formação da urina. O processo de formação da urina começa quando o sangue chega ao rim pela artéria renal. A partir daí, a artéria vai se dividindo mais e mais até formar finos capilares que se enovelam, constituindo um emaranhado de vasos, o glomérulo. O emaranhado é envolvido pela cápsula glomerular (ou cápsula de Bowman), que é a primeira porção funcional do néfron; e o conjunto formado pelo enovelado vascular e a cápsula é denominado corpúsculo renal.

Estrutura interna do rim

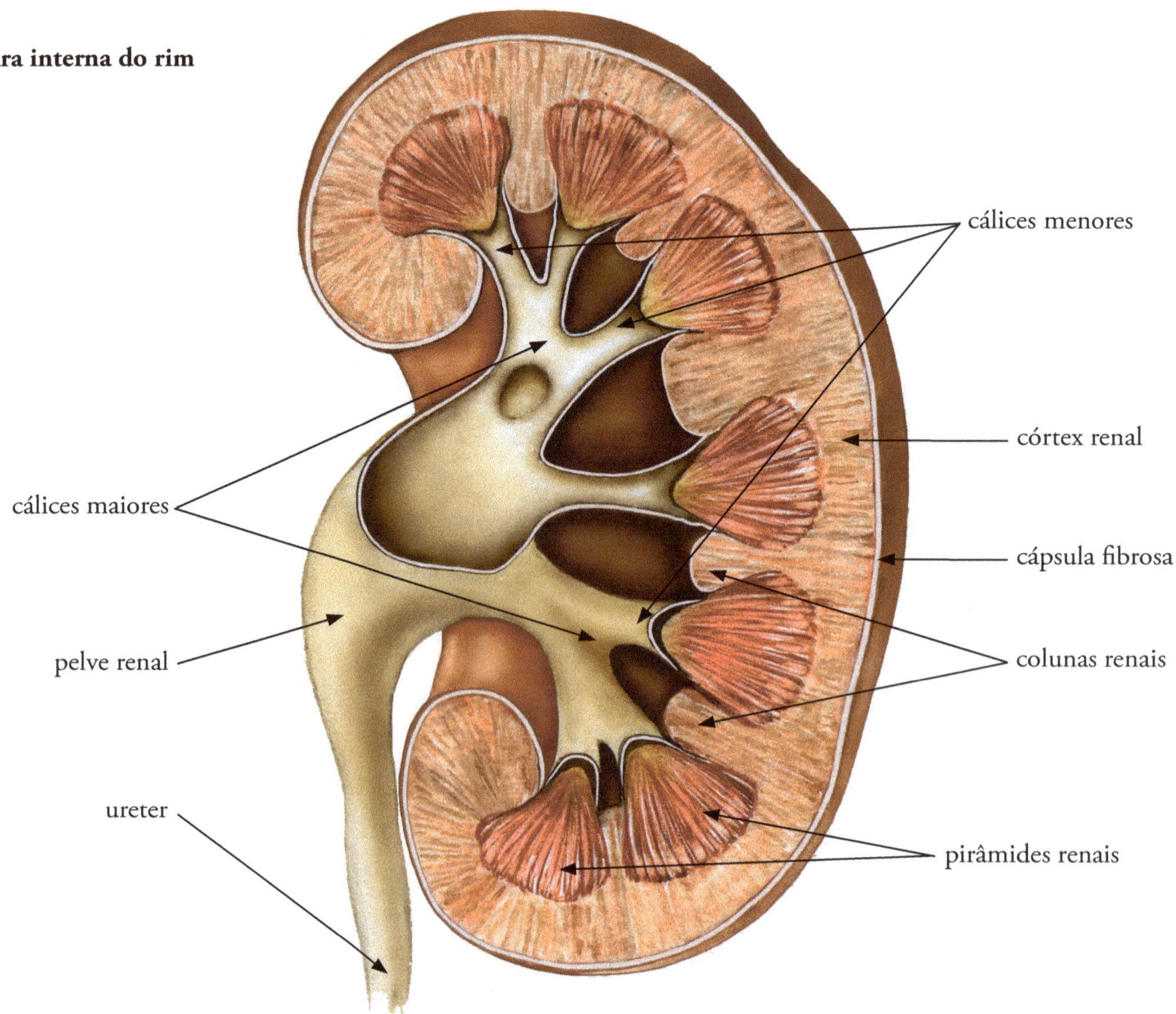

INSUFICIÊNCIA RENAL

Os néfrons não são renováveis. Passamos toda a vida com os mesmos néfrons com que nascemos. Por isso a importância dos cuidados com a função renal. É interessante notar, porém, que quando há perdas grandes da quantidade de néfrons (na retirada de um rim, por exemplo) os néfrons remanescentes se adaptam e passam a funcionar mais intensamente como forma de compensação. Por essa razão, podemos doar um rim para transplante (desde que ele seja normal) sem o risco de danos à nossa função renal global. Para que haja insuficiência renal, é necessária a perda média de 80% dos néfrons. No entanto, vale salientar: em doenças comuns não tratadas, como a diabetes e a hipertensão, isso pode ocorrer rapidamente.

TRANSPLANTE RENAL

Em casos irreversíveis de insuficiência renal, podemos realizar o transplante renal, com a implantação de um rim de doador (vivo ou cadáver) que realizará as funções que o órgão do paciente não mais era capaz de manter. Em geral, não se retira o rim ou os rins insuficientes da pessoa a ser transplantada. O rim doado é colocado na pelve, e suas artérias e veias são ligadas às artérias e veias renais do paciente, assim como seu ureter é ligado à bexiga. Só se transplanta um único rim para o paciente, uma vez que somente um deles com função normal pode dar conta de todos os processos fisiológicos renais fundamentais para o organismo. Isso permite a doação de um rim por uma pessoa viva, pois tanto o doador quanto o receptor podem sobreviver com um só rim.

Ao passar pela cápsula glomerular, o sangue é filtrado. Nesse momento, determinadas substâncias, como as células sanguíneas e algumas proteínas, são mantidas no sangue, enquanto outras, como parte da água e sais minerais, são retiradas dele, passando pela cápsula glomerular. De lá, elas passam ao longo do néfron na forma de um líquido bem diluído, denominado filtrado glomerular. Estima-se que os rins recebam pouco mais de um litro de sangue por minuto, dos quais são filtrados cerca de 125 mililitros de filtrado glomerular.

O filtrado glomerular passa, então, pelo túbulo contorcido proximal, pela alça de Henle e pelo túbulo contorcido distal, que são envolvidos por uma rede de capilares venosos. Ao passar por essas três estruturas, as substâncias do filtrado glomerular ainda úteis ao nosso organismo e parte do excesso de água são reabsorvidos, seguindo para os já citados capilares, que, por sua vez, desembocarão na veia renal.

Quanto às funções de cada uma dessas porções, no túbulo contorcido proximal ocorre a absorção de glicose, aminoácidos, cálcio e fosfato, bem como de 85% da água e do sódio do filtrado. Ocorre aí também a passagem ativa de substâncias a serem eliminadas (como a creatinina) para dentro do filtrado por um mecanismo conhecido como secreção tubular. Na alça de Henle acontece a concentração da urina, e a regulação do pH sanguíneo ocorre principalmente no túbulo contorcido distal. Os corpúsculos renais e os túbulos contorcidos estão localizados no córtex renal, enquanto as alças de Henle estão nas pirâmides.

Ao passo que as substâncias reabsorvidas continuam pela circulação sanguínea, o filtrado restante segue seu próprio caminho, indo para o túbulo coletor, onde ocorre reabsorção de água para o sangue. Assim, a urina torna-se ainda mais concentrada e pronta para ser eliminada. Os túbulos coletores de milhares de néfrons se juntam para desaguar em pequenas aberturas nos ápices das pirâmides, as papilas renais. Estas se abrem nos cálices renais, a primeira parte do sistema coletor renal. De todo o filtrado glomerular produzido, menos de 1% vai ser efetivamente eliminado na forma de urina.

O sistema de túbulos dos rins funciona como um grande regulador do organismo. Por conta da sua intensa reabsorção de sais minerais, água e outras substâncias, o sangue tem a composição regulada. Por exemplo: se o organismo está desidratado, haverá aumento de reabsorção de água nos túbulos renais, de modo a preservar a água dentro dele. Consequentemente, a pessoa eliminará uma quantidade menor e muito mais concentrada de urina, que por isso terá forte cor amarela.

Néfron

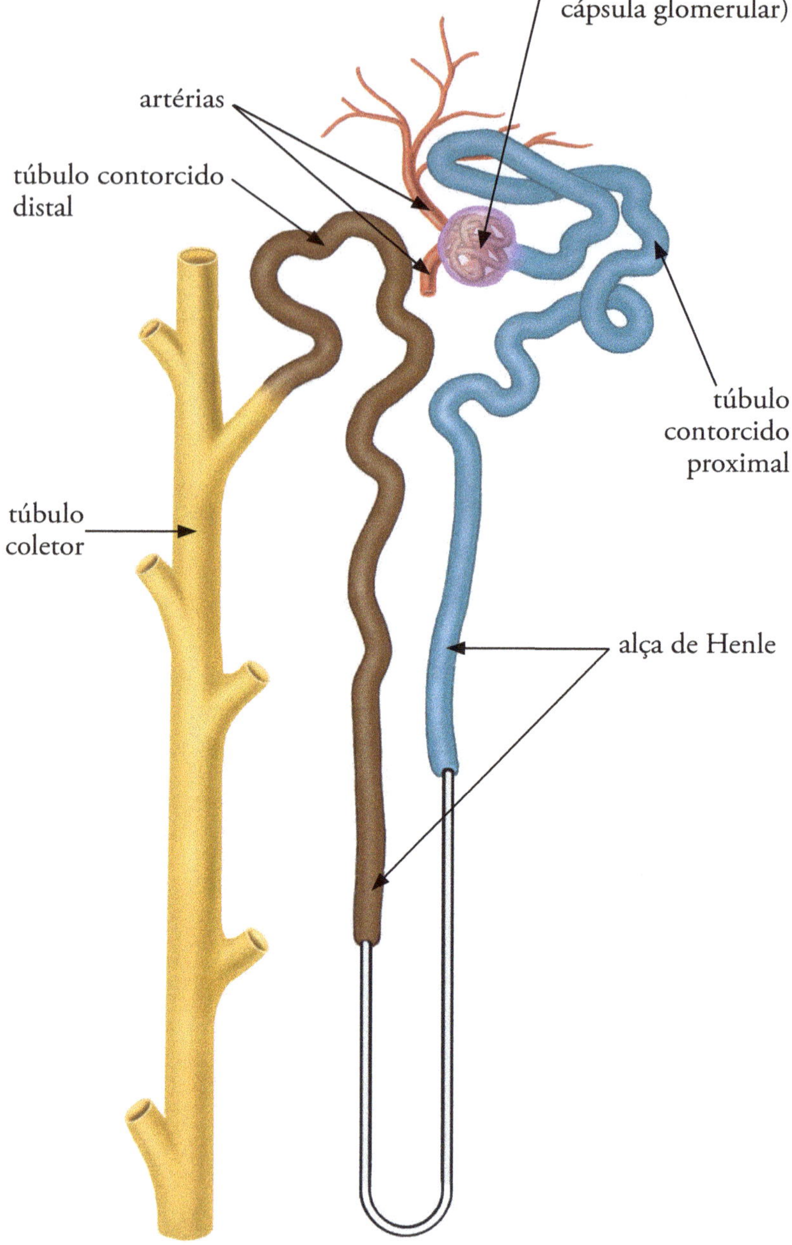

VOLUME DE URINA

Um adulto produz, em média, 1.500 mililitros de urina por dia, dependendo, é claro, da quantidade de água ingerida. Muitas condições patológicas – como hipotensão, desidratação extrema e perda sanguínea, entre outras – podem diminuir drasticamente o débito urinário (volume de urina eliminado). Quando são eliminados de 50 a 250 mililitros de urina por dia, tem-se uma condição denominada oligúria. A diminuição do débito urinário para menos de 50 mililitros é chamada anúria. Ambas são condições de grave repercussão e podem trazer danos irreversíveis ao organismo e à função renal.

DIÁLISE

É um meio de depuração artificial do sangue usando um sistema de filtragem seletiva diferente do sistema normal do rim. Na hemodiálise, o sangue do paciente passa por membranas seletivas na máquina de diálise, onde os produtos do metabolismo avançam então para a solução de diálise, que é trocada continuamente e descartada. Depois desse processo, o sangue purificado passa novamente para o paciente. Normalmente as sessões de diálise ocorrem em dias alternados. Na denominada diálise peritonial ambulatorial, uma solução é infundida na cavidade peritonial do doente por um cateter implantado cirurgicamente. O próprio peritônio serve como membrana filtradora. Esse procedimento é repetido algumas vezes ao dia.

Sistema coletor

O sistema coletor serve para conduzir a urina para fora do rim e do corpo, não tendo a função de reabsorver água ou outras substâncias.

O processo de eliminação é iniciado nos cálices renais, que recebem a urina recém-formada vinda dos túbulos coletores. Para cada pirâmide renal existe um cálice menor, que se liga diretamente ao ápice da pirâmide. Os cálices renais se juntam formando cálices maiores, e estes vão se unir para compor a pelve renal, que se projeta para fora do rim através do hilo renal. É dentro dos cálices e da pelve renal que o cálcio eliminado pelo rim pode se precipitar, formando concreções únicas ou múltiplas, os cálculos renais. A chamada litíase renal pode ser acompanhada de grande dor quando um cálculo fica impactado, preso, em parte do sistema coletor.

A pelve renal se estreita e toma a forma de um tubo longo e fino – o ureter –, havendo um para cada rim. Os ureteres, com a ajuda de contrações peristálticas semelhantes às do intestino, impulsionam a urina para a frente, levando-a até a bexiga.

A bexiga é uma bolsa muscular que serve de reservatório para a urina. O músculo da bexiga é denominado músculo detrusor. Nos homens, localiza-se anteriormente ao reto. Nas mulheres, está anteriormente ao canal vaginal e inferiormente ao útero. Quando distendida, a bexiga torna-se globosa e cresce superiormente, podendo invadir a cavidade abdominal. Quando o volume de urina chega a aproximadamente 300 mililitros, suas paredes se distendem, provocando um estímulo nervoso que se traduz na vontade de urinar. Podemos controlar essa necessidade por determinado período de tempo, porque temos domínio parcial sobre uma estrutura muscular denominada esfíncter uretral, que só deixa a urina passar quando está relaxado. Por isso, é possível acumular muito mais do que 300 mililitros de urina na bexiga. Porém, depois de um determinado volume, na média acima de 800 mililitros, nossos esforços são insuficientes: o sistema nervoso comanda o reflexo de micção, com o relaxamento do esfíncter uretral e a contração do músculo da bexiga, e a urina é eliminada independentemente da nossa vontade.

Na bexiga existem três aberturas que formam um triângulo em sua parede, o trígono vesical. São as duas aberturas dos ureteres e a abertura interna da uretra (onde logo abaixo se localiza o esfíncter da uretra). Quando a bexiga está cheia, as duas aberturas dos ureteres são comprimidas, impedindo o refluxo de urina para os ureteres e os rins.

Após atravessar o esfíncter uretral, a urina vai para a uretra, a última parte do sistema urinário de um indivíduo. No homem, ela se abre no pênis; na mulher, se abre na vulva, sendo, por isso, mais curta que a do homem. A uretra mais curta também facilita a entrada de bactérias do exterior para a bexiga, tornando as mulheres mais vulneráveis à infecção da bexiga, denominada cistite.

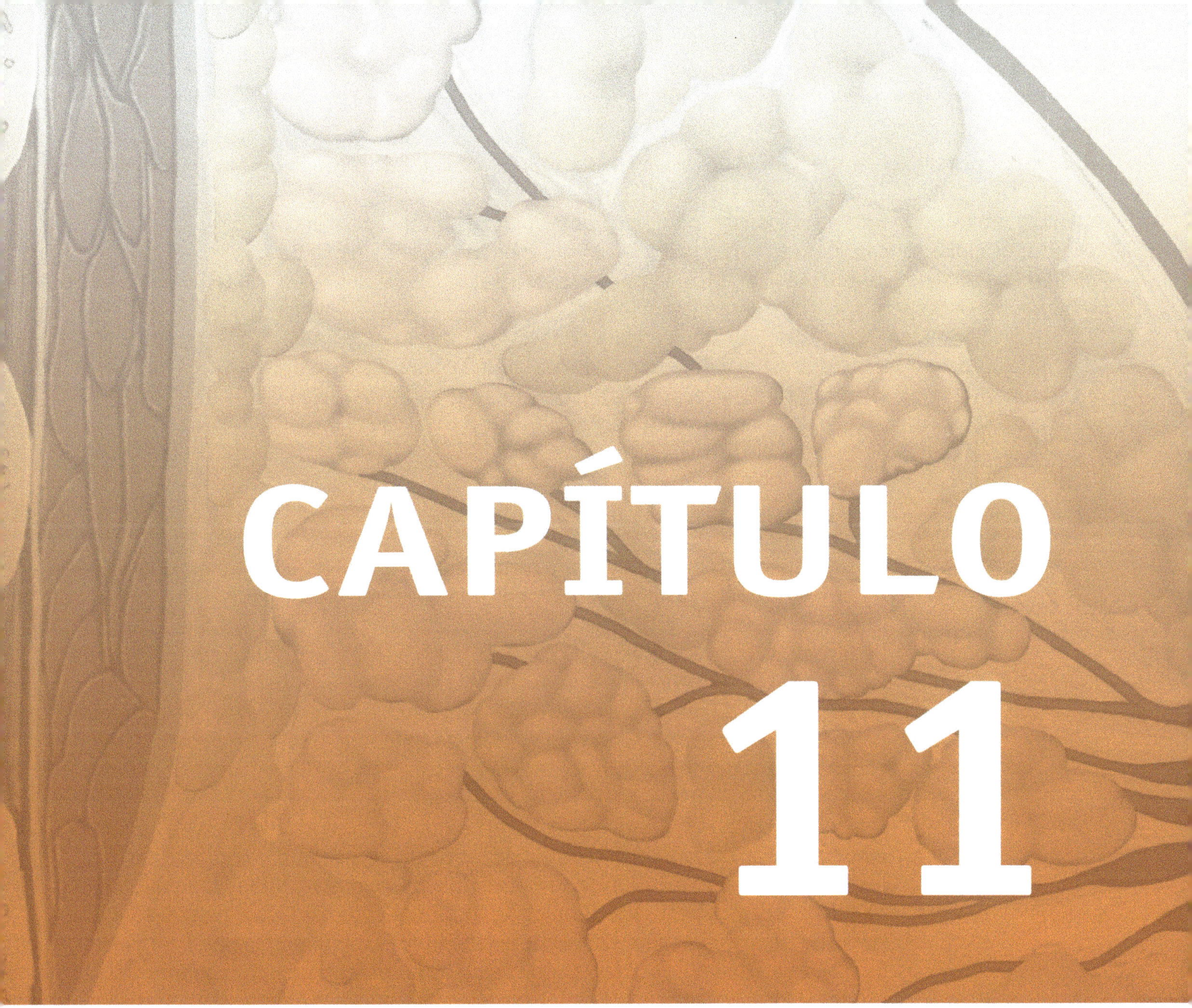

CAPÍTULO 11

Sistema reprodutor

Uma das principais características dos seres vivos é a sua capacidade de reprodução, que é a produção de novos seres a partir de seus progenitores. Na espécie humana, a reprodução é do tipo sexuada, porque é consequência da junção de duas células: os gametas masculino e feminino. Cada um dos gametas contém parte do código genético do pai e da mãe, garantindo que suas características passem para o filho e sejam perpetuadas pelas gerações.

A produção dos gametas e dos hormônios sexuais e a manutenção da vida do concepto (nome dado ao produto da fecundação nas primeiras fases de desenvolvimento) são funções do sistema reprodutor.

Sistema reprodutor masculino

No homem, o sistema reprodutor é formado por testículos, epidídimos, ductos deferentes, vesículas seminais, ductos ejaculatórios, próstata e pênis.

Os testículos são duas glândulas ovais de aproximadamente cinco centímetros de comprimento, normalmente situadas na bolsa escrotal, que, por sua vez, é formada de pele frouxa e tecido subcutâneo com fibras musculares. No feto, os testículos ficam dentro da cavidade abdominal, onde se originam, e só no final do desenvolvimento intrauterino é que descem para a bolsa.

O testículo possui uma camada de revestimento esbranquiçada e rígida, a túnica albugínea. Ela envia para o interior do testículo septos que o dividem em lóbulos, onde se localizam os túbulos seminíferos. Os espermatozoides são produzidos no interior desses pequenos túbulos, cujo número aproximado é de 900 em cada testículo. Nos túbulos seminíferos ficam as células espermatogênicas, que formam os espermatozoides, e as células de Sertoli, que sustentam e protegem as células espermatogênicas, além de nutrir as formas imaturas dos espermatozoides e produzir um líquido que serve de veículo para eles. Entre os túbulos seminíferos estão as células de Leydig, que produzem a testosterona, envolvida no desenvolvimento de características sexuais masculinas (pelos no rosto e corpo, voz grossa, aumento da genitália, etc.) e no aumento da libido.

CRIPTORQUIDIA

Os testículos têm sua origem embrionária no interior da cavidade abdominal e só descem para a bolsa escrotal no final da vida intrauterina. A permanência do testículo na cavidade abdominal após o parto é mais comum em prematuros e é chamada de criptorquidia. Na maioria dos casos, o testículo desce ainda durante o primeiro ano de vida, mas quando isso não ocorre deve haver intervenção cirúrgica até os 18 meses para evitar a esterilidade – que pode ocorrer pelo aumento da temperatura do testículo – e um possível câncer no futuro.

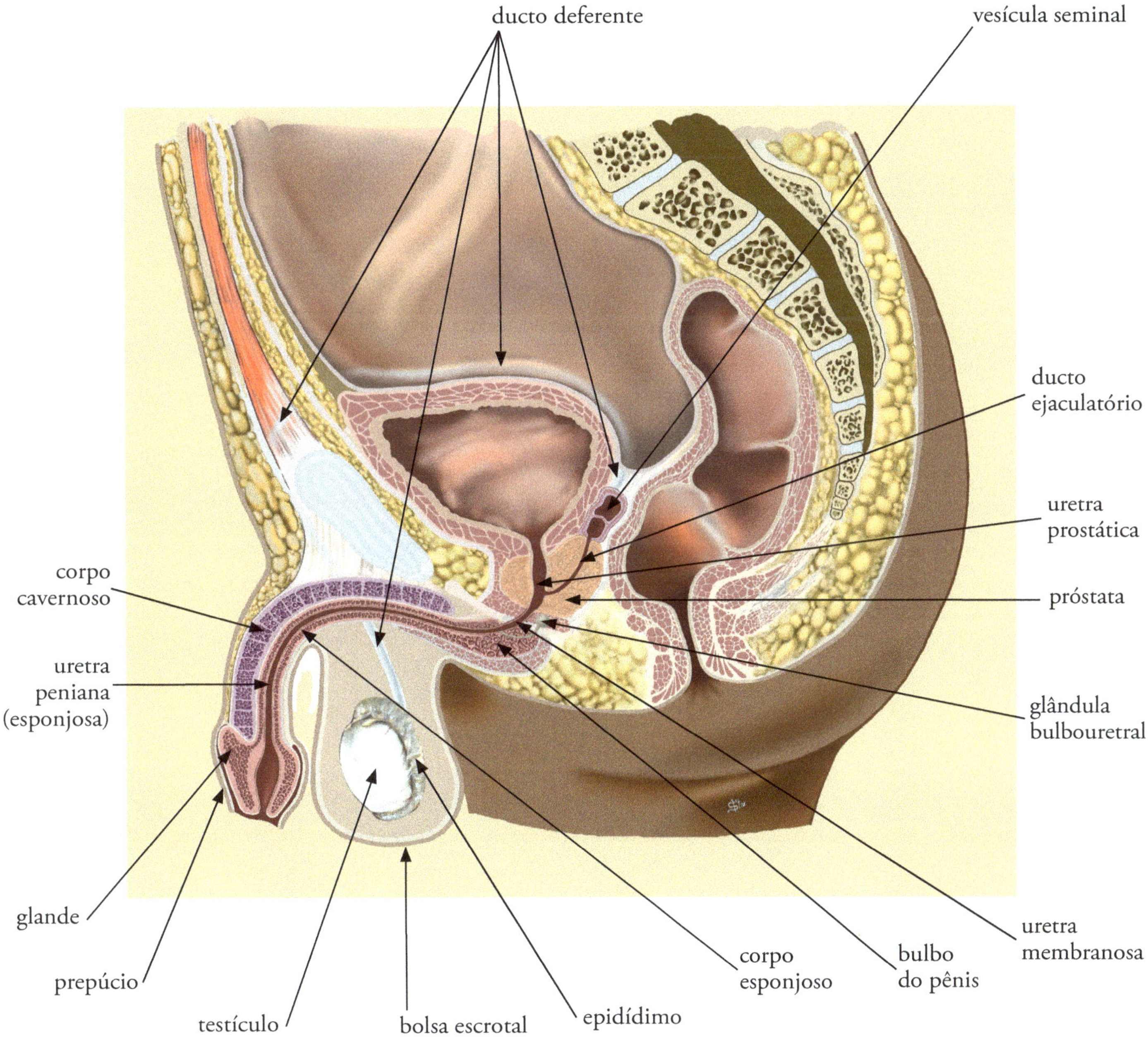
ducto deferente
vesícula seminal
ducto ejaculatório
uretra prostática
próstata
glândula bulbouretral
uretra membranosa
bulbo do pênis
corpo esponjoso
epidídimo
bolsa escrotal
testículo
prepúcio
glande
uretra peniana (esponjosa)
corpo cavernoso

Os espermatozoides são formados num ritmo intenso, até 300 milhões por dia. São células altamente especializadas, preparadas para sua função, que é penetrar um ovócito secundário. Observa-se na extremidade anterior do espermatozoide uma cabeça cujo núcleo contém 23 cromossomos. O acrossomo reveste a porção anterior da cabeça, contendo enzimas (hialuronidases e proteases) que facilitam a penetração no ovócito secundário. Abaixo da cabeça fica o colo, uma região inicial da cauda onde se concentram as mitocôndrias e a cauda propriamente dita.

Os túbulos seminíferos desembocam nos túbulos retos, que, por sua vez, convergem numa rede de túbulos denominada rede testicular. Dela saem de oito a 15 túbulos eferentes, que se dirigem para um único ducto epididimário. Esse ducto pode chegar a medir seis metros, mas se enovela intensamente dando origem ao epidídimo, órgão em forma de vírgula que mede de quatro a sete centímetros de comprimento e se situa sobre a borda posterior do testículo e cuja função é armazenar e amadurecer os espermatozoides.

A IMPORTÂNCIA DA BOLSA ESCROTAL

Ela mantém a temperatura dos testículos cerca de dois a três graus abaixo da temperatura corporal, o que é fundamental para a produção de espermatozoides. Há no tecido subcutâneo da bolsa escrotal duas camadas musculares: o cremáster, que eleva os testículos, e o darto, que enruga a pele do escroto. Ambos respondem ao frio e servem como um mecanismo regulador de temperatura.

Pela cauda do epidídimo sai o ducto deferente, com 45 centímetros de comprimento, que entra na cavidade abdominal conduzindo os espermatozoides e termina numa porção dilatada, a ampola do ducto deferente, juntando-se com a vesícula seminal. Os espermatozoides podem permanecer por meses no ducto deferente e, se não forem utilizados, são reabsorvidos.

As vesículas seminais situam-se posteriormente à bexiga e produzem uma secreção viscosa alcalina que forma a maior parte do sêmen e cuja função é proteger e nutrir os espermatozoides. Seu ducto une-se com a ampola do ducto deferente para formar os ductos ejaculatórios, que penetram na próstata e desembocam na uretra prostática.

A próstata é uma glândula situada abaixo da porção inferior da bexiga e que secreta o líquido prostático – leitoso, ligeiramente ácido, que contribui para a mobilidade e nutrição do espermatozoide, formando cerca de 25% do sêmen. Ela envolve a porção prostática (primeira porção) da uretra. Em casos de aumento do volume prostático, pode haver dificuldade de eliminação da urina em função da compressão dessa porção da uretra.

Estrutura do testículo

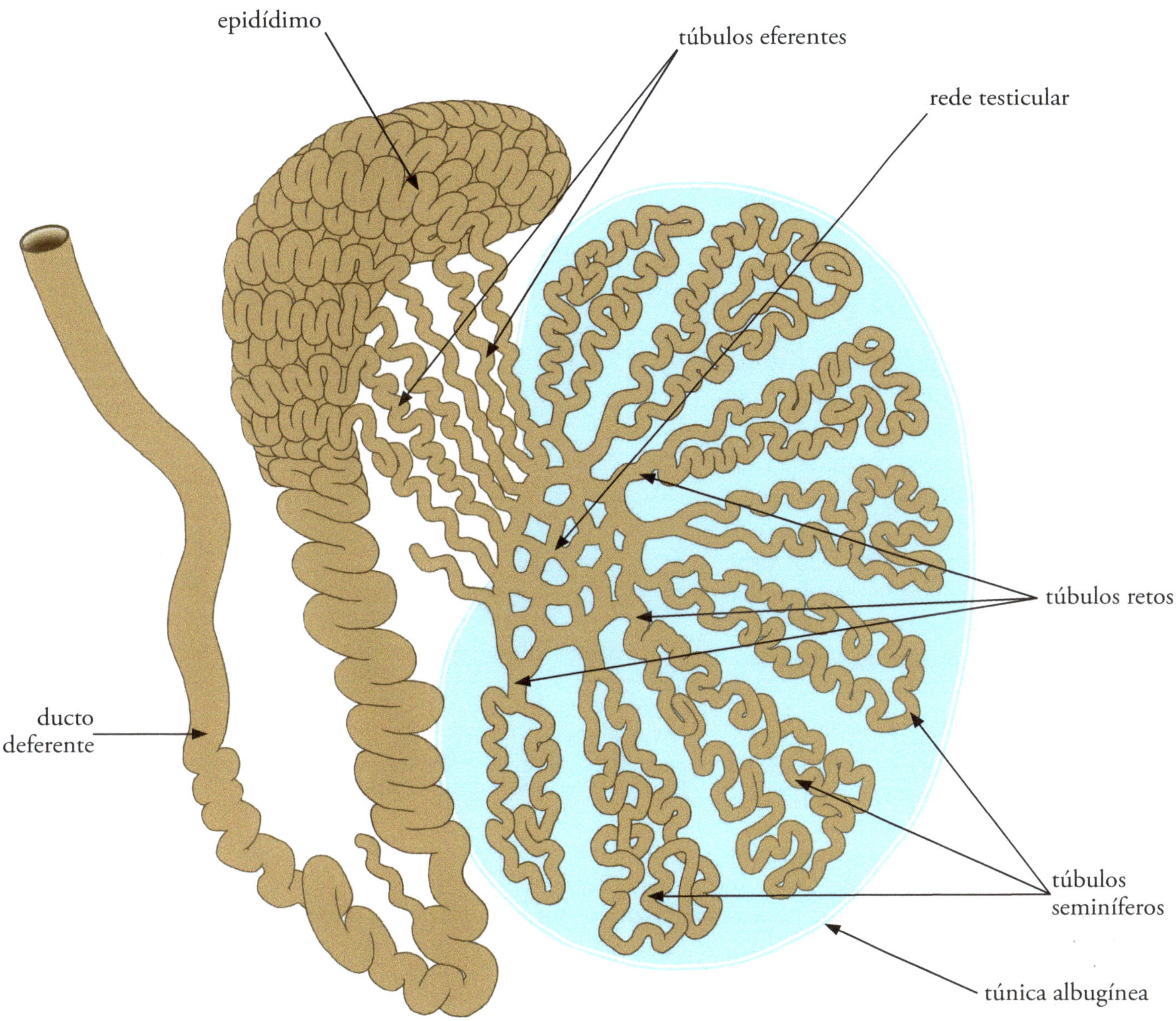

VASECTOMIA

É a cirurgia de esterilização masculina, realizada com uma incisão na parte posterior da bolsa escrotal, ligadura e retirada de um segmento do ducto deferente. Assim, os espermatozoides não podem ser eliminados, então morrem e são reabsorvidos no epidídimo. A vasectomia não afeta as células de Leydig, portanto em nada interfere na libido e nas funções sexuais. É muito eficaz e segura. Apesar da possibilidade de reversão da cirurgia, o sucesso no retorno à fertilidade é menor que 50%.

Após a porção prostática, encontra-se a porção membranosa da uretra, a mais curta. Ela atravessa os músculos do períneo e, ao seu lado, ficam as glândulas bulbouretrais, que têm o tamanho de uma ervilha e produzem uma secreção alcalina que, durante a excitação sexual, lubrifica a uretra e elimina a acidez deixada por resíduos de urina. Apesar de estarem ao lado da porção membranosa da uretra, seus ductos se abrem somente na uretra peniana.

O pênis é o órgão copulador do sistema reprodutor masculino. É formado por três corpos eréteis, que, ao se encherem de sangue, aumentam de volume e rigidez, provocando a ereção. Esses três corpos eréteis são: dois corpos cavernosos e um corpo esponjoso. Dentro do corpo esponjoso encontra-se a porção peniana (ou esponjosa) da uretra, que conduz, alternadamente, o sêmen ou a urina.

Na extremidade proximal, o pênis tem uma raiz formada pelos chamados ramos do pênis (corpos cavernosos) e pelo bulbo do pênis (corpo esponjoso). Após a raiz, encontra-se o corpo do pênis; em sua parte distal, o corpo esponjoso forma uma dilatação terminal onde se abre a uretra, a glande, que é recoberta por uma prega retrátil de pele chamada prepúcio. O estreitamento da abertura do prepúcio, quando não permite retraí-lo e descobrir a glande, é a fimose, que dificulta a higiene e pode levar a infecções ou doenças mais graves do pênis.

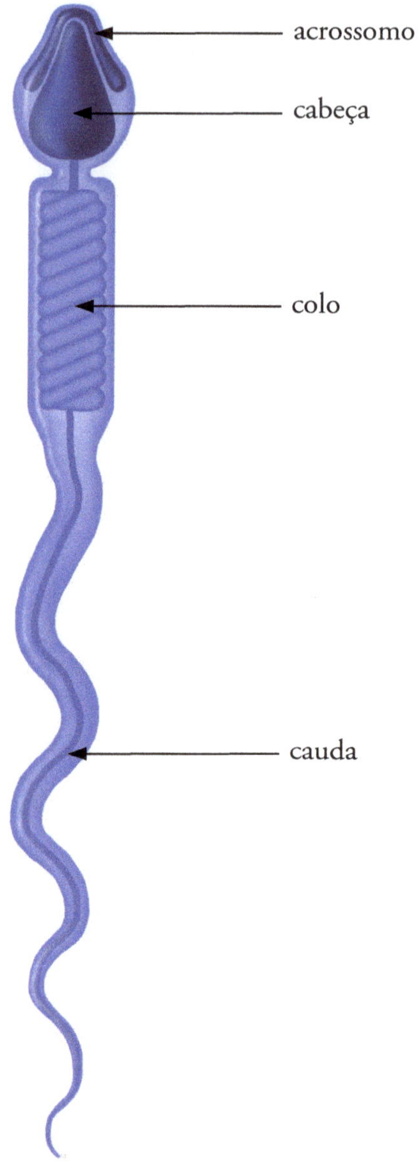

Estrutura do espermatozoide

SÊMEN

Em cada ejaculação há a liberação de 2,5 mililitros a 5 mililitros de sêmen, com uma quantidade de espermatozoides que varia de 50 milhões a 150 milhões por mililitro. Taxas inferiores a 20 milhões de espermatozoides por mililitro podem levar à infertilidade.

Sistema reprodutor feminino

O sistema reprodutor feminino diferencia-se funcionalmente do masculino por uma característica essencial: ele não se limita a produzir gametas e hormônios sexuais – é também o receptáculo do concepto. É no seu interior que o concepto se desenvolve por nove meses, até ser capaz de se adaptar ao mundo externo.

Genitais externos

Os órgãos genitais externos femininos formam um conjunto chamado vulva, composto de estruturas que podem ser visualizadas sem o auxílio de instrumentos, como:

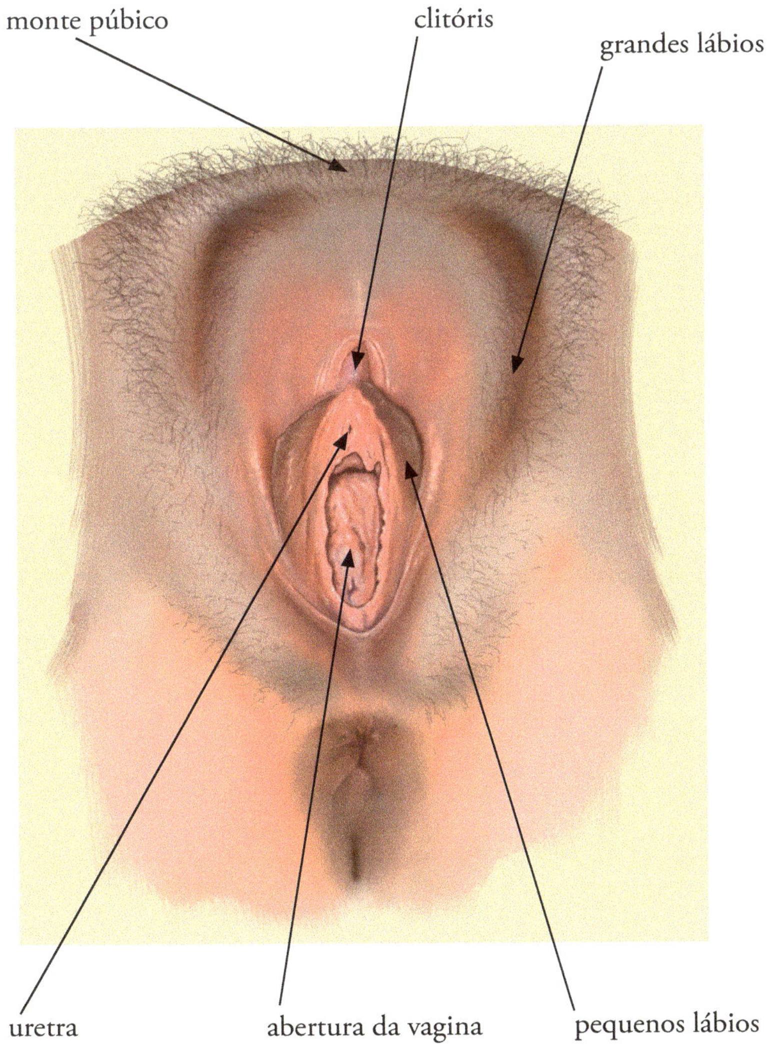

- **Monte púbico** – elevação de tecido adiposo, recoberto por pelos, que protege a sínfise púbica.
- **Grandes lábios** – com tecido adiposo e pelos pubianos.
- **Pequenos lábios** – sem gordura ou pelos.
- **Clitóris** – massa de tecido erétil, análogo ao pênis, recoberto parcialmente pelo prepúcio do clitóris, uma prega de pele próxima à união anterior dos lábios menores.

Entre os pequenos lábios fica o vestíbulo, onde se abrem a vagina (que pode ainda estar parcialmente recoberta pelo hímen), a uretra e as glândulas vestibulares maiores – conhecidas ainda por glândulas de Bartholin – que produzem muco durante a excitação sexual.

Sob os grandes lábios existem os bulbos do vestíbulo, massas de tecido erétil, assim como o clitóris, que também se ingurgitam durante a relação sexual.

Genitais internos

Os órgãos genitais internos femininos são: vagina, útero, tubas uterinas e ovários.

A vagina é um espaço tubular fibromuscular recoberto com uma mucosa pregueada com cerca de 10 centímetros de comprimento. Ela comunica a vulva com o útero. Suas paredes são musculares e têm capacidade de contração. A vagina tem as funções de receber o pênis durante a relação sexual, dar saída ao fluxo menstrual e formar o canal do parto. A vagina tem grande elasticidade tanto no sentido longitudinal quanto transversal.

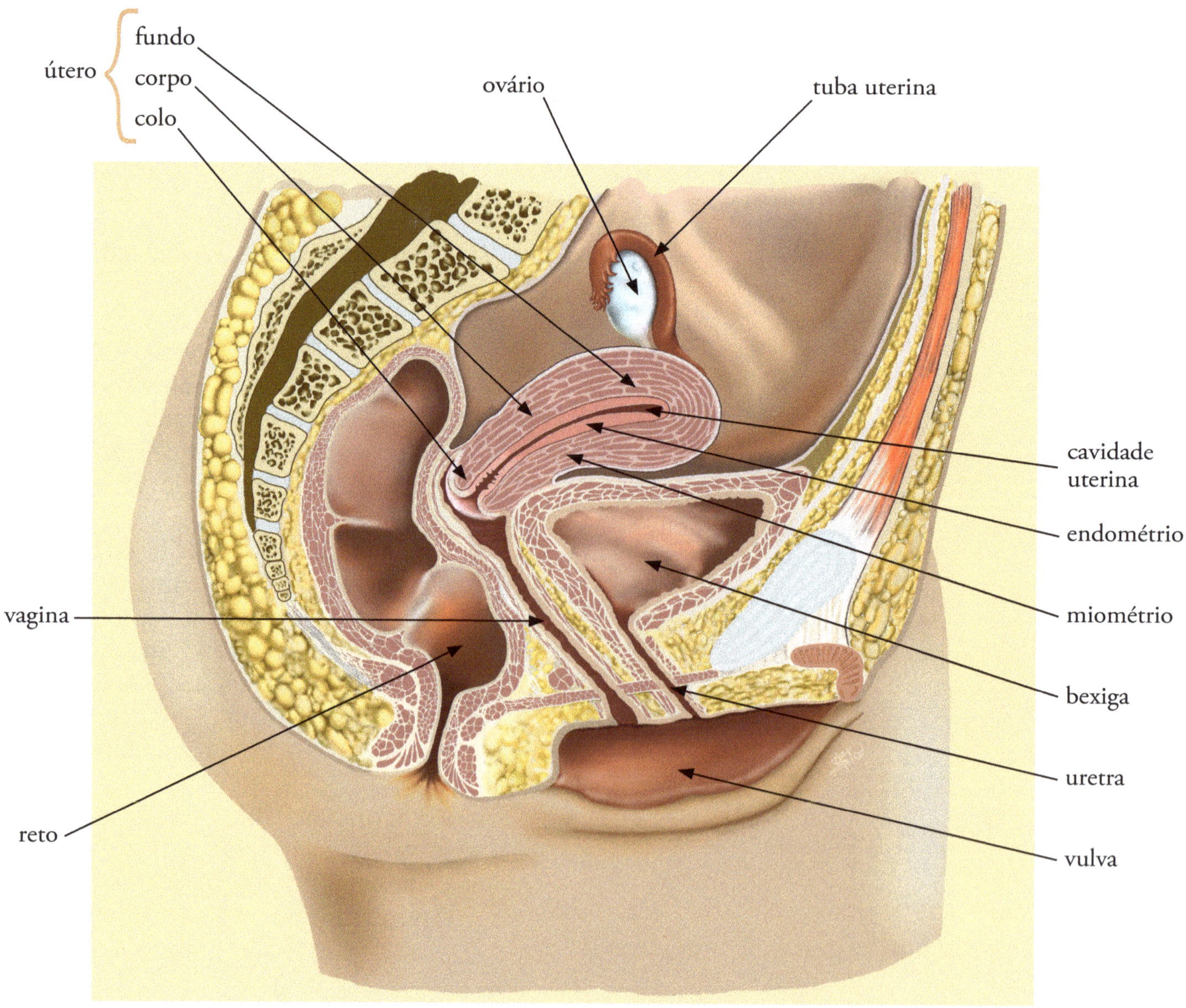

O útero, por sua vez, é um órgão oco, em forma de pera, com paredes musculares espessas. Ele serve como caminho para os espermatozoides chegarem à tuba uterina para a fertilização e abriga o feto durante seu desenvolvimento, podendo crescer até um volume de cinco litros. A porção inferior do útero insinua-se para dentro da porção superior da vagina e é chamada de colo do útero. A parte central, denominada corpo do útero, é separada do colo pelo istmo. A porção superior é o fundo do útero. Na junção entre corpo e fundo saem as tubas uterinas, duas estruturas que se estendem lateralmente em direção aos ovários, de onde capturam os ovócitos secundários. As tubas são compostas por um infundíbulo (que se abre para a cavidade pélvica e por onde o ovócito secundário entra), recoberto em sua extremidade por franjas denominadas fímbrias, por uma ampola (porção mais dilatada onde ocorre a fecundação na maioria dos casos) e por um istmo (porção mais proximal e mais estreita).

Por ser um órgão oco, o útero possui um espaço em seu interior que é chamado de cavidade uterina na região do corpo e de canal cervical na região do colo. As paredes uterinas são formadas por três camadas: o perimétrio, camada de revestimento, é a mais externa e continua com o peritônio, formando o mais evidente ligamento do útero – o ligamento largo; o miométrio, camada média formada por músculo liso; e o endométrio, a camada mais interna, muito vascularizada, que se altera durante o ciclo menstrual.

O útero tem uma posição padrão chamada de anteversoflexão. Isso significa simplesmente que o corpo do útero se inclina anteriormente em relação ao colo, e, além disso, o próprio corpo é côncavo anteroinferiormente. Alterações na posição normal de anteversoflexão podem levar à infertilidade.

HISTERECTOMIA

É a retirada cirúrgica do útero, que pode ser indicada em decorrência de tumor, endometriose e miomas, entre outros. A histerectomia é dita parcial quando se preserva o colo do útero; total quando o colo do útero é retirado; e radical quando há a retirada das tubas uterinas, dos ovários e até da parte superior da vagina. A cirurgia pode ser realizada por via abdominal ou transvaginal.

PROLAPSO UTERINO

É quando a sustentação dos ligamentos uterinos e os músculos do períneo se enfraquecem, o que geralmente está relacionado a idade, múltiplos partos ou partos traumáticos. O útero pode escorregar pelo canal vaginal e expor o colo uterino pelo óstio da vagina. É uma condição de grande desconforto e frequentemente exige correção cirúrgica.

Os ovários são as gônadas femininas e produzem hormônios e ovócitos secundários. São estruturas pequenas, em formato de amêndoa, ancoradas por ligamentos como o mesovário (parte do ligamento largo do útero) e o ligamento útero-ovárico.

Quando nasce, a mulher já está em uma fase avançada no seu desenvolvimento de células germinativas, que se encontram no estágio de ovócito primário. Envolvendo os ovócitos existem células foliculares. Após a puberdade, a cada ciclo ocorre a maturação de um folículo e um ovócito, gerando o ovócito secundário, que pode ser fecundado e gerar, por fim, um zigoto. Portanto, o que ocorre na puberdade não é a formação de novos gametas, mas a maturação das formas já existentes.

A partir da puberdade, as estruturas ovarianas produzem dois hormônios, o estrogênio e a progesterona. O estrogênio age na formação das características sexuais femininas, como o alargamento da pelve e o desenvolvimento da vagina, dos grandes e pequenos lábios, dos pelos pubianos e das mamas. Já a progesterona prepara o útero para a gravidez e as mamas para produzir leite.

Mamas

As glândulas mamárias são glândulas sudoríparas modificadas que se localizam sobre a musculatura torácica anterior. Elas se ligam à musculatura torácica pela fáscia muscular e à pele pelos ligamentos suspensores de Cooper, que podem se afrouxar com a idade, causando a ptose mamária. O leite é produzido nos alvéolos mamários, que se unem em lóbulos, e estes em lobos mamários. Cada alvéolo possui ductos que vão se unindo progressivamente até desembocar nos ductos lactíferos, que se abrem na papila mamária do mamilo. Em volta da papila mamária há uma área de pele escura, a aréola mamária, que possui muitas glândulas sebáceas.

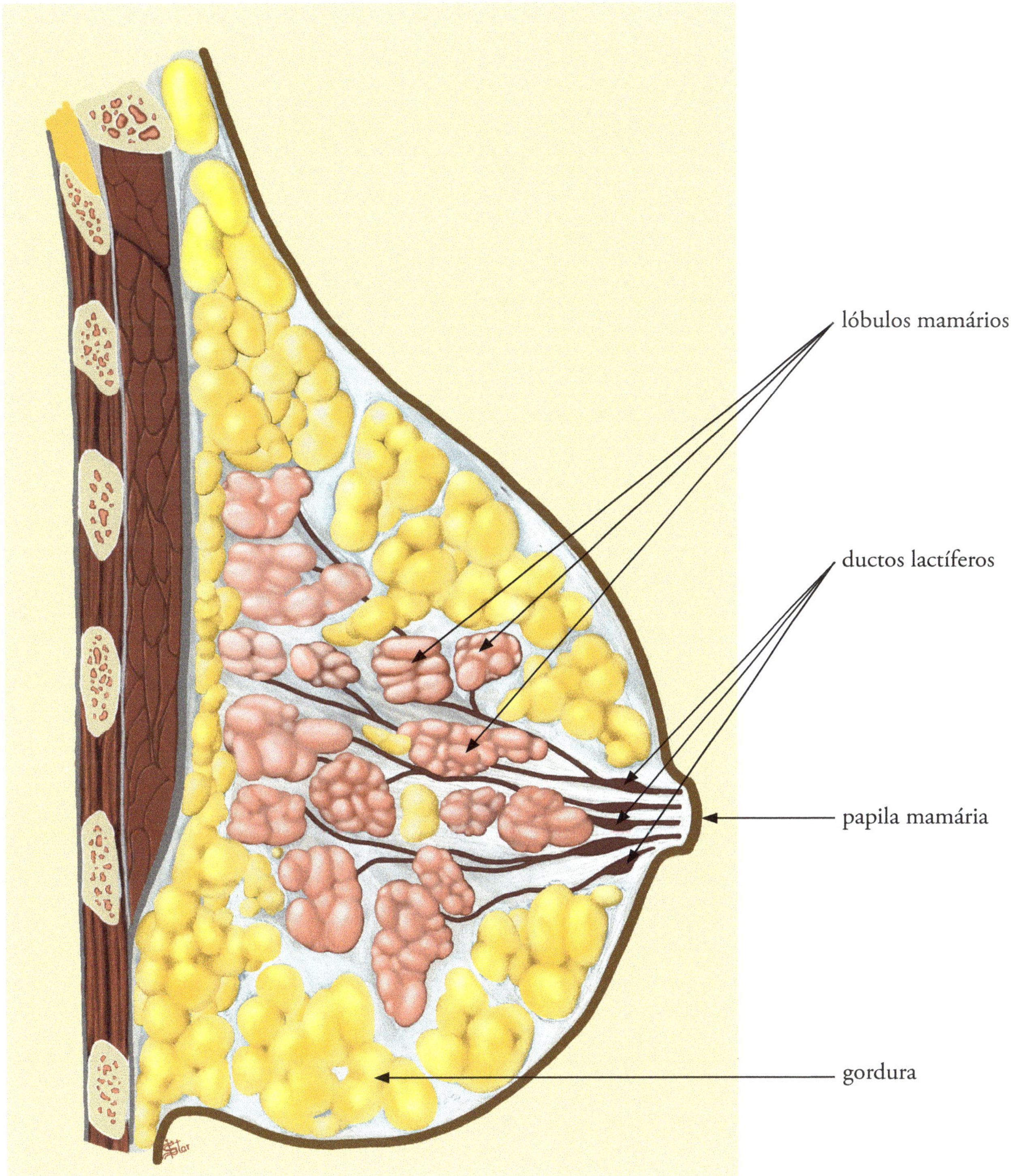
lóbulos mamários
ductos lactíferos
papila mamária
gordura

Ciclo menstrual e hormônios

No sistema reprodutor feminino ocorre, periodicamente, uma série de alterações com o propósito de preparar o útero para uma possível gravidez. A seguir, descrevemos o que são e como ocorrem a ovulação, a menstruação e a gravidez.

Tudo se inicia na puberdade, quando a glândula hipófise começa a secretar o FSH (sigla em inglês para hormônio folículo-estimulante), que vai provocar o desenvolvimento de um folículo ovariano, onde o ovócito amadurece. O ovário responde ao FSH produzindo o estrogênio, hormônio que estimula o crescimento do endométrio, uma camada de tecido bem vascularizado que recobre o útero internamente.

Quando atinge a maturidade, o folículo sofre a ação de outro hormônio hipofisário, o LH (sigla para hormônio luteinizante). O folículo se rompe, liberando o ovócito para dentro da tuba uterina: é a ovulação, que ocorre por volta do 14º dia depois do início do amadurecimento do ovócito.

Após a liberação do ovócito na tuba, o LH continua sua ação e transforma o resto do folículo rompido numa estrutura denominada corpo lúteo. Esse corpo tem a capacidade de produzir estrogênio e, principalmente, progesterona, um dos hormônios femininos, que vai atuar sobre o endométrio, estimulando o crescimento de vasos sanguíneos e de glândulas que produzem secreções nutritivas.

É interessante observar o trabalho sincronizado dos vários hormônios envolvidos nesse processo. A hipófise libera FSH e LH nas quantidades necessárias para estimular, no momento certo, a produção da quantidade adequada de estrogênio e progesterona, que também trabalham em equipe. No decorrer do ciclo ovariano, a hipófise é regularmente avisada da necessidade de aumentar ou diminuir seus hormônios, promovendo apenas a quantidade certa do hormônio ovariano necessário àquele momento do ciclo. Os responsáveis por esse aviso são os próprios hormônios, à medida que sua quantidade se torna insuficiente ou excessiva para aquele momento do ciclo. Assim, aproximadamente 14 dias depois da ovulação, o corpo lúteo se degenera, transformando-se numa cicatriz chamada de corpo branco, que deixa de produzir progesterona e estrogênio. Sem esses hormônios, pode-se dizer que o endométrio "morre" e "cai", descamando-se por cerca de três dias, quando é então eliminado pela vagina, dando origem à menstruação.

O primeiro dia da menstruação é considerado o primeiro dia do chamado ciclo menstrual da mulher, que coincide com o reinício da produção de FSH pela hipófise. O ciclo menstrual se repete a cada 28 dias, em média, período durante o qual apenas um ovócito amadurece.

Pode acontecer de o ovócito liberado pelo folículo ser fecundado por um espermatozoide. Nesse caso, ocorre a formação de uma célula denominada zigoto ou ovo, dando início à gravidez. O ovo passa por várias divisões celulares enquanto vai da tuba uterina para o útero, e desde o momento da concepção até o término do segundo mês de gestação, aproximadamente, ele é chamado de embrião. A partir de então, passa a ser denominado feto.

No útero, o endométrio dá sustentação ao embrião que nele se implantará, num processo chamado de nidação. Depois disso, o embrião continua seu desenvolvimento e ocorre a formação da placenta, estrutura muito vascularizada que fornece a ele oxigênio e nutrientes. A placenta produz a gonadotrofina coriônica, hormônio que mantém o corpo lúteo em funcionamento normal, de modo a garantir uma estrutura do endométrio favorável ao embrião. Após aproximadamente sete semanas, a própria placenta está pronta para produzir sozinha todos os hormônios necessários à manutenção da gravidez.

Ciclo menstrual

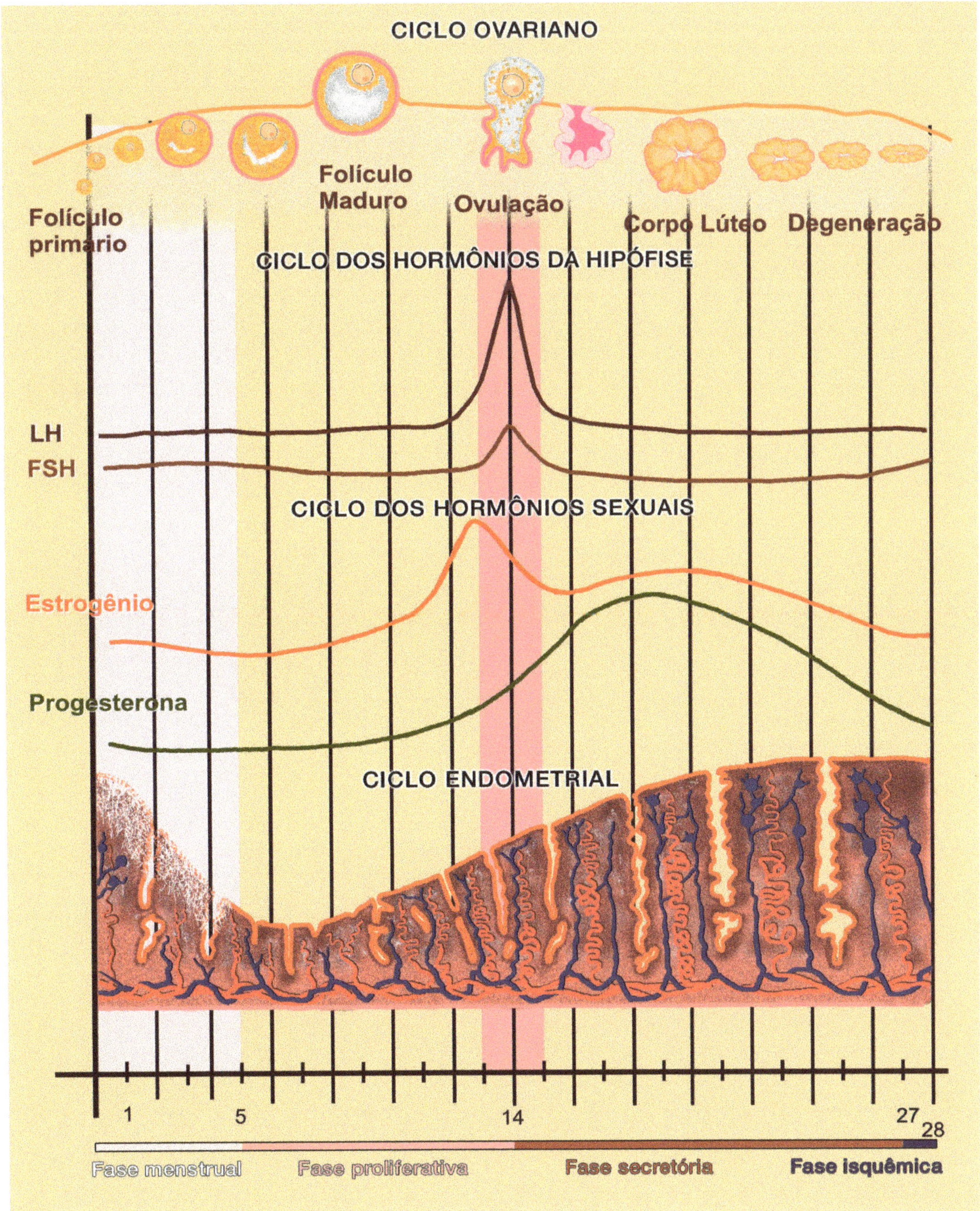

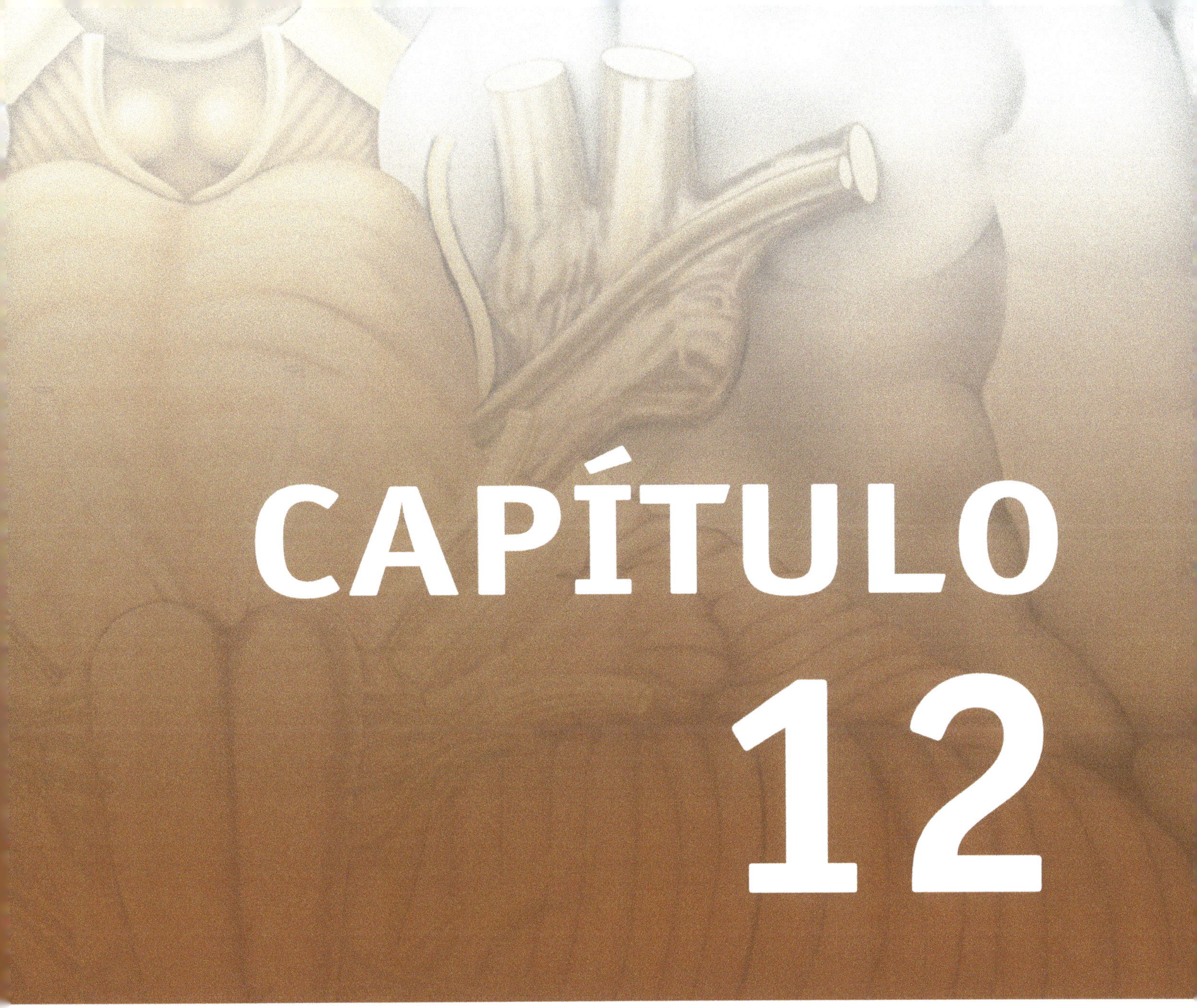

CAPÍTULO 12

Sistema nervoso

O corpo humano é uma estrutura complexa, formada por vários sistemas orgânicos cujas funções afetam-se mutuamente. Além disso, o ambiente coloca o homem continuamente frente a desafios que ele tem de perceber e interpretar para responder a eles. É para controlar, regular e integrar os sistemas que atuam na manutenção da vida humana, além de detectar estímulos do ambiente e elaborar respostas a eles, que existe o sistema nervoso. Sua função, em sentido amplo, é fazer com que o organismo trabalhe em harmonia com o ambiente e com seu próprio meio interno.

As informações que o sistema nervoso recebe podem se tornar conscientes ou não. Por exemplo: o controle hormonal do corpo é influenciado pelo sistema nervoso, mas nenhuma informação sobre os níveis de hormônios no sangue se torna consciente para o indivíduo. Por outro lado, quando o indivíduo se machuca, ele sente dor, e isso é algo bem perceptível conscientemente.

Algumas vezes o sistema nervoso atua de maneira voluntária, agindo segundo a vontade do indivíduo, como acontece com os movimentos das partes das mãos durante uma atividade delicada. No entanto, em outros casos o sistema nervoso atua de forma involuntária, realizando ações independentes da vontade do indivíduo, o que acontece com a regulação da fisiologia dos órgãos internos – os batimentos do coração, por exemplo.

Funcionalmente, ou seja, considerando somente sua função, o sistema nervoso divide-se em:

- **Sistema nervoso visceral (ou vegetativo)** – atua de modo predominantemente inconsciente e involuntário, estando relacionado à percepção e ao funcionamento das vísceras.

- **Sistema nervoso somático (ou de relação)** – atua de forma mais consciente e dependente da vontade, estando relacionado à percepção de estímulos provenientes do exterior que podem ser sentidos pela pele, pelos músculos e pelas articulações.

Quando o sistema nervoso recebe estímulos do ambiente externo ao corpo, as respostas a eles podem se manifestar tanto dentro do próprio organismo quanto no meio externo, de forma que existe forte integração entre o sistema nervoso visceral e somático. Isso acontece porque os estímulos elétricos percorrem várias porções do sistema nervoso, transmitindo e compartilhando informações de forma muito complexa; muitos desses processos são ainda desconhecidos para a ciência. Devido a essa forte integração, é muito difícil separar anatomicamente o sistema nervoso somático do visceral – muitos órgãos têm tanto funções vegetativas como de relação.

A questão da consciência dos estímulos do sistema nervoso visceral é complexa, sutil e delicada. Muitas das informações que o corpo obtém das vísceras nunca chegarão a se tornar conscientes, como as medidas de acidez sanguínea, pressão arterial, controle de contrações de paredes vasculares, etc. No entanto, quando temos um estímulo patológico, podemos sentir as vísceras conscientemente (por exemplo, na dor de estômago, na cólica menstrual, na dor torácica cardíaca). Da mesma forma, o controle voluntário dos músculos esqueléticos parece óbvio para nós, mas alguns dos nossos músculos esqueléticos (por exemplo, o diafragma) independem de nossa vontade para se contrair. Ainda da mesma maneira, alguns de nossos movimentos são reflexos (por exemplo, quando batemos com um martelinho no tendão patelar e observamos a contração do quadríceps estendendo a perna), não dependendo de um estímulo voluntário apesar de se tratar de músculo esquelético.

Organização estrutural do sistema nervoso

O sistema nervoso é composto por trilhões de células de diversos tipos, além de vasos sanguíneos e algum tecido conjuntivo. As células nervosas condutoras de estímulos elétricos são os neurônios. Elas são as mais importantes funcionalmente, porém formam aproximadamente apenas 10% das células do sistema nervoso. Já as células gliais (ou da glia) são maioria e, juntamente com os vasos sanguíneos e o tecido conjuntivo, oferecem um arcabouço de sustentação, proteção e nutrição aos neurônios.

O neurônio é formado por um corpo celular e dois tipos de prolongamentos ou fibras nervosas: os dendritos (que são curtos e trazem os estímulos até o corpo celular) e os axônios (que podem ser longos e levam o estímulo do corpo celular para longe dele).

Os axônios são envolvidos por uma bainha gordurosa, a bainha de mielina, que faz isolamento elétrico e permite que os estímulos sejam conduzidos de modo mais rápido e eficiente. Os estímulos chegam aos neurônios através dos dendritos, passam para o corpo celular e daí para seus axônios.

Neurônio

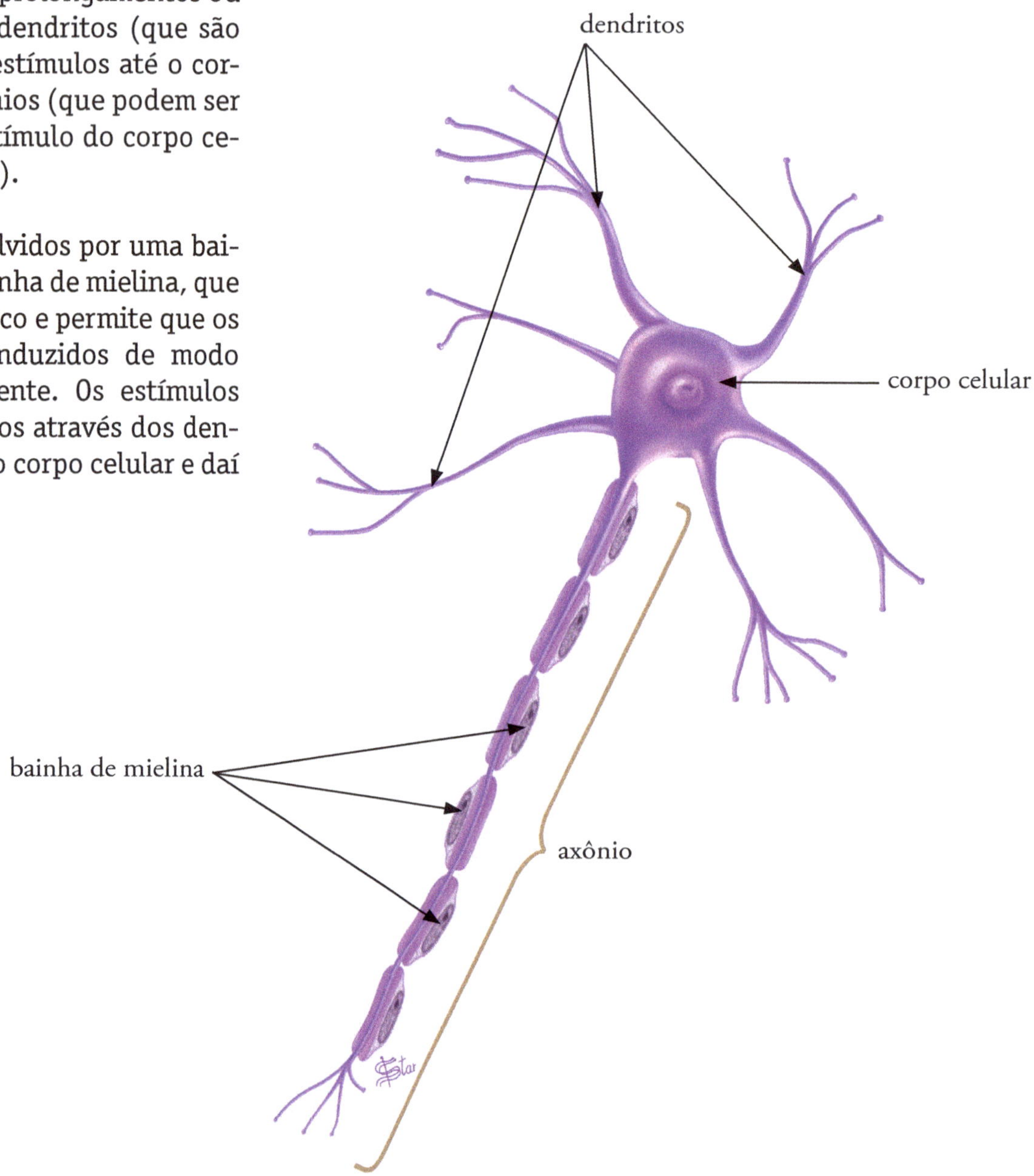

A região onde dois neurônios se juntam é denominada sinapse; ali ocorrem reações químicas com substâncias chamadas neurotransmissores, que possibilitam a transmissão do estímulo para outro neurônio ou para um músculo ou uma víscera.

Observando macroscopicamente, o sistema nervoso apresenta dois tipos de substâncias: a substância cinzenta (composta pelos corpos dos neurônios) e a substância branca (formada pelos axônios, que transmitem os estímulos de um lado para outro). Num corte de cérebro podemos diferenciar nitidamente as substâncias cinzenta e branca.

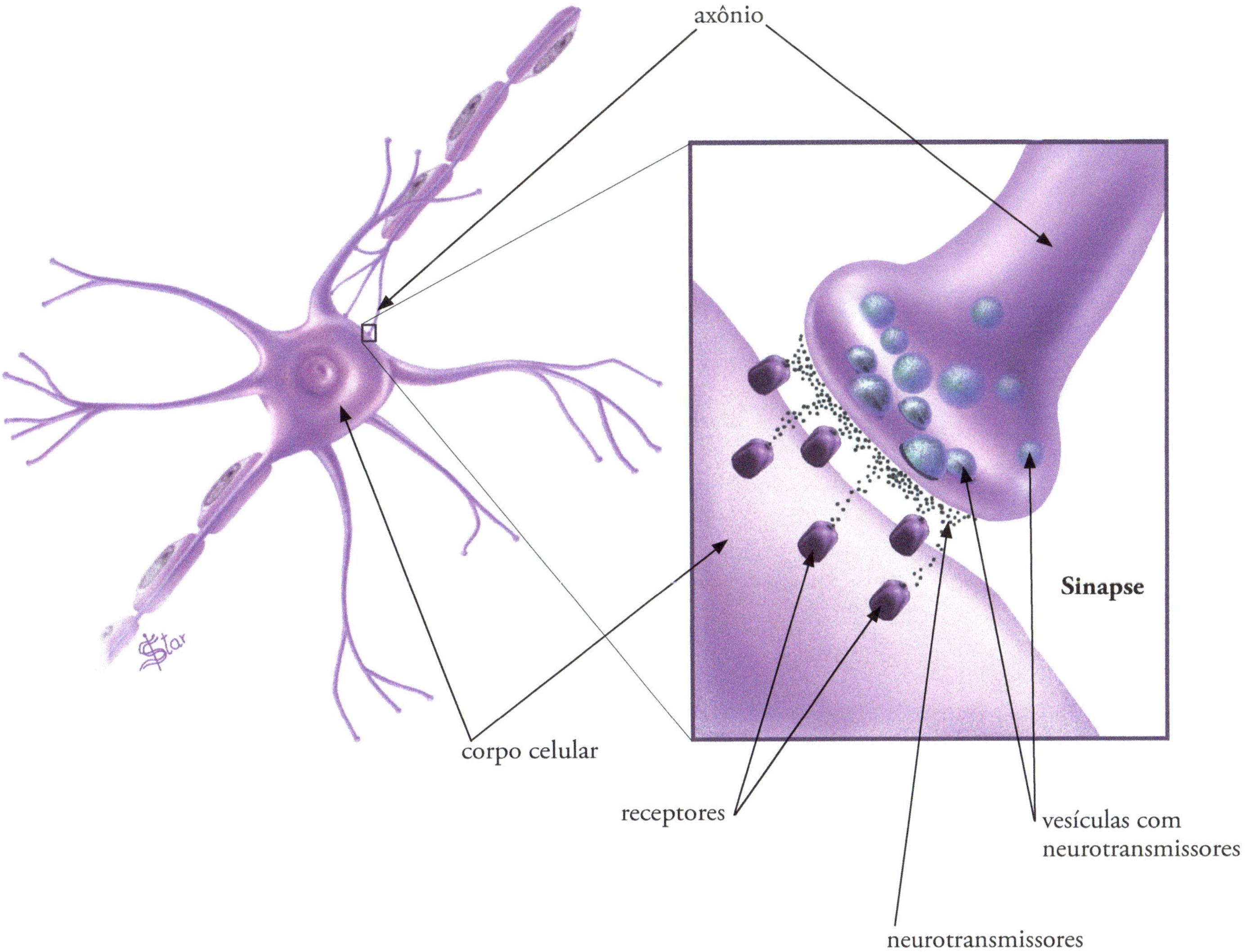

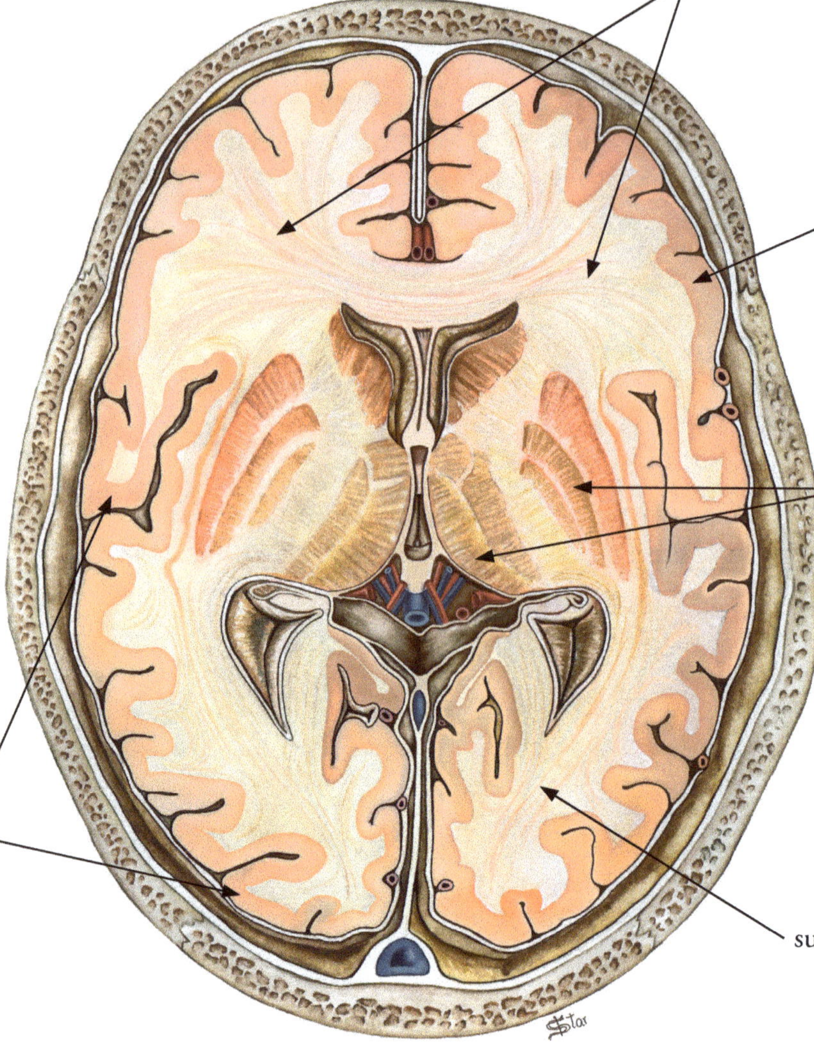

ESCLEROSE MÚLTIPLA

É uma doença degenerativa que provoca desmielinização progressiva dos neurônios do sistema nervoso central. Tem caráter autoimune, destruindo a bainha de mielina em múltiplas regiões e deixando em seu lugar uma cicatriz endurecida (ou esclerótica). A destruição das bainhas de mielina provoca uma ativação neuronal inadequada, com fraqueza muscular, distúrbios visuais e sensitivos. A doença é de caráter progressivo, podendo se apresentar de várias maneiras: desde sintomas leves, que chamam pouca atenção do paciente e evoluem muito lentamente, até sintomas que evoluem de forma abrupta e rápida com resposta ruim ao tratamento. A doença pode também passar por quadros de progressão lenta entremeados com períodos de estabilização. Em qualquer situação é absolutamente fundamental o acompanhamento do paciente por profissional especializado para retardar o curso da esclerose múltipla o máximo possível.

Organização anatômica do sistema nervoso

Anatomicamente, o sistema nervoso é dividido em duas porções:

- **Sistema nervoso central (SNC)** – responsável pelas funções mais complexas, como a interpretação de estímulos, o desencadeamento das respostas adequadas, o planejamento do controle dos órgãos internos e as atividades abstratas, como o raciocínio.

- **Sistema nervoso periférico (SNP)** – capta estímulos de todas as partes do corpo e do meio externo, enviando-os depois ao SNC. Este, por sua vez, produz respostas e as transmite de volta ao SNP, que as encaminha para todos os órgãos do corpo humano. Observa-se aqui uma divisão entre vias aferentes, que trazem informações em direção ao sistema nervoso central, e vias eferentes, que levam as respostas em direção aos órgãos efetuadores (músculos esqueléticos, músculo liso visceral e glândulas). Pode-se observar ainda, que existem neurônios que só participam das vias aferentes (neurônios sensitivos) e outros que só participam das vias eferentes (neurônios motores). Um neurônio do SNP não pode ser ao mesmo tempo sensitivo e motor.

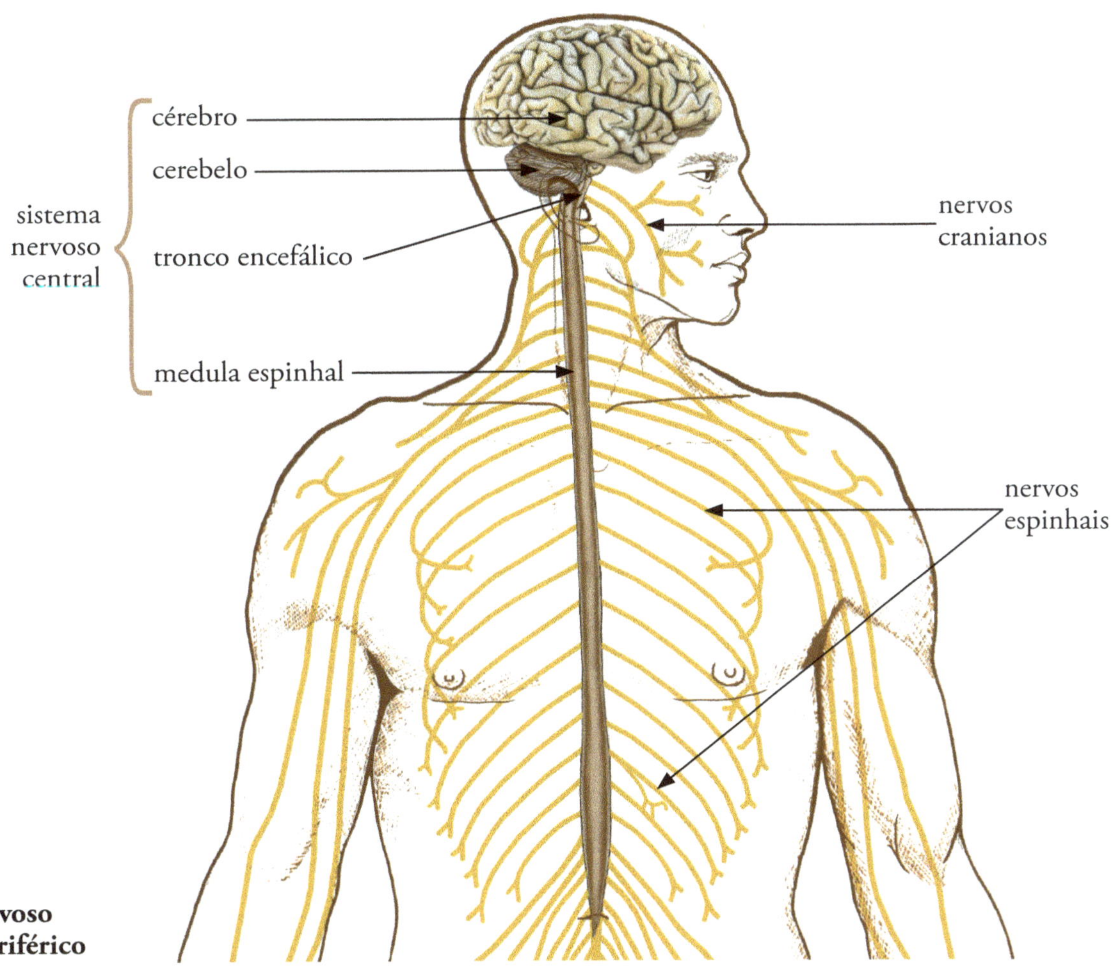

Sistema nervoso central e periférico

Sistema nervoso central

O SNC é composto pelo encéfalo – que compreende o cérebro, o cerebelo e o tronco encefálico – e por um prolongamento, a medula espinhal. O encéfalo é protegido por uma cobertura óssea, a caixa craniana, e a medula espinhal é protegida pela coluna vertebral.

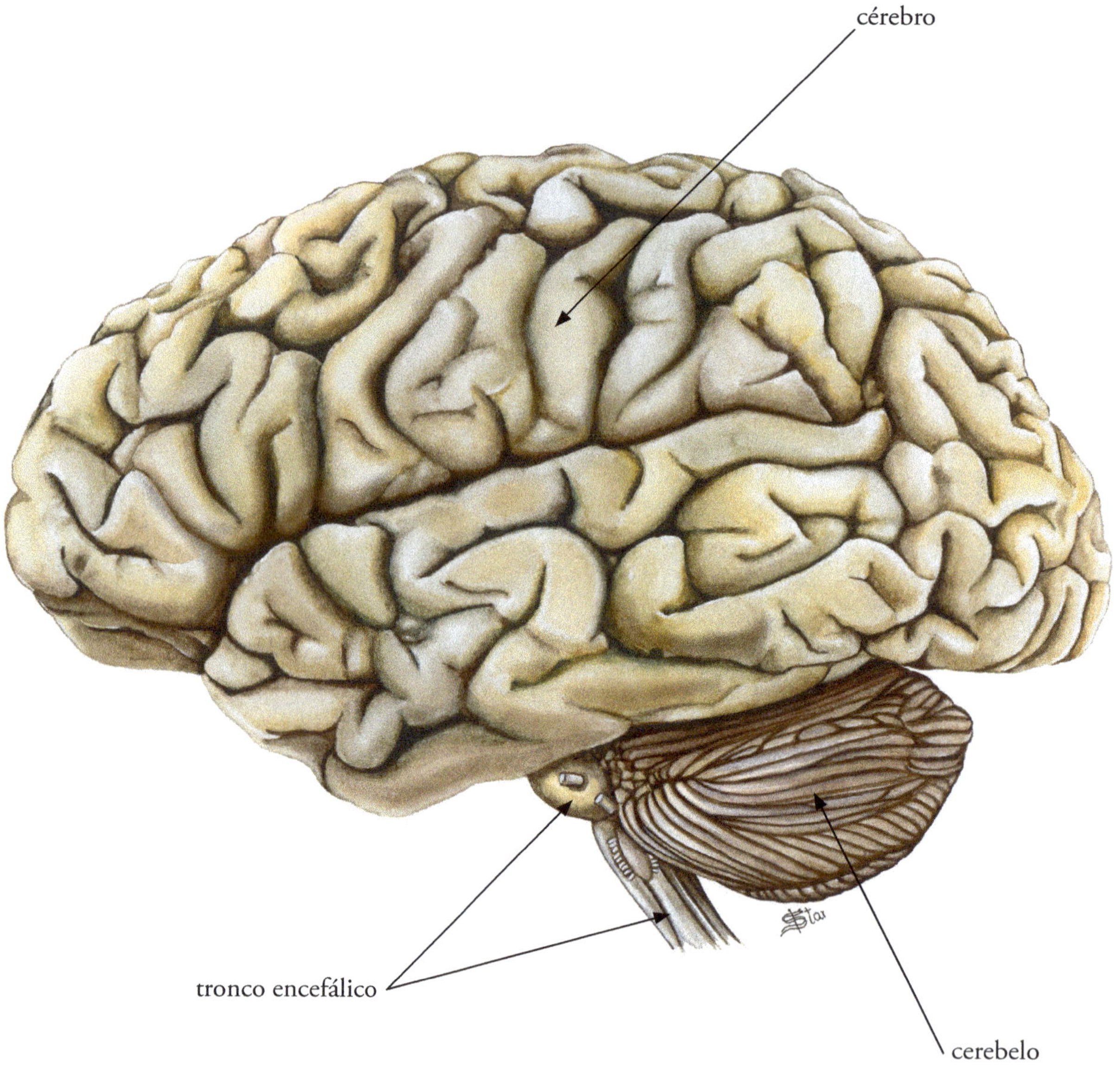

Os órgãos do SNC são ainda protegidos pelas meninges, nas quais circula o liquor ou líquido cefalorraquidiano (LCR), que banha todo o SNC, atuando como um amortecedor e diminuindo o efeito de impactos sobre os órgãos do SNC, além de ter papel na sua proteção imunológica.

As meninges são três: a dura-máter é a meninge mais externa e mais resistente. A aracnoide, bem delicada, ocupa a posição intermediária. A pia-máter é a mais interna, grudada no tecido nervoso subjacente. É no espaço entre a meninge aracnoide e a pia-máter, o espaço subaracnóideo, que o liquor circula.

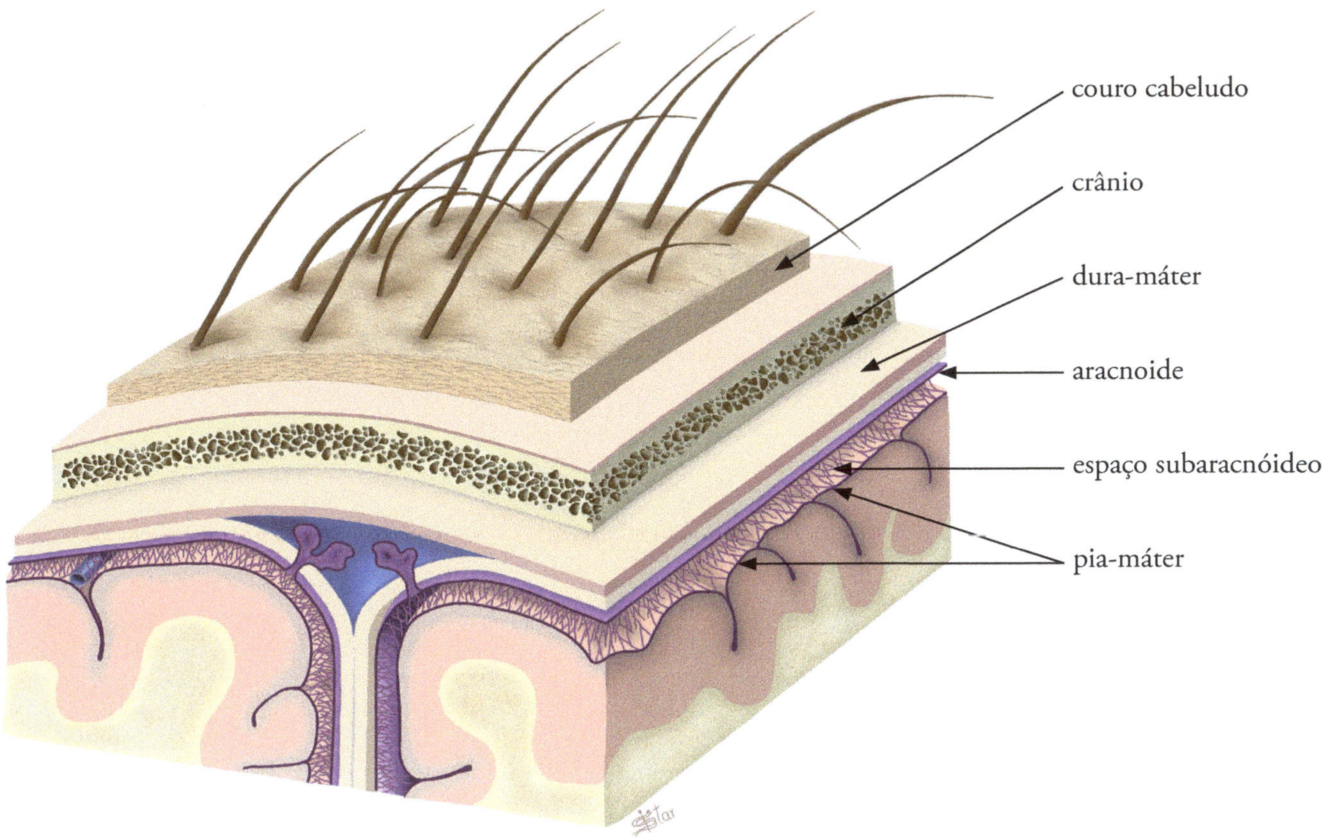

O cérebro é o maior órgão do encéfalo e está relacionado com a maior parte das funções nervosas. Ele é dividido em dois hemisférios – direito e esquerdo – que se comunicam pelo corpo caloso. Na superfície desses hemisférios fica a maior parte da substância cinzenta, aqui chamada de córtex cerebral, onde existem saliências denominadas giros, que são separadas por sulcos. Essa organização em giros e sulcos aumenta a superfície do cérebro e, consequentemente, a quantidade de neurônios, trazendo vantagens significativas para o sistema nervoso, uma vez que amplia a capacidade do cérebro sem ampliar tanto seu volume.

Abaixo do córtex cerebral há uma grande área de substância branca com fibras mielinizadas que conectam o córtex cerebral a outras regiões do sistema nervoso. Essa área é chamada de centro branco do cérebro e contém massas de substância cinzenta, os núcleos. Cada núcleo possui uma grande quantidade de neurônios, que se interconectam com o córtex e outras partes do sistema nervoso para produzir funções de grande importância e complexidade. Dentre esses núcleos destacam-se os núcleos da base (núcleo caudado, putame e globo pálido), que atuam no controle de movimentos.

Ainda dentro do centro branco podem ser observadas cavidades preenchidas por liquor, os ventrículos cerebrais. Nessas cavidades é que ocorre a produção do liquor por estruturas bem delicadas, os plexos coroides. Existem quatro ventrículos cerebrais que se comunicam entre si e com o espaço subaracnoide das meninges, onde o liquor circula.

HIDROCEFALIA

Qualquer processo que obstrua o fluxo de liquor (tumores, processos inflamatórios, etc.) pode causar aumento da pressão nos ventrículos cerebrais. Numa criança, onde as suturas cranianas ainda não estão fechadas, isso resulta no aumento do tamanho da cabeça para aliviar a pressão no cérebro. Já num adulto, onde a caixa craniana não pode mais se expandir, é difícil aliviar a pressão intracraniana. Isso pode causar quadros dramáticos, que podem evoluir rapidamente, com risco de morte, e exigir uma cirurgia, a craniotomia descompressiva, para alívio da pressão intracraniana.

Estrutura interna do cérebro

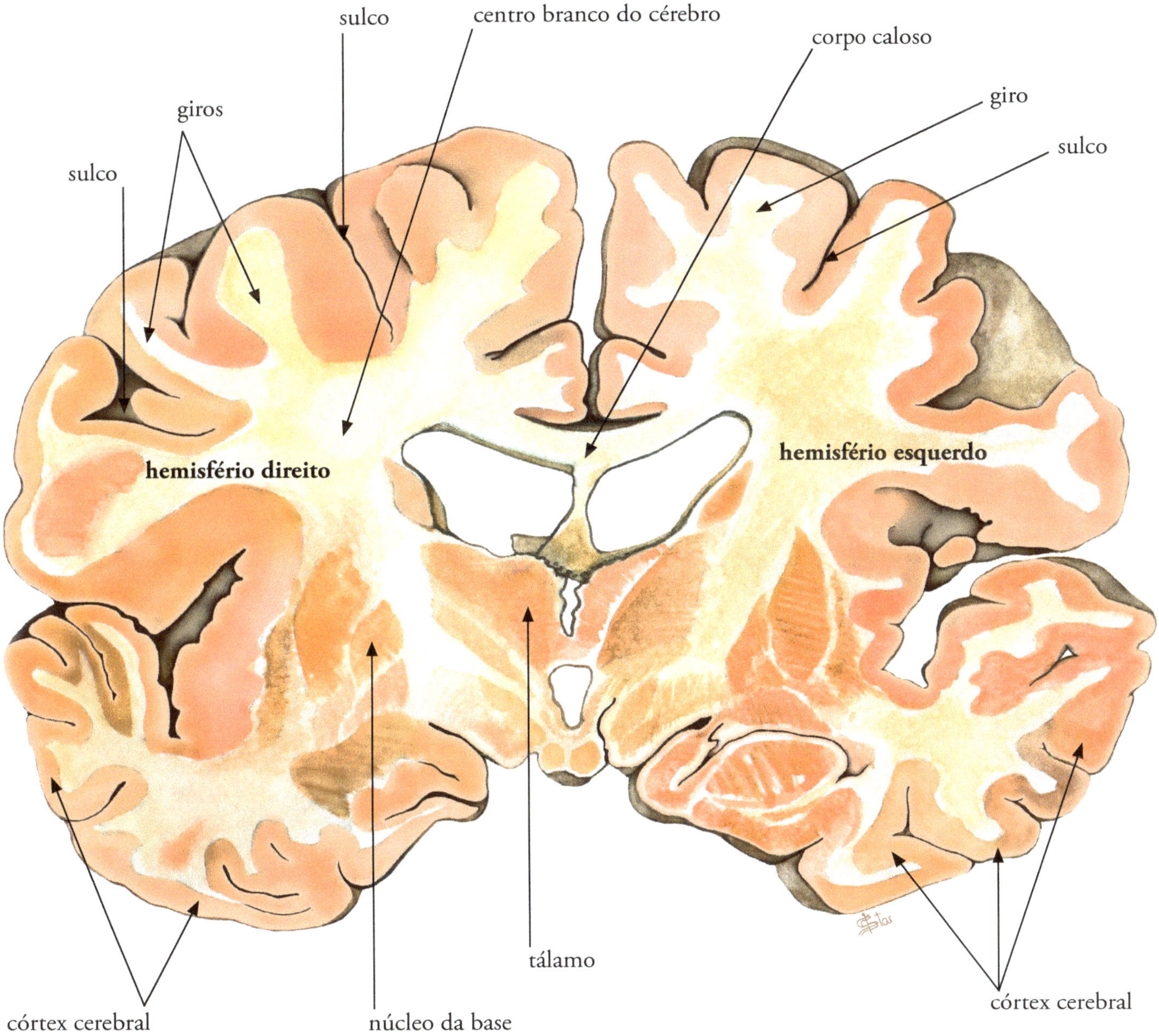

Os hemisférios cerebrais são subdivididos em lobos. Em cada lobo existem áreas razoavelmente bem localizadas que respondem por funções específicas, como sensibilidade corporal, motricidade, fala, visão, audição e outras. Existe também uma área espalhada entre vários lobos que controla o comportamento emocional e a memória: o sistema límbico.

Lobo frontal

Execução de movimentos do corpo

Planejamento de movimentos

Funções cognitivas superiores

Linguagem

Personalidade e comportamento

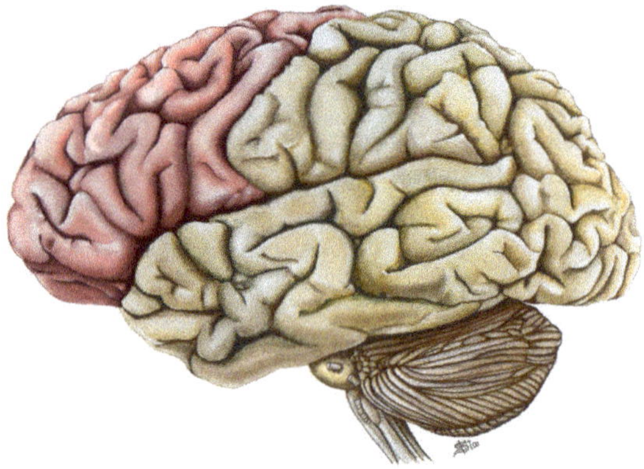

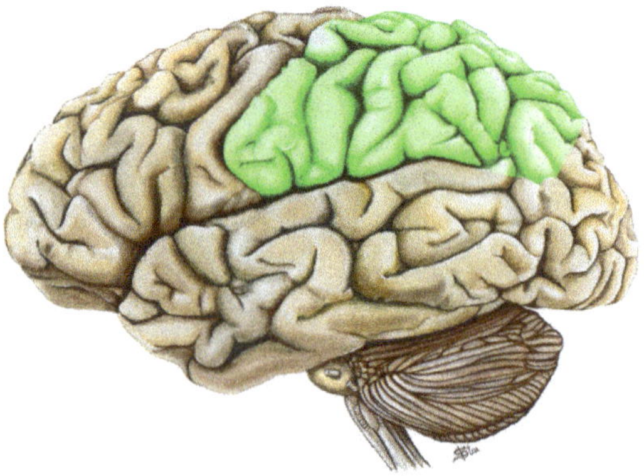

Lobo parietal

Sensibilidade do corpo

Interpretação dos estímulos sensitivos

Imagem corporal

Lobo temporal

Audição

Interpretação da linguagem falada

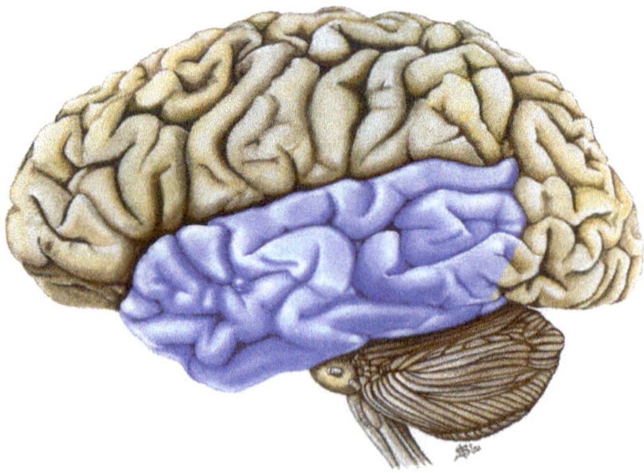

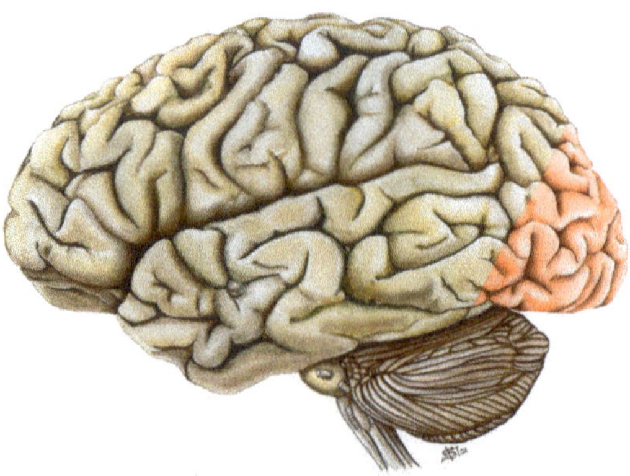

Lobo occipital

Visão

Interpretação dos estímulos visuais

Reconhecimento de imagens

Sistema límbico

Conjunto de estruturas situadas em vários lobos e no diencéfalo relacionadas ao comportamento emocional e à memória.

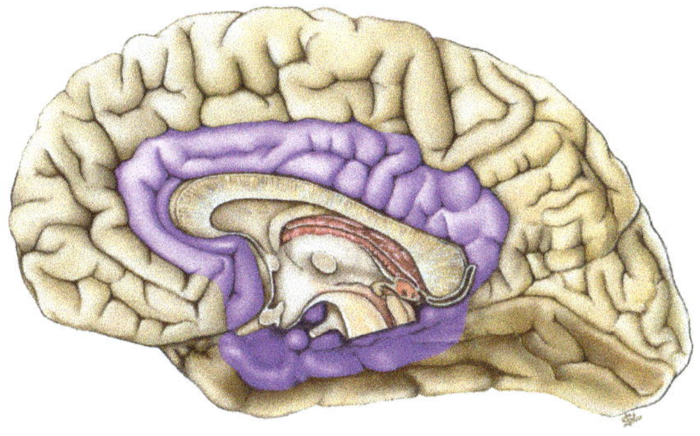

Na porção mais inferior e profunda do cérebro, abaixo do corpo caloso, há uma região denominada diencéfalo, onde são encontradas três estruturas de grande importância. Uma é o tálamo, que está relacionado com a condução dos estímulos sensitivos (táteis, dolorosos, visuais ou auditivos) percebidos no corpo para o córtex cerebral; ele também tem participação em funções motoras, de comportamento e outras. Já o hipotálamo é responsável pelo controle da temperatura corporal, do estado de hidratação, da sede e da fome, de muitas funções viscerais, comportamentais e das funções hormonais do sistema endócrino, através de sua relação com a glândula hipófise. A glândula pineal, por sua vez, está envolvida, junto com estruturas do hipotálamo, na regulação dos ciclos circadianos, o dito "relógio biológico" do corpo.

Outro órgão do encéfalo é o cerebelo, situado inferiormente ao cérebro e posteriormente ao tronco encefálico, sendo encarregado do equilíbrio do corpo, da manutenção do tônus muscular, da postura corporal e da coordenação motora, especialmente nos movimentos delicados. No cerebelo, a substância cinzenta também é periférica em relação à substância branca, formando o córtex cerebelar.

Por fim, há o tronco cerebral, que, apesar de pequeno, é vital para todo o organismo. Ele compõe-se de três partes – bulbo, ponte e mesencéfalo –, por onde passam as fibras nervosas levando impulsos nervosos do cérebro para a medula e vice-versa. Além disso, o tronco cerebral possui centros reguladores de funções vitais, como o centro cardioacelerador e o centro respiratório, que, se forem lesados, podem acarretar morte. Possui também uma região denominada formação reticular, que tem muitas funções, como o controle de algumas funções vitais, a integração de várias partes do sistema nervoso e a manutenção do estado de vigília. No tronco cerebral, a substância cinzenta está organizada somente em acúmulos regionais – os núcleos – em meio à substância branca. Não existe uma camada superficial de substância cinzenta como no cérebro e cerebelo.

DOENÇA CEREBROVASCULAR

Alterações drásticas na perfusão sanguínea do encéfalo provocam quadros que podem ser divididos em:

- **Hemorrágicos**: quando há ruptura de vasos sanguíneos formando hematoma no interior do tecido cerebral (hemorragia intraparenquimatosa ou acidente vascular hemorrágico), por fora da dura-máter (hematoma extradural) ou no espaço subaracnóideo (hemorragia subaracnóidea).
- **Isquêmicos**: acidentes vasculares isquêmicos podem ser: embólicos, ou seja, por impactação de coágulos formados em outros lugares (no coração, por exemplo) ou nas artérias cerebrais, obstruindo-as e provocando isquemia cerebral e possivelmente a morte de neurônios na região irrigada por essas artérias; podem ser também trombóticos, quando o coágulo se forma dentro das próprias artérias cerebrais.

Os acidentes vasculares encefálicos (AVE) podem ter sintomas muito diferentes, dependendo da área cerebral atingida. Portanto, é possível desconfiar de qual região teria sido afetada com base nos sintomas apresentados, antes mesmo da interpretação de exames mais detalhados. A recuperação dos AVE é muito variável. Há desde ataques isquêmicos transitórios, que podem reverter completamente seus sintomas em menos de 24 horas, até eventos mais sérios, que podem deixar graves sequelas por toda a vida.

Dando continuidade ao tronco cerebral está a medula espinhal, outro componente do SNC, que tem a forma de um tubo cilíndrico de tecido nervoso contido dentro do canal vertebral. Sua principal função é comunicar o SNC com o SNP, trazendo os estímulos sensitivos dos nervos para o cérebro e enviando os estímulos motores do cérebro para os nervos periféricos. Vale lembrar que os estímulos sensitivos são aqueles provocados por agentes externos ao corpo (dor, calor, pressão, etc.), enquanto os estímulos motores são respostas do SNC determinando uma reação orgânica, como o movimento de uma parte do corpo ou a produção de secreções.

Na medula espinhal, a substância cinzenta se localiza na porção interna (tendo a forma aproximada da letra H), ao passo que a substância branca se localiza perifericamente.

A medula espinhal é responsável pelos reflexos, atos motores provocados por um estímulo sensitivo, sem a participação do cérebro. Um exemplo típico de um reflexo é a situação de pisar num prego. O estímulo doloroso (sensitivo) é transmitido pelos nervos da perna à medula, onde o neurônio sensitivo se comunica com o neurônio motor, que, como o nome indica, transmite um estímulo motor, provocando a contração dos músculos do membro inferior e, consequentemente, a retirada da perna. Esse reflexo ocorre antes que a informação dolorosa chegue ao cérebro, pois é muito mais rápido, o que evita maior exposição ao agente nocivo.

Medula espinhal

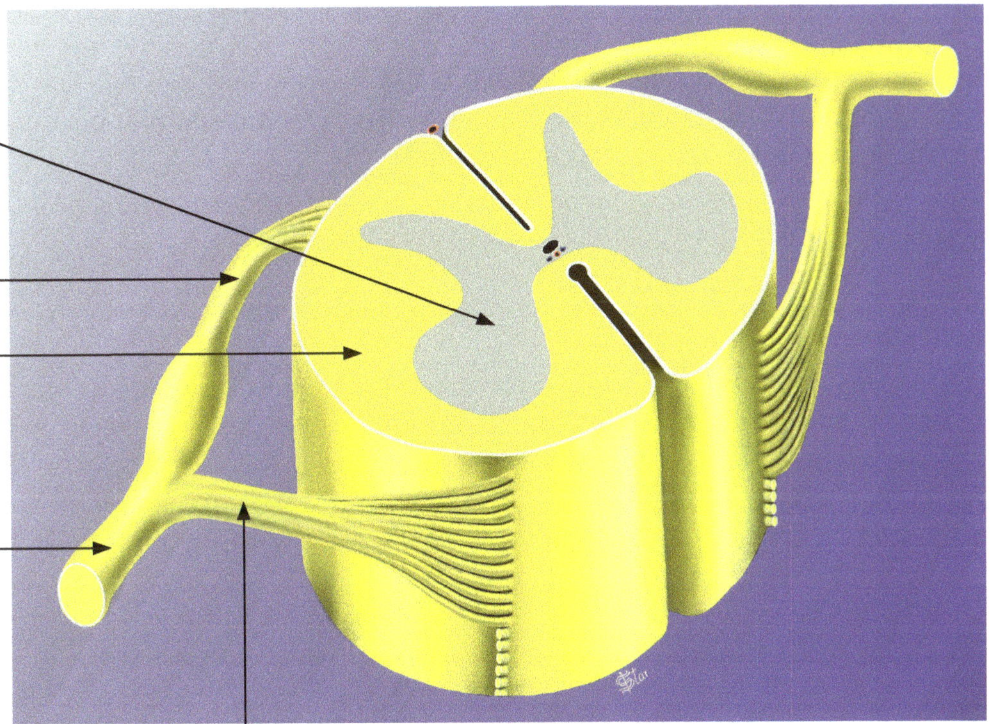

Medula espinhal: mecanismo de reflexos

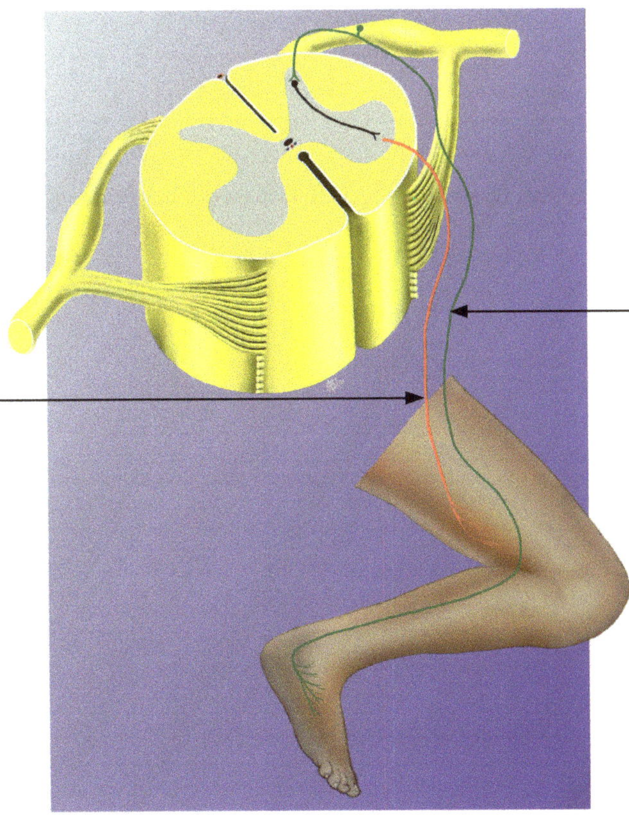

Sistema nervoso periférico

É formado pelos nervos, que são feixes compactos com milhares de axônios. Quando os feixes partem do encéfalo, são chamados de nervos cranianos; quando partem da medula espinhal, de nervos espinhais.

Os nervos cranianos e espinhais podem ser de três tipos:

- **Sensitivos** ou **aferentes** – quando conduzem os estímulos até o SNC.
- **Motores** ou **eferentes** – quando levam os estímulos do SNC até os efetores, isto é, os órgãos e tecidos que recebem impulsos nervosos e reagem de duas formas: contraindo os músculos ou secretando substâncias.
- **Mistos** – quando os nervos são compostos de feixes de axônios de neurônios aferentes e eferentes.

Há 12 pares de nervos cranianos. Suas características e funções são:

Nervo	Característica	Funções
Olfatório	Sensitivo	Olfato
Óptico	Sensitivo	Visão
Oculomotor	Motor	Movimentação do globo ocular e contração da pupila
Troclear	Motor	Movimentação do globo ocular
Trigêmeo	Misto	Sensibilidade da face, inclusive dentes, e movimento dos músculos envolvidos na mastigação
Abducente	Motor	Movimento do globo ocular
Facial	Misto	Gustação, movimentação dos músculos da expressão facial, secreção salivar e lacrimal
Vestibulococlear	Sensitivo	Audição e equilíbrio
Glossofaríngeo	Misto	Gustação e secreção salivar
Vago	Misto	Controle de órgãos internos como o coração, os brônquios e o estômago
Acessório	Motor	Movimento de músculos do pescoço
Hipoglosso	Motor	Movimento da língua

Nervos cranianos

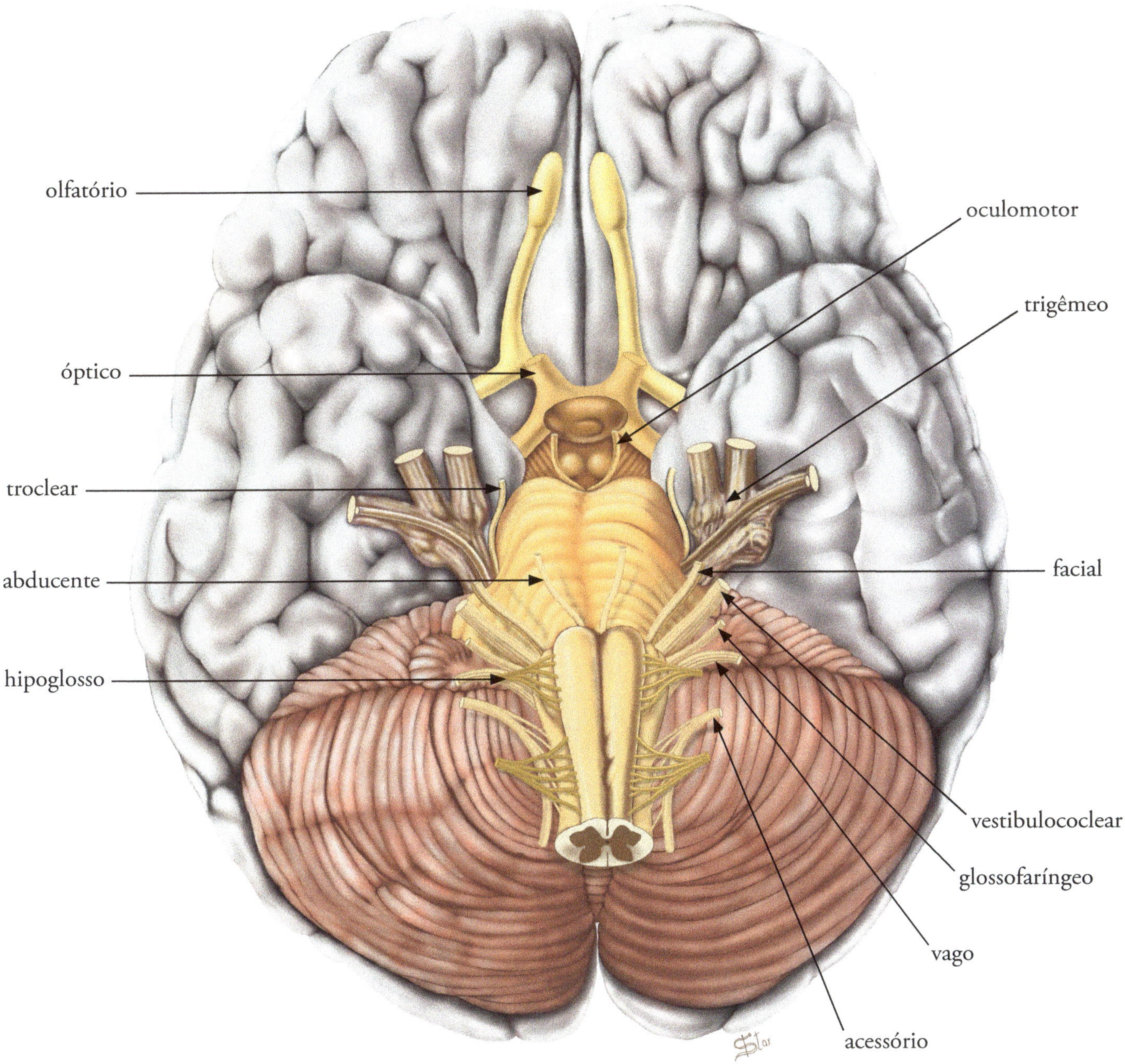

Os nervos espinhais saem através dos forames intervertebrais, formando 31 pares: oito pares cervicais, 12 torácicos, cinco lombares, cinco sacrais e um coccígeo. A nomenclatura dos nervos é feita com letras e números (C para cervical, T para torácico, L para lombar, S para sacral e Co para coccígeo); a numeração é sequencial, de superior para inferior. Por exemplo: o terceiro nervo cervical é C3, enquanto o oitavo nervo torácico é T8. Os nervos espinhais têm área definida de inervação conforme descrito no quadro abaixo.

Nervos	Áreas inervadas
Cervicais	Parte da nuca e do pescoço, ombro, membro superior e a porção mais superior do tronco
Torácicos	Pele e músculos da parede do tórax e do abdome, pequena porção do membro superior
Lombares	Região lombar, inguinal e parte anterior e medial do membro inferior
Sacrais e coccígeo	Região glútea, períneo, parte posterior do membro inferior

Os nervos espinhais são sempre mistos. Ao deixar a medula, há uma raiz motora (que se liga à parte anterior da medula) e uma raiz sensitiva (que se conecta à parte posterior da medula). Dessa forma, em todos os nervos espinhais existem tanto neurônios motores quanto neurônios sensitivos, cada qual desempenhando sua função.

Após seu trajeto inicial, os nervos espinhais se ramificam para atingir as diversas partes do corpo. Alguns desses ramos voltam a se encontrar, formando estruturas complexas, que parecem um emaranhado de fibras, os plexos nervosos. Nos plexos ocorre a mistura de fibras provenientes de vários ramos de diferentes nervos espinhais, dando origem a novos nervos, que se encaminham para partes específicas do corpo. Isso é muito comum na inervação dos membros superiores e inferiores. De fato, os principais plexos são: o plexo braquial, que vai gerar a inervação do membro superior, e o plexo lombossacral, que vai dar origem à inervação do membro inferior.

Nervos espinhais e plexos

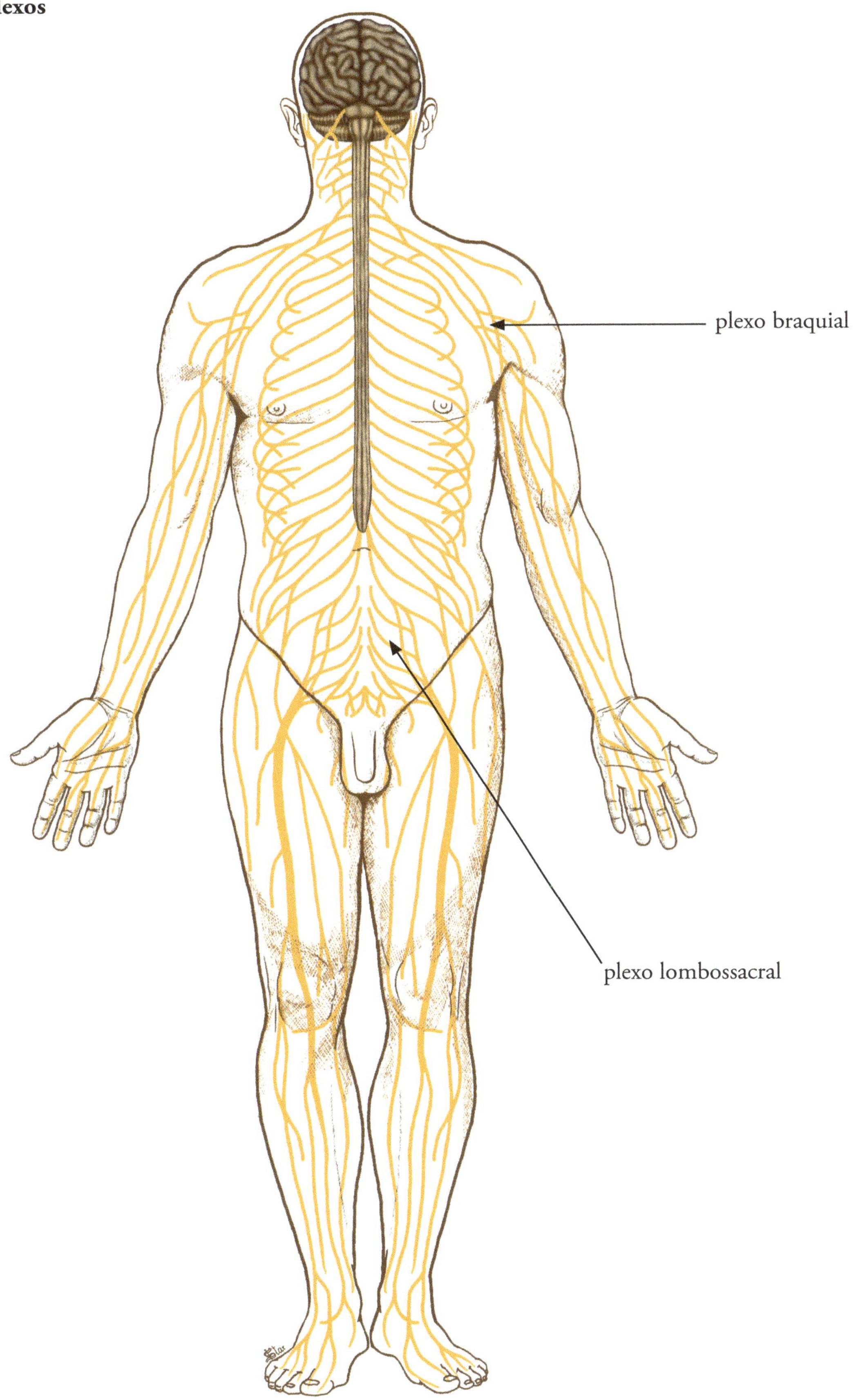

Sistema nervoso autônomo

O sistema nervoso autônomo (SNA) é a porção eferente do sistema nervoso visceral que atua de modo involuntário e inconsciente, controlando as vísceras do corpo e mantendo as funções vitais em harmonia.

O SNA não tem nervos específicos, usando os nervos cranianos e espinhais para conduzir suas fibras, e é composto por duas porções: o simpático e o parassimpático, que, na maioria das vezes, têm efeitos opostos, permitindo uma regulagem delicada das atividades orgânicas. A seguir, alguns exemplos de ação simpática e parassimpática em órgãos efetores:

Órgãos	**Ação do sistema nervoso autônomo**	
	Simpático	***Parassimpático***
Pupila	Dilatação (midríase)	Contração (miose)
Glândulas salivares	Reduz a secreção	Aumenta a secreção
Glândulas sudoríparas	Aumenta a secreção	Não tem ação
Coração	Taquicardia	Bradicardia
Brônquios	Dilatação	Contração
Intestino	Inibe a motilidade	Acelera a motilidade

CAPÍTULO 13

Sistema endócrino

O sistema endócrino, assim como o sistema nervoso, tem a função de coordenar e regular as atividades de outros sistemas do organismo. No caso do sistema endócrino, isso é feito pelas glândulas endócrinas, que estão distribuídas pelo nosso corpo e são produtoras de hormônios, substâncias químicas que são liberadas na corrente sanguínea em pequenas quantidades e agem em órgãos específicos, distantes da região em que são produzidas.

Glândulas endócrinas

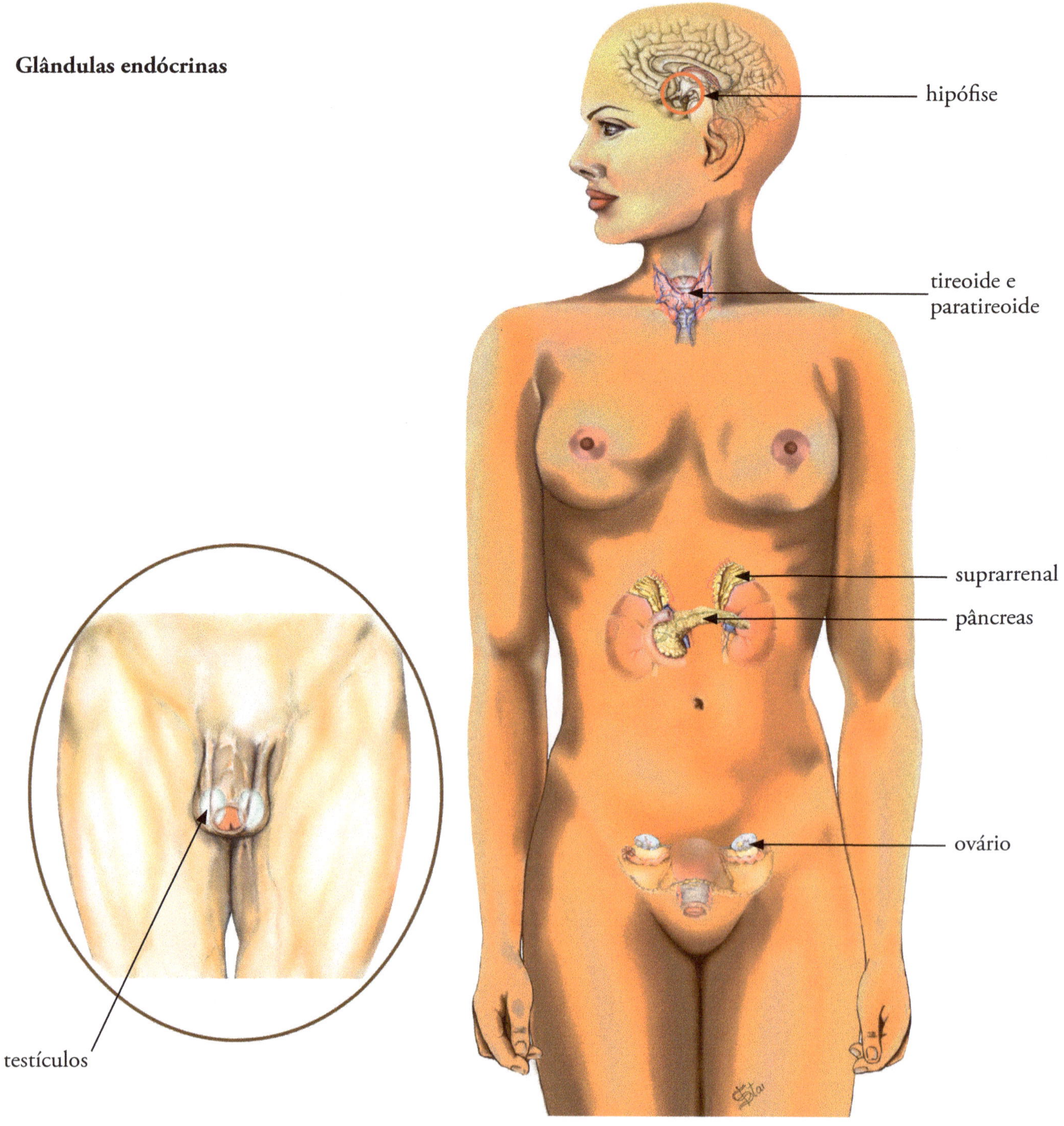

Para que o hormônio exerça sua função, é necessário que no órgão alvo existam receptores, estruturas microscópicas que se combinam com ele, reconhecendo-o e permitindo a realização da sua ação. Por essa razão é que alguns órgãos são especialmente sensíveis a certos hormônios, enquanto outros não sofrem nenhum efeito induzido por eles. Na imagem está representado o esquema da ligação hormônio-receptor.

Além das glândulas endócrinas, o organismo humano tem ainda outros tipos de glândulas, denominadas exócrinas. As substâncias que elas produzem são eliminadas para dentro de cavidades de órgãos, por meio de pequenos canalículos ou ductos. Como essas substâncias não entram na corrente sanguínea, elas não agem a distância, não têm função reguladora e, por isso, não são chamadas de hormônios. As glândulas salivares e lacrimais são exemplos de glândulas exócrinas.

A seguir, algumas glândulas são apresentadas em detalhes.

Hormônios e receptores

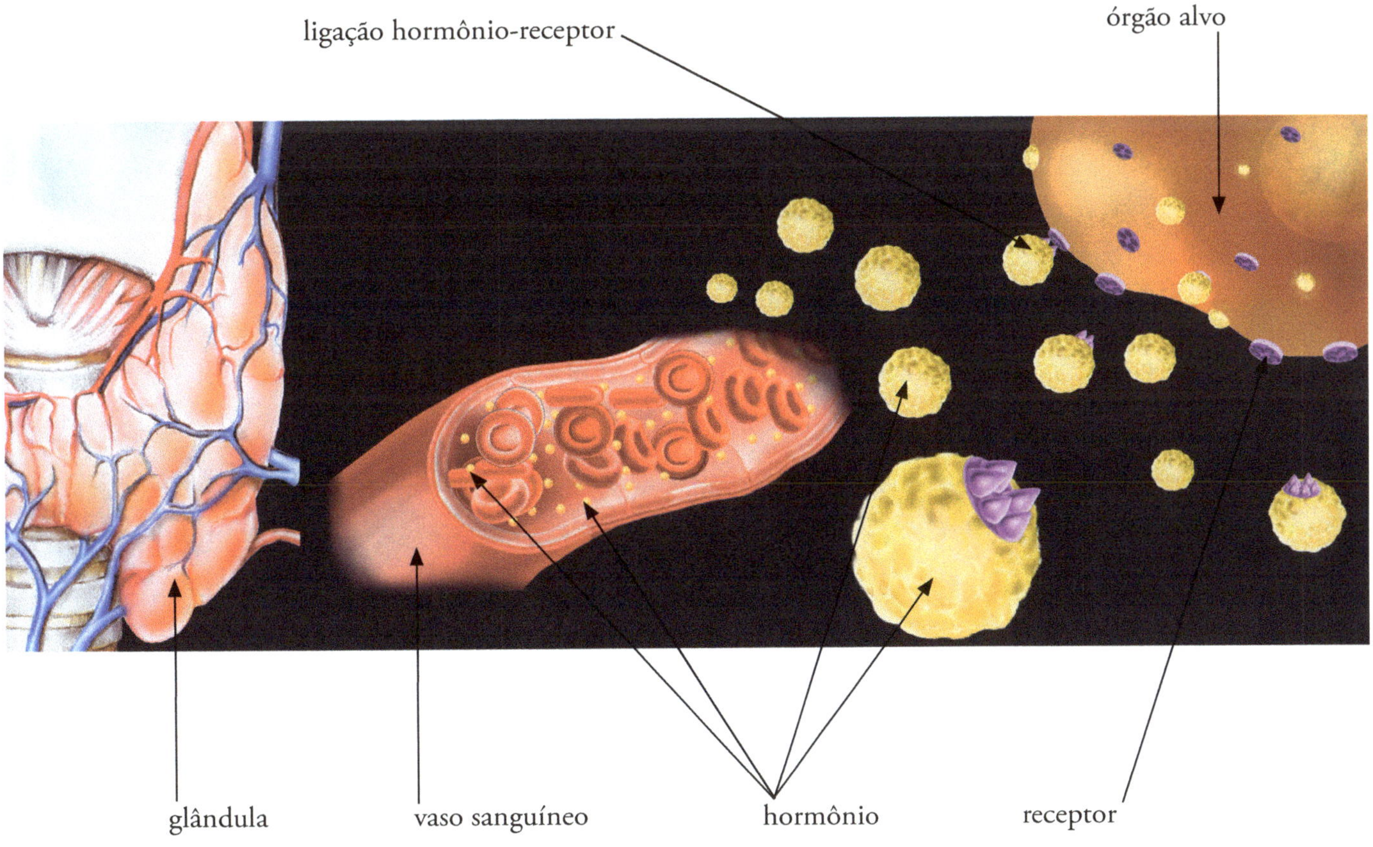

> Alguns órgãos também produzem hormônios que atuam a distância pela corrente sanguínea, como o hipotálamo, os rins, os intestinos e o coração. Existem também glândulas que possuem simultaneamente funções endócrinas e exócrinas, como o pâncreas.

Hipófise e hipotálamo

A hipófise é uma glândula situada na base do crânio, ligada por um pedículo ao hipotálamo. Ela tem aproximadamente um centímetro de diâmetro, mas é considerada, juntamente com o hipotálamo, orientadora de todo o sistema endócrino. A hipófise produz grande quantidade de hormônios, sendo alguns deles responsáveis pela regulação da atividade das outras glândulas endócrinas.

As regulações hormonais são feitas por um mecanismo conhecido como *feedback*.

Quando as glândulas estão produzindo seus hormônios regularmente, a hipófise atua normalmente. Mas no caso de uma glândula apresentar uma alta ou uma baixa na produção de hormônio, a hipófise põe o mecanismo de *feedback* em funcionamento.

Se a produção hormonal de uma glândula está baixa, a hipófise libera grande quantidade de hormônios estimuladores, obrigando aquela glândula a aumentar sua produção. Ao contrário, se uma glândula produz hormônios demais, a hipófise produz hormônios reguladores abaixo do seu nível normal e faz com que aquela glândula diminua sua produção.

Apesar de a hipófise regular as demais glândulas endócrinas, ela também sofre regulação. O responsável por isso é o hipotálamo, uma porção do sistema nervoso que tem conexão com várias áreas do encéfalo e é responsável por várias funções de regulação orgânica, como o controle do sistema nervoso autônomo, o controle de temperatura corporal, fome, sede, reações emocionais, medo, comportamento de defesa e ataque, e ainda por produzir hormônios que controlam a produção e a liberação de hormônios hipofisários.

A hipófise pode ser dividida em duas porções: a adeno-hipófise, que é o lobo anterior, e a neuro-hipófise, o lobo posterior da glândula.

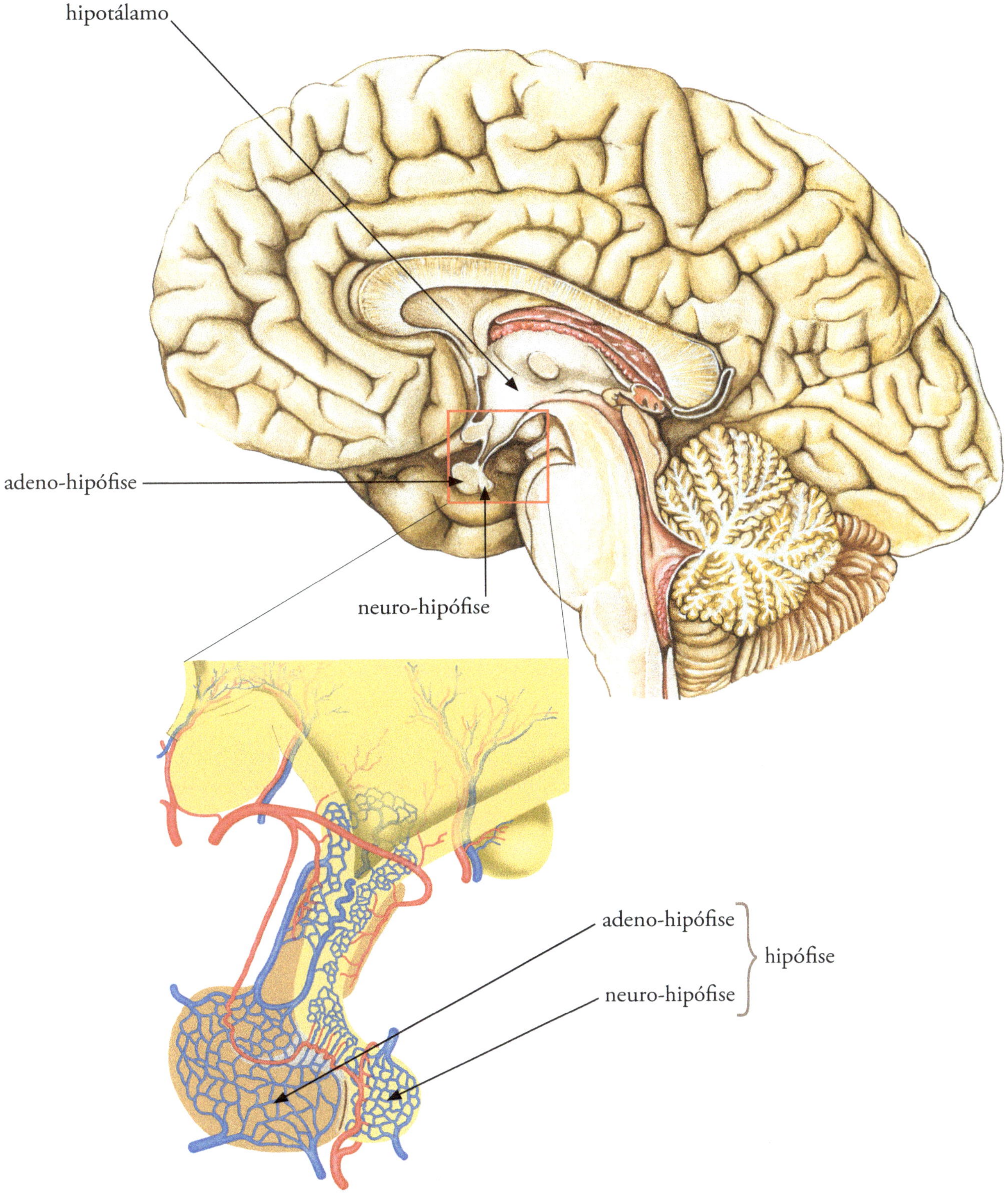
hipotálamo
adeno-hipófise
neuro-hipófise
adeno-hipófise
neuro-hipófise
hipófise

Dos hormônios produzidos pela adeno-hipófise, destacam-se:

Hormônios	Função
Do crescimento (ou GH, sua sigla em inglês)	Atua sobre as células dos ossos, cartilagens e músculos durante a infância e a adolescência, estimulando o crescimento do indivíduo e vários aspectos do metabolismo
Tireotrófico (TSH)	Estimula a produção dos hormônios da glândula tireoide
Adrenocorticotrófico (ACTH)	Estimula a produção dos glicocorticoides pelas glândulas suprarrenais
Prolactina (PRL)	Estimula a produção de leite nas glândulas mamárias
Gonadotróficos (FSH e LH)	Agem sobre as gônadas de ambos os sexos, estimulando a produção ou maturação de células sexuais e regulando a produção dos hormônios sexuais

Os hormônios TSH, ACTH, FSH e LH são chamados tróficos, porque estimulam a produção de hormônios de outras glândulas. Já o GH e a prolactina atuam diretamente sobre seus órgãos alvo.

Cabe lembrar que a neuro-hipófise não sintetiza hormônios, apenas armazena e libera alguns hormônios que o hipotálamo produz e que chegam a ela conduzidos através dos neurônios do trato hipotálamo-hipofisário. Os dois hormônios produzidos pelo hipotálamo que chegam à neuro-hipófise são:

- **Ocitocina** – responsável pelas contrações da musculatura uterina durante e logo após o parto, bem como pela ejeção do leite durante a amamentação. Recentemente tem sido estudado o papel da ocitocina como hormônio influenciador e estabilizador dos laços familiares, conjugais e de amizade. O modo como isso ocorre ainda permanece, em parte, obscuro.

- **Hormônio antidiurético** (ADH ou vasopressina) – tem importante papel na reabsorção de água pelos rins. Quando o organismo está carente de água, o sangue fica mais concentrado, estimulando as células do hipotálamo a liberar o ADH no sangue. O hormônio, então, provoca a reabsorção de água nos rins, diminuindo o volume urinário e mantendo-a no organismo. A deficiência de ADH no organismo provoca a liberação de grande volume de urina (até 30 litros por dia), fenômeno conhecido com diabetes insípido. Nessa disfunção, a não-reposição de água e eletrólitos em quantidade e proporção certas pode provocar choque hipovolêmico ou graves distúrbios eletrolíticos, com risco de morte.

Tireoide

É uma glândula situada na região anterior do pescoço, perto da laringe e do início da traqueia. Ela tem a forma de um H, sendo composta lateralmente por um lobo direito e um esquerdo e centralmente por um istmo, que é a barra do H. Apesar de pequena, a tireoide recebe amplo suprimento sanguíneo e pode sangrar muito quando lesada em acidentes ou durante procedimentos cirúrgicos.

Entre os hormônios secretados pela tireoide destacam-se a tri-iodotironina (T3) e a tiroxina (T4), que aceleram o metabolismo das células e órgãos, aumentam a síntese de proteínas e, em crianças, aceleram o crescimento do corpo e o desenvolvimento do sistema nervoso.

A tireoide produz ainda um terceiro hormônio, a calcitonina, que participa da regulação do cálcio e do fósforo no organismo, inibindo a retirada desse mineral dos ossos.

Vista anterior

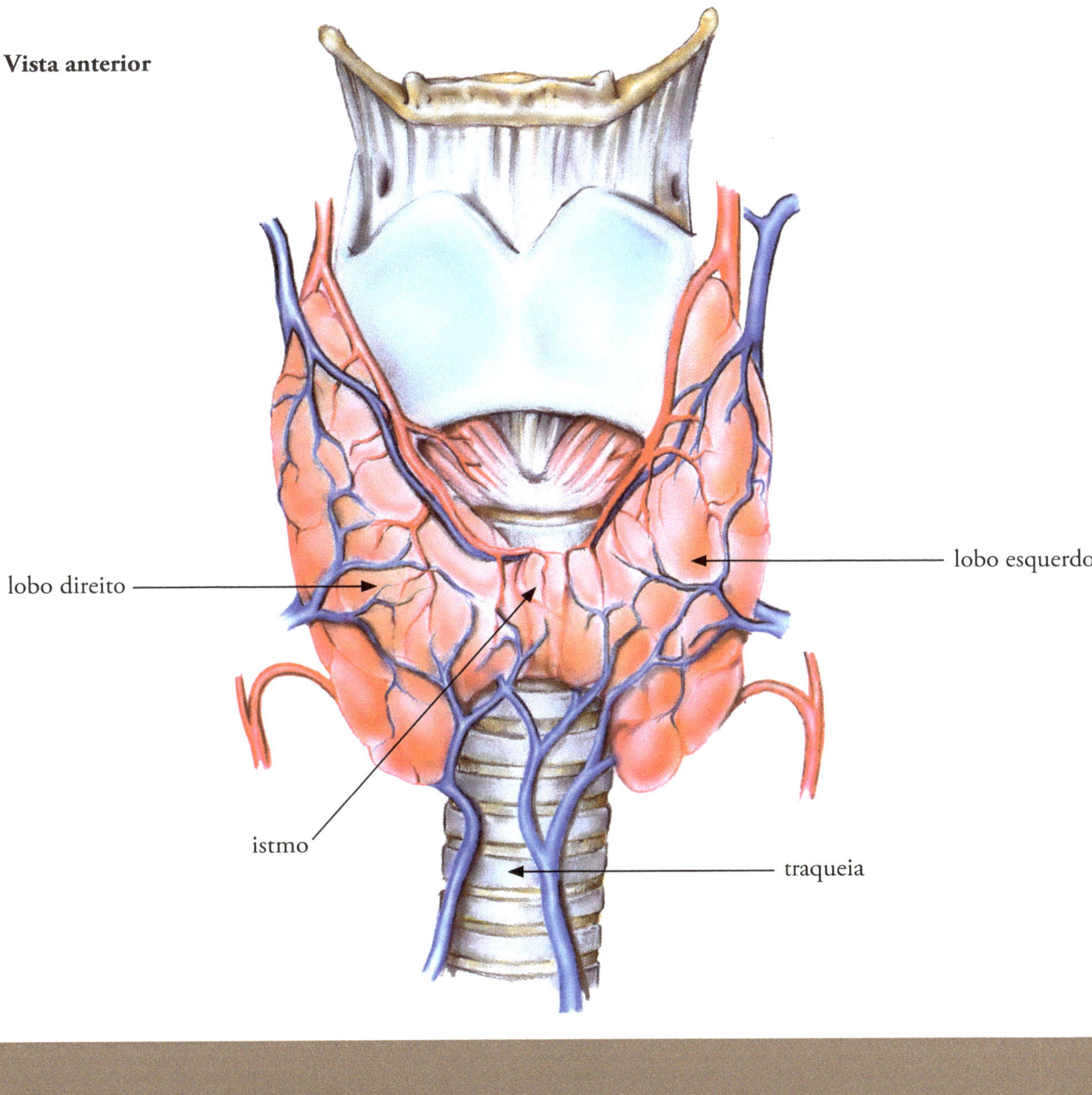

Paratireoides

São quatro pequenas glândulas situadas na face posterior da tireoide. Produzem o paratormônio, um tipo de hormônio que faz crescer a taxa de cálcio e magnésio no sangue de duas maneiras. A primeira é aumentando a absorção intestinal do cálcio e do magnésio proveniente dos alimentos. A outra é desmineralizando os ossos, ou seja, retirando parte do cálcio que eles reservam. Assim, o hormônio funciona como antagonista da calcitonina, produzida na tireoide.

Vista posterior

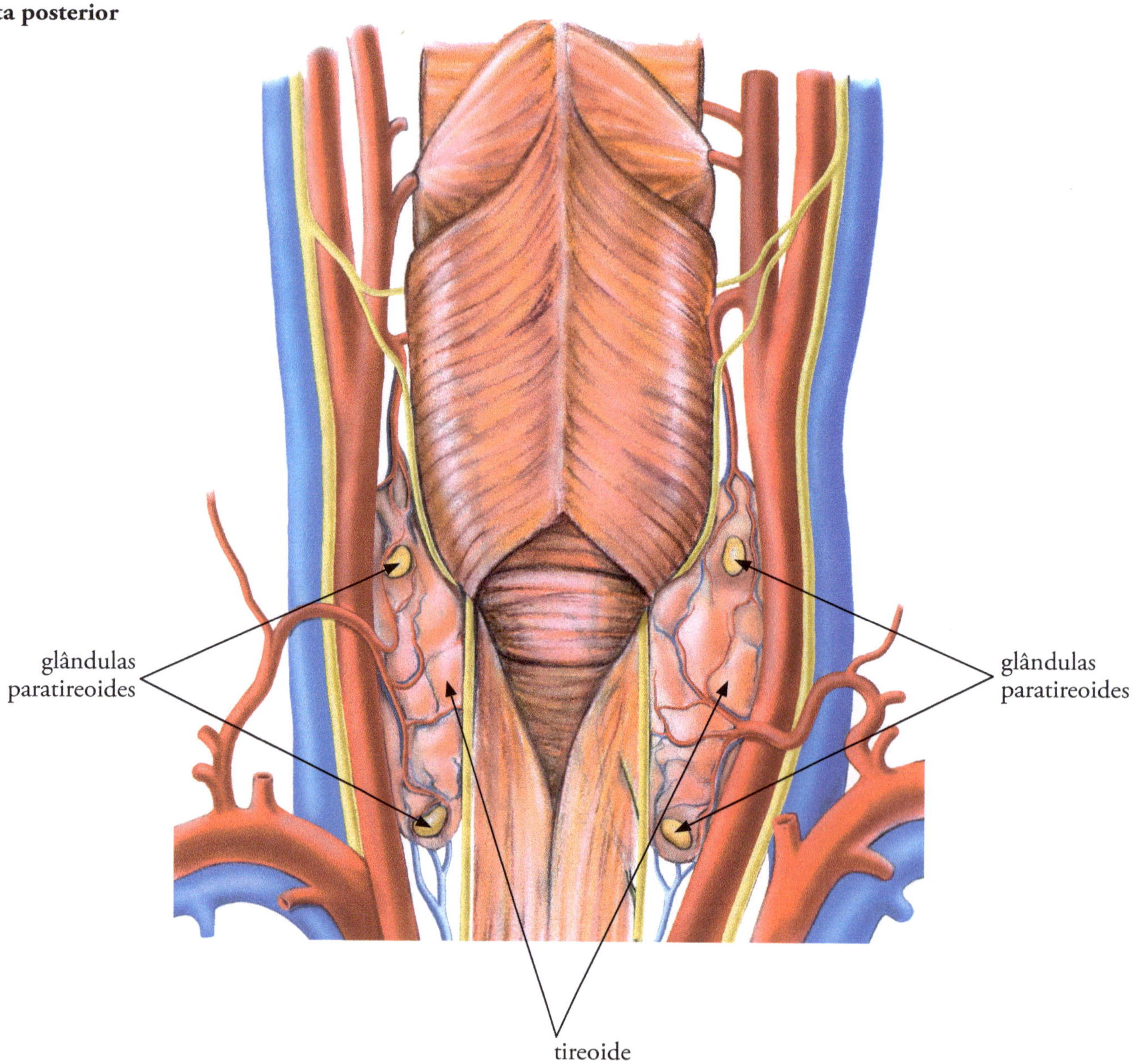

Suprarrenais

São duas glândulas localizadas sobre o polo superior do rim. Podem ser divididas em duas regiões: a maior e mais externa é denominada córtex; a menor e mais interna é chamada medula. O córtex suprarrenal produz três tipos de hormônios:

- **Glicocorticoides** – têm funções importantes no metabolismo de carboidratos, proteínas e lipídios. Esses hormônios têm ação anti-inflamatória e deprimem a resposta imunológica. Por isso são usados como medicamentos anti-inflamatórios e antialérgicos em crises de alergia e asma e como imunossupressores, para impedir a rejeição de órgãos transplantados, por exemplo.

- **Mineralocorticoides** – atuam na manutenção do equilíbrio de água e sais minerais do corpo, interferindo, por exemplo, na excreção e na reabsorção de sódio e potássio nos rins. De forma geral, esses hormônios aumentam os níveis sanguíneos de sódio e a retenção de água, além de diminuir os níveis de potássio.

- **Androgênios** – são os hormônios sexuais masculinos, que são produzidos em pequena quantidade nas suprarrenais e auxiliam no crescimento de pelos axilares e pubianos, podendo aumentar a libido (inclusive em mulheres). O aumento patológico na produção desses hormônios suprarrenais nas mulheres pode induzir o aparecimento de características sexuais secundárias masculinas, como pelos no peito e barba.

A medula das glândulas suprarrenais produz a adrenalina e a noradrenalina, hormônios que participam da mediação de estímulos do sistema nervoso simpático, especialmente em situações de grande estresse. O sistema nervoso simpático, como foi visto no capítulo 12, é uma porção do sistema nervoso autônomo que atua de modo involuntário e inconsciente. O papel da adrenalina/noradrenalina está relacionado ao aumento da frequência cardíaca e ao relaxamento das musculaturas brônquica e intestinal, entre outras, por meio de sinapses entre os neurônios e as vísceras que atuam involuntariamente.

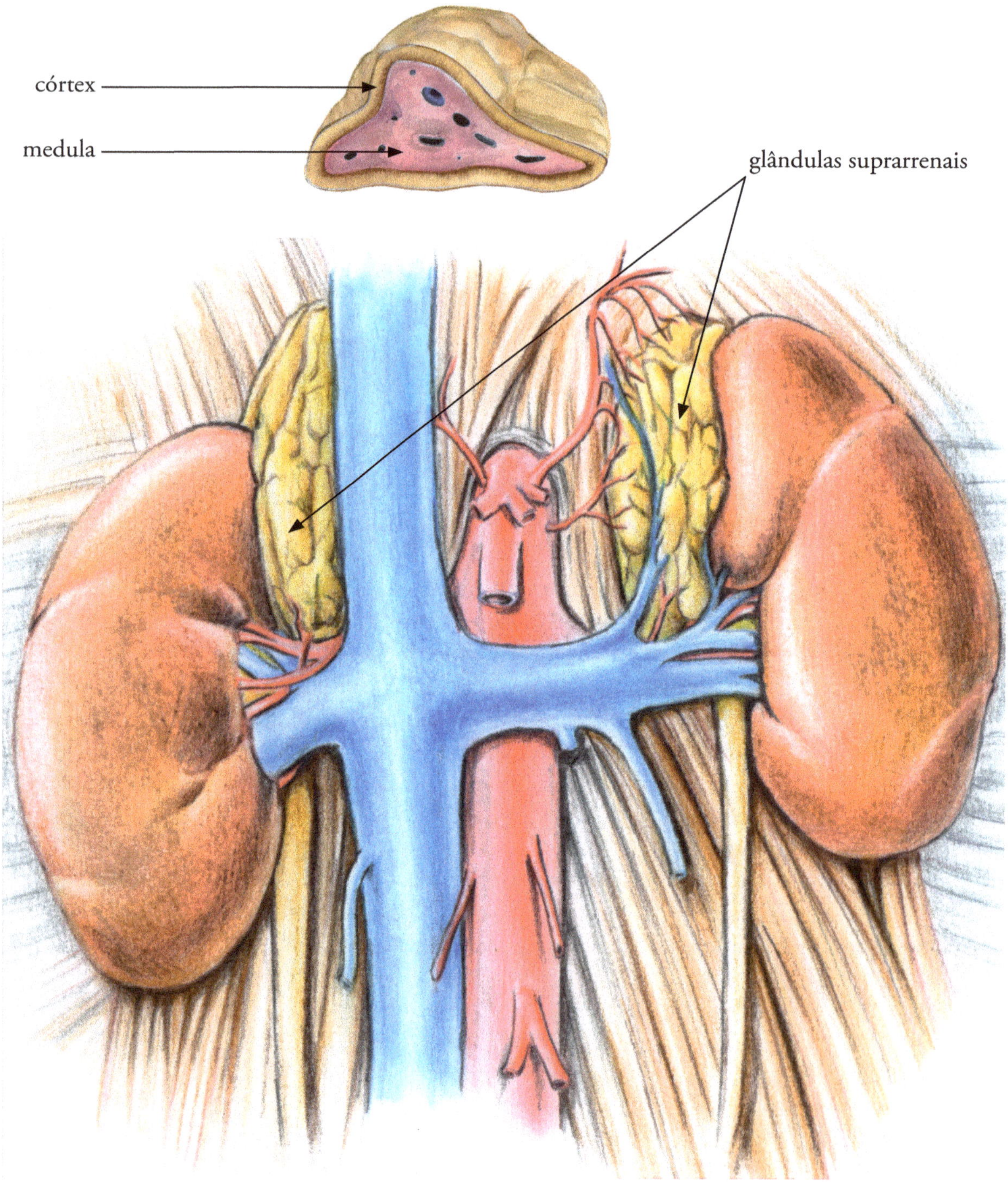
córtex
medula
glândulas suprarrenais

Pâncreas

No estudo do sistema digestório, viu-se que o pâncreas fica situado na região mais posterior do abdome, um pouco abaixo do estômago.

O pâncreas é uma glândula mista: sua parte exócrina (a maior parte) despeja o suco pancreático no duodeno por meio de canalículos; sua parte endócrina produz quatro hormônios – glucagon, insulina, somatostatina e polipeptídeo pancreático – que se influenciam e regulam direta ou indiretamente a taxa de glicose no sangue.

O glucagon tem a função de quebrar os depósitos de energia existentes no corpo sob a forma de glicogênio, transformando-os em glicose. Esta é levada à corrente sanguínea, fazendo aumentar a glicemia, isto é, a taxa de glicose no sangue.

A insulina atua facilitando a absorção da glicose pelas células. Dessa maneira, a glicose entra nos processos metabólicos intracelulares, que produzem energia para todas as funções do corpo, diminuindo seus níveis no sangue. A insulina também aumenta a síntese de proteínas e a formação de tecido gorduroso.

A somatostatina é um hormônio que inibe a secreção dos demais: insulina, glucagon e polipeptídeo pancreático.

O polipeptídeo pancreático inibe a absorção de nutrientes pelo trato digestivo.

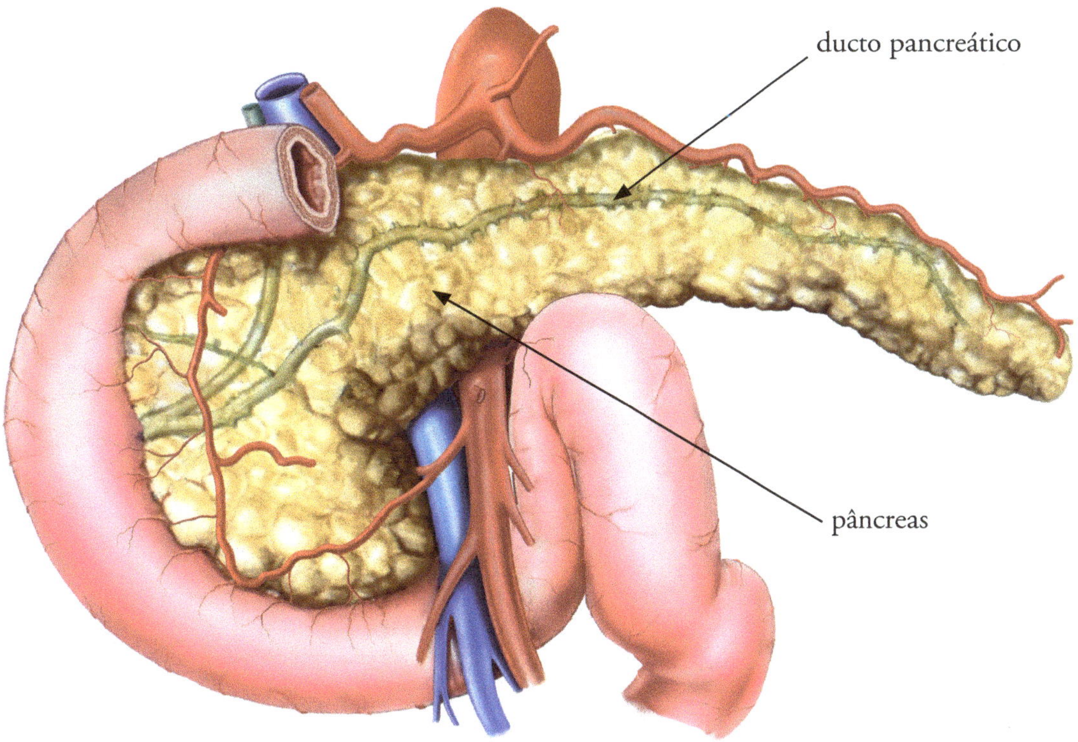

DIABETE MELITO

A deficiência na produção da insulina faz com que a glicose sanguínea chegue a níveis mais altos, podendo causar uma série de alterações prejudiciais ao organismo. Se a glicemia chega a níveis muito altos, ocorre a glicosúria, que se verifica quando a glicose começa a ser eliminada pela urina, pois sua concentração excede a capacidade de reabsorção renal.

A deficiência de insulina acarreta diabete melito, doença muito comum e de graves consequências para o organismo em curto e longo prazos, exigindo tratamento cuidadoso. Alguns diabéticos precisam de administração de insulina, que geralmente é feita com injeções subcutâneas.

Outras glândulas e tecidos endócrinos

- **Ovários e testículos** – já estudados no capítulo referente ao sistema reprodutor.
- **Pineal** – localizada no encéfalo, produz o hormônio melatonina, que ajuda no controle do relógio biológico do organismo.
- **Timo** – produz a timosina, o fator humoral do timo e o fator tímico, que parecem estar ligados ao controle imunológico do organismo.

Alguns hormônios produzidos por estruturas orgânicas não glandulares e suas funções podem ser assim relacionados:

Órgão	Hormônio	Função
Trato digestivo	Gastrina	Aumenta a secreção de suco gástrico
	Secretina	Estimula secreção de bile e suco pancreático
	Colecistocinina (CCK)	Regula a liberação de bile e suco pancreático. Produz saciedade após a alimentação
Placenta	Gonadotrofina coriônica (hCG)	Manutenção da gravidez
Rim	Renina	Faz vasoconstrição, aumenta a pressão arterial e estimula os mineralocorticoides
	Eritropoetina	Aumenta a formação de eritrócitos na medula óssea
	Calcitriol	Aumenta a absorção digestiva de cálcio e fósforo
Coração	Peptídio natriurético atrial	Diminui a pressão arterial
Tecido adiposo	Leptina	Diminui o apetite

NANISMO E GIGANTISMO

Existem diversos estados patológicos derivados de alterações da produção do GH pela hipófise. Quando a secreção é reduzida durante a infância, o crescimento dos órgãos e dos ossos diminui e as placas epifisárias de crescimento ósseo fecham-se precocemente. O tratamento com administração de GH só funciona quando iniciado antes do fechamento das placas hipofisárias.

O fenômeno oposto, a hipersecreção de GH na infância, provoca o gigantismo, crescimento anormal do corpo. Quando a hipersecreção de GH ocorre na idade adulta – por tumores hipofisários, por exemplo –, tem-se a acromegalia, que provoca o crescimento de partes moles, como língua, lábios, orelhas, nariz e outras, causando deformações.

DISTÚRBIOS DA TIREOIDE

A deficiência dos hormônios tireoidianos provoca o hipotireoidismo, cujos sintomas são: frio, obesidade, lentidão de movimentos e raciocínio, prisão de ventre e, principalmente, edema, que nesse caso é denominado mixedema, dando à pessoa um aspecto inchado, com pele seca, por vezes semelhante a uma casca de laranja.

O excesso de hormônios tireoidianos provoca o hipertireoidismo, cujos principais sintomas são: sudorese, magreza, agitação, nervosismo e insônia. Muitas vezes ocorre um edema característico na região da órbita atrás dos olhos, provocando a chamada exoftalmia.

Tanto no hipo quanto no hipertireoidismo pode haver aumento da tireoide, que quando se torna visível recebe o nome de bócio. Em alguns casos, o bócio pode ocorrer mesmo na presença de níveis hormonais normais, tornando impossível dar um diagnóstico pelo simples aumento de tamanho da tireoide. Em locais onde ocorre deficiência na ingestão de iodo – elemento essencial à produção dos hormônios tireoidianos –, é frequente as pessoas apresentarem uma forma de bócio denominada bócio endêmico. Para combater esse tipo de problema, a legislação brasileira obriga os fabricantes de sal de cozinha a adicionar iodo ao seu produto, para que toda a população receba esse elemento na sua alimentação, de forma a evitar a doença.

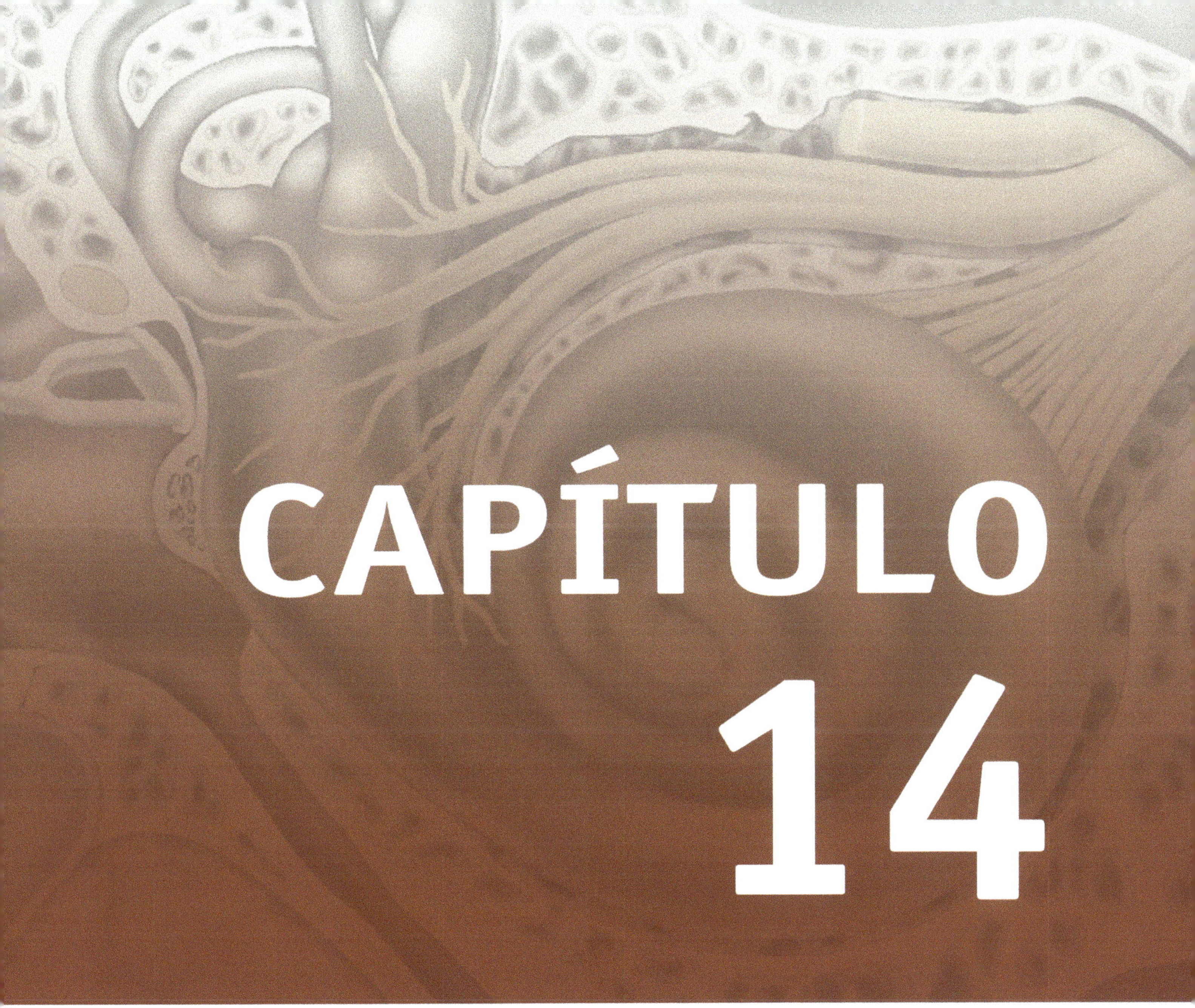

CAPÍTULO 14

Órgãos dos sentidos

O estudo do sistema nervoso revela sua estrutura complexa, capaz de perceber estímulos internos e externos, interpretá-los e produzir respostas. No entanto, para que isso seja possível são necessários órgãos especializados na captação dos estímulos do meio ambiente – os órgãos dos sentidos. O funcionamento de cada um deles depende da existência de três tipos de estruturas: receptores, vias condutoras e áreas cerebrais de interpretação.

Os receptores são órgãos que captam o estímulo do meio e o codificam na forma de estímulos elétricos. As vias condutoras são os nervos que levam esses estímulos elétricos ao cérebro. Finalmente, as áreas cerebrais de interpretação decodificam os estímulos trazidos pelos nervos condutores, transformando-os em sensações.

Todas essas estruturas estão relacionadas aos sentidos corporais, os ditos "cinco sentidos", que são: visão, audição, olfato, gustação e tato. Porém, já se sabe que não é ideal restringir os sentidos ao número de cinco, porque é possível contar mais de 15 deles. O chamado tato, por exemplo, pode ser dividido em: sensação de dor, de temperatura, percepção da posição das partes do corpo, discriminação da forma de objetos tocados, sensação de texturas, etc. A visão pode ser dividida em percepção de claro e escuro, de cores, de formas de objetos, de movimentos, etc. Cada modalidade dessas pode ter receptores e vias nervosas distintas, de forma que o agrupamento de tudo sob um único nome não é o mais adequado cientificamente. Este capítulo, no entanto, aborda os sentidos em um contexto mais tradicional – mas fica a ressalva dos avanços da ciência nessa área.

Visão

É a visão que capta os estímulos luminosos provenientes do meio e possibilita a percepção da forma, da cor e da luminosidade dos objetos. O órgão receptor da visão é o globo ocular ou olho, localizado no interior da órbita e cercado por estruturas anexas: pálpebras, supercílios, cílios, glândulas lacrimais, canal lacrimal e músculos extrínsecos oculares.

As pálpebras, os supercílios e os cílios são órgãos que protegem o olho contra diversas agressões, como a penetração de excesso de luz, suor e poeira. Além disso, as pálpebras têm movimentos rápidos de fechamento que espalham lágrimas sobre a superfície do olho, formando um filme umidificador.

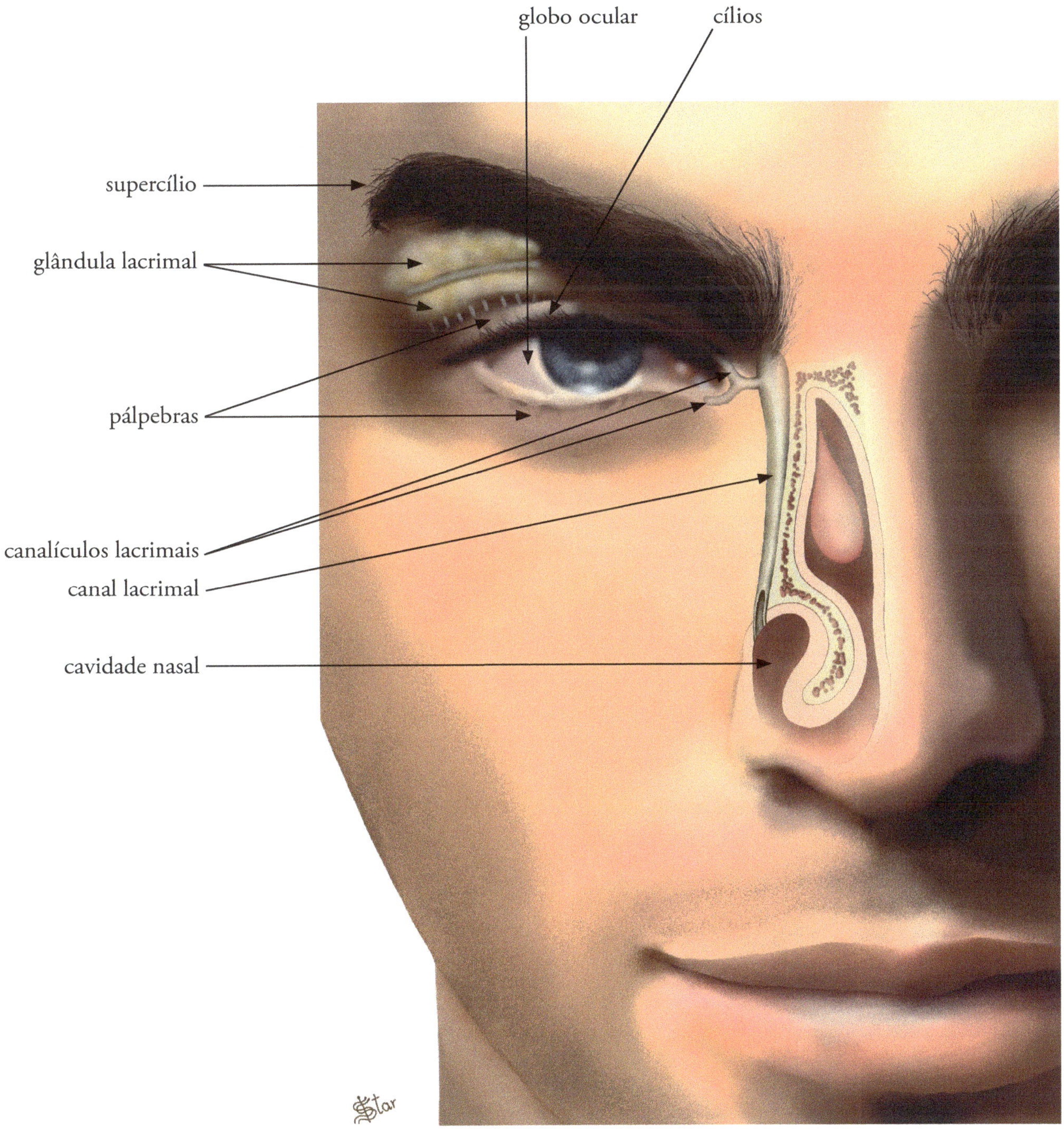
globo ocular
cílios
supercílio
glândula lacrimal
pálpebras
canalículos lacrimais
canal lacrimal
cavidade nasal

Estruturas anexas ao globo ocular – músculos extrínsecos oculares

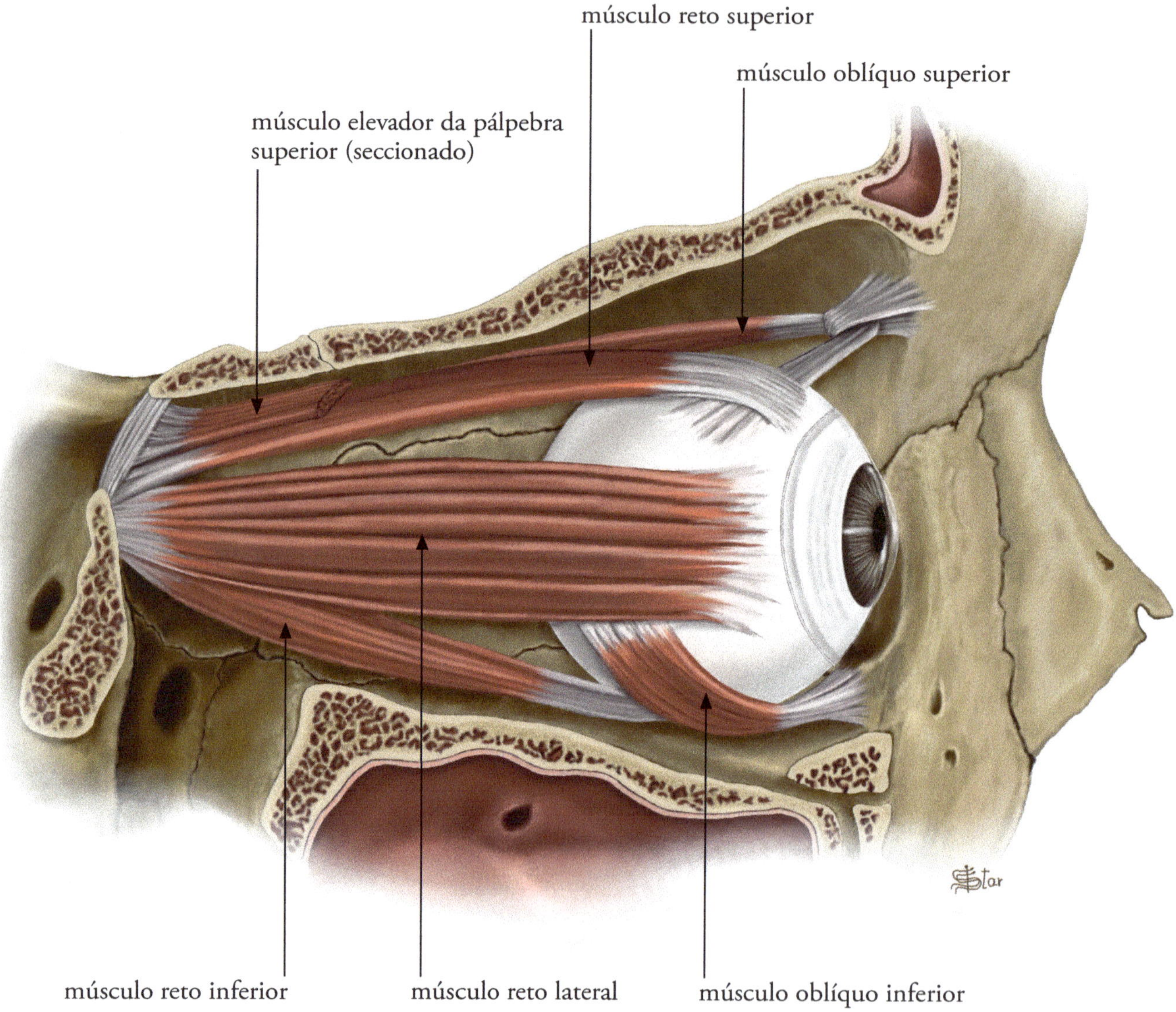

Cada globo ocular é composto por três camadas envoltórias: a túnica fibrosa, a túnica vascular e a retina.

A túnica fibrosa é a membrana mais externa do olho, além de ser a mais resistente, porque tem a função de proteger e dar forma ao globo ocular. Seu aspecto mais posterior, chamado esclera, é esbranquiçado, sendo responsável por formar a parte branca do olho. Sua porção mais anterior, a córnea, é mais fina, transparente e abaulada e dá passagem aos raios luminosos.

A túnica vascular é composta pela coroide, pela íris e pelo corpo ciliar. A coroide, parte mais posterior, é rica em vasos sanguíneos que nutrem o globo ocular. A porção mais anterior, situada sob a córnea, é a íris, que contém a pigmentação que dá cor ao olho. No meio da íris há uma abertura, a pupila, por onde passam os raios luminosos para dentro do olho. Na íris, ao redor da pupila, existem fibras musculares inervadas pelo sistema nervoso autônomo que provocam a dilatação (midríase) ou a contração (miose) da pupila, regulando a quantidade de luz que entra no globo ocular. Assim, em ambiente onde a luz é escassa, a pupila sofre midríase – ou seja, se dilata – para capturar a maior quantidade possível de raios luminosos. O oposto ocorre quando em ambiente com excesso de luminosidade: a pupila se contrai para proteger o interior do olho do excesso de luz. Atrás da íris fica o corpo ciliar, que contém o músculo ciliar, responsável por alterar o formato da lente ou cristalino, ajudando no processo de focalização de objetos, como será visto mais adiante.

A retina é, por fim, a camada mais interna do olho, que difere das outras por ser basicamente constituída de tecido nervoso. Nela estão células especializadas que transformam a imagem em estímulos nervosos a serem conduzidos ao cérebro. Existem dois tipos de receptores na retina: os cones e os bastonetes. Os primeiros têm a capacidade de distinguir cores, sendo abundantes na mácula lútea, região da retina onde a imagem é formada. Já os bastonetes são mais sensíveis à luz que os cones, porém só conseguem perceber contrastes de claro e escuro, fornecendo uma visão em preto e branco. Por isso, em ambientes pouco iluminados não é possível distinguir bem as cores. Os cones e bastonetes se ligam aos neurônios do nervo óptico, que levam os estímulos nervosos até o lobo occipital do cérebro. O ponto de saída do nervo óptico na retina é o disco óptico, também denominado ponto cego, pois não possui receptores.

Dentro dos três envoltórios que compõem o globo ocular, existem duas câmaras preenchidas por material líquido-gelatinoso que são separadas por uma lente chamada de cristalino. A câmara anterior fica entre a córnea e o cristalino e é preenchida pelo humor aquoso. A câmara posterior, localizada atrás do cristalino, entre ele e a retina, é preenchida pelo humor vítreo, que é mais consistente que o humor aquoso e ajuda a dar a forma esférica do globo ocular.

O cristalino é uma lente natural que focaliza as imagens sobre a retina. Ele é capaz de sofrer acomodações, tornando-se mais espesso ou mais fino, de acordo com a necessidade de ver objetos mais próximos ou mais distantes. Com o avanço da idade, o cristalino vai perdendo a capacidade de se acomodar, dificultando a focalização perfeita, o que é chamado de presbiopia, ou vista cansada, e pode ser corrigido com o uso de óculos.

O funcionamento do globo ocular pode ser comparado com o de uma câmera fotográfica (na verdade, as câmeras fotográficas é que foram inspiradas no olho). A diferença é que o globo ocular é muito mais ágil. Ele capta as imagens do ambiente através de um diafragma (pupila) e focaliza a imagem sobre um filme (retina), por meio de uma lente (cristalino). Assim como na câmera, a imagem projetada sobre a retina fica invertida. Mas os sinais elétricos formados pela estimulação dos receptores viajam pelo nervo óptico até o cérebro, onde serão interpretados, criando uma imagem codificada com padrões de cor, forma, perspectiva e movimento, que é como enxergamos.

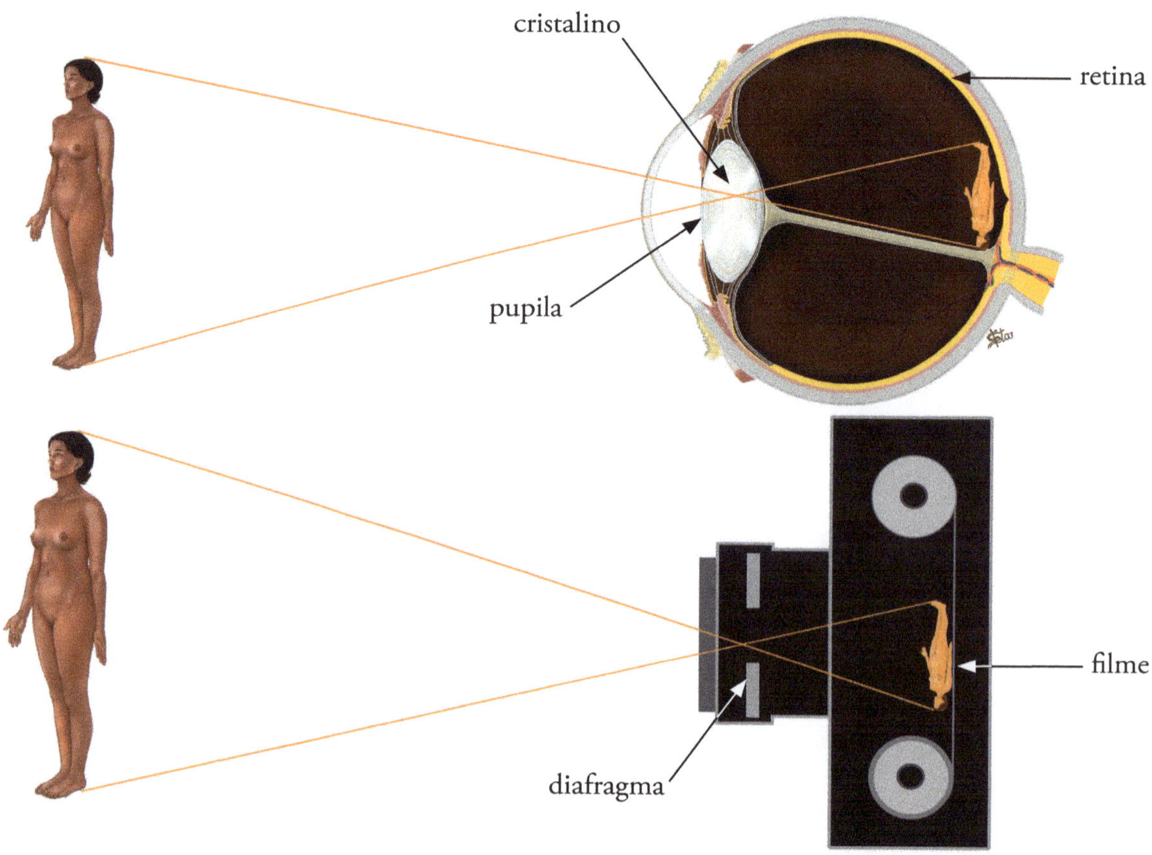

Olho como câmera fotográfica

Globo ocular

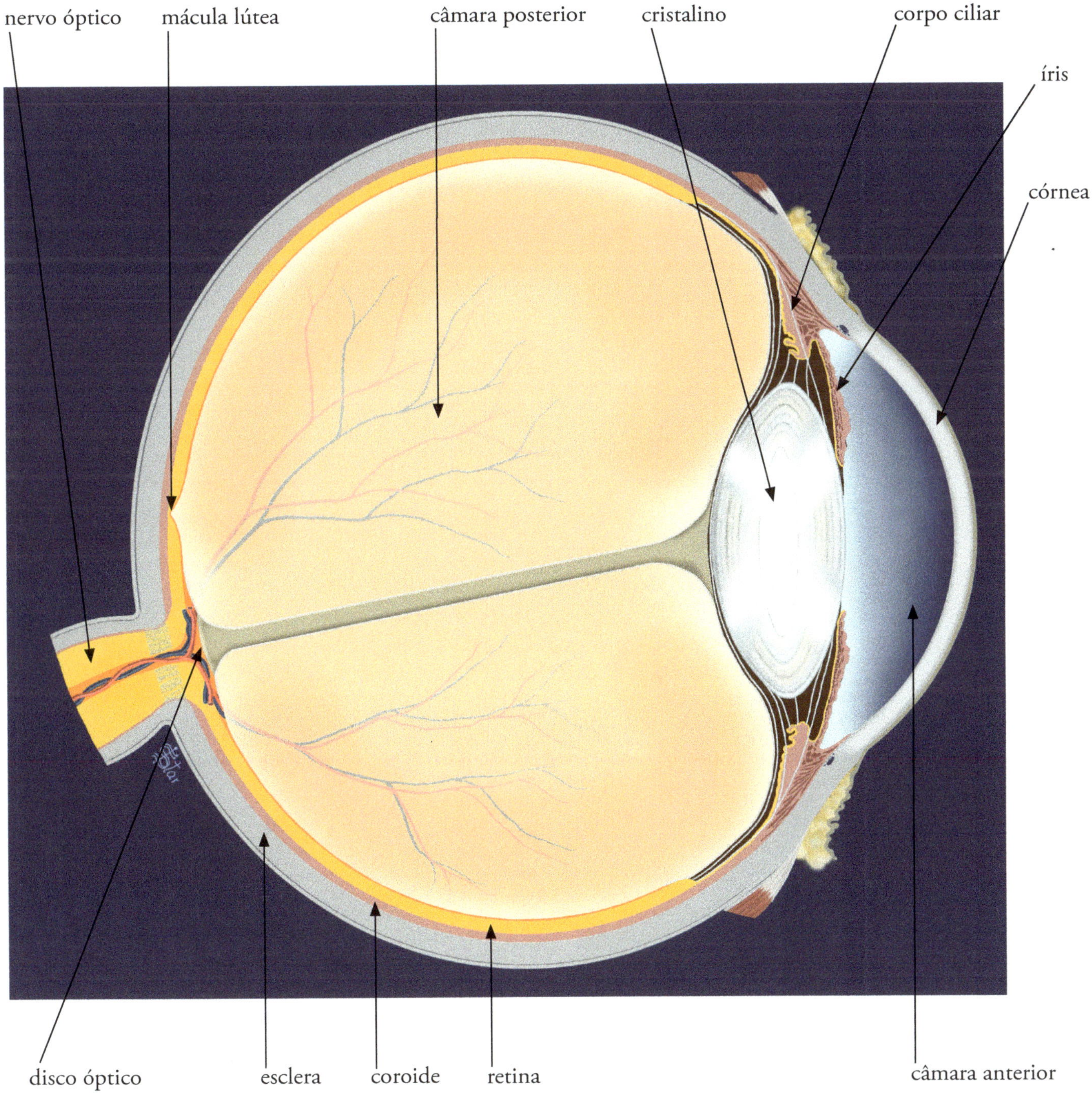

MIOPIA E HIPERMETROPIA

Normalmente, o cristalino é capaz de focalizar a imagem na retina. No entanto, a focalização pode ocorrer antes ou depois do ponto ideal, dando a sensação de visão desfocada, como acontece na miopia e na hipermetropia, dois defeitos comuns da visão.

Na miopia, a imagem é formada antes da retina, o que dificulta enxergar os objetos de longe. Esse defeito pode ser corrigido com o uso de lentes côncavas, cuja espessura no centro é menor que nas bordas, fazendo divergir os raios luminosos e aproximando a imagem da retina.

Na hipermetropia, o indivíduo forma a imagem depois da retina, o que provoca dificuldade para enxergar de perto. Sua correção pode ser feita com o uso de lentes convexas, cuja espessura no centro é maior que nas bordas; essas lentes fazem convergir os raios luminosos para a retina.

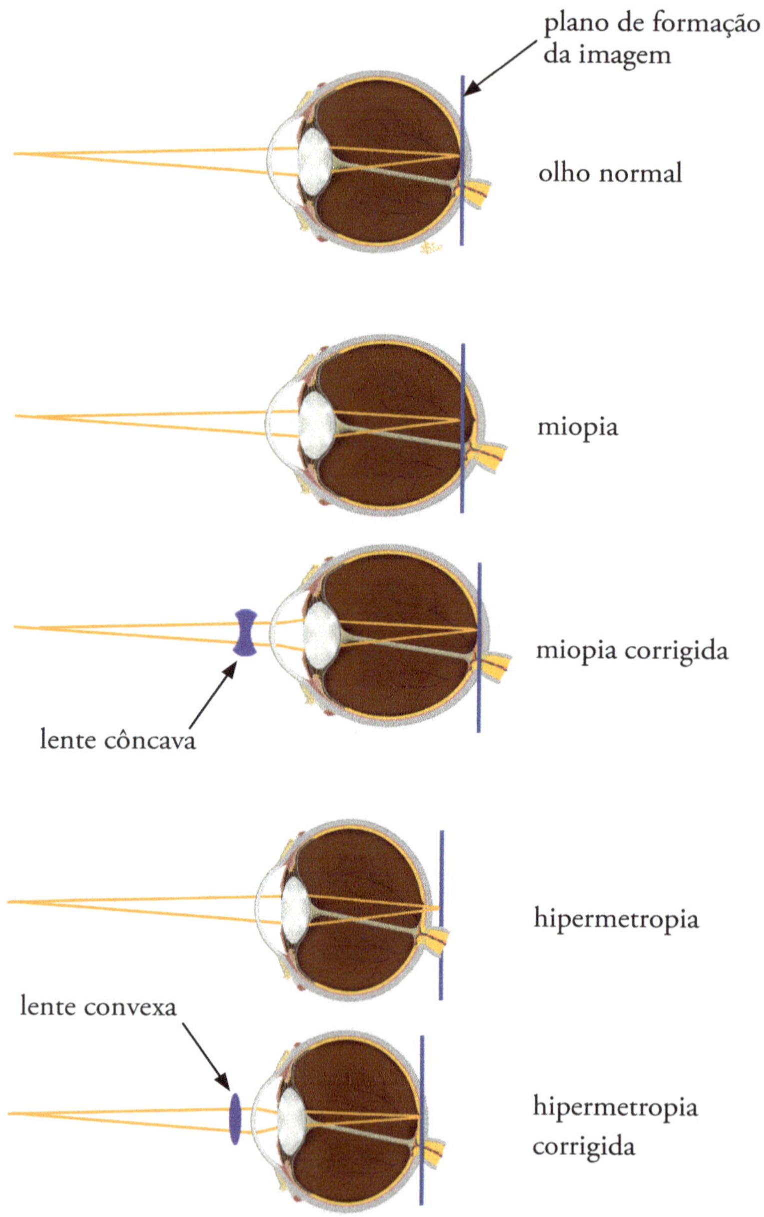

Miopia e hipermetropia

Audição

Os sons são ondas que se propagam pelo ar, mas a consciência desses sons e de seus significados depende de um órgão que decodifique as ondas sonoras: a orelha (conhecida popularmente pela nomenclatura antiga – ouvido).

Podemos dividir a orelha, sob o ponto de vista anatômico, em orelha externa, média e interna.

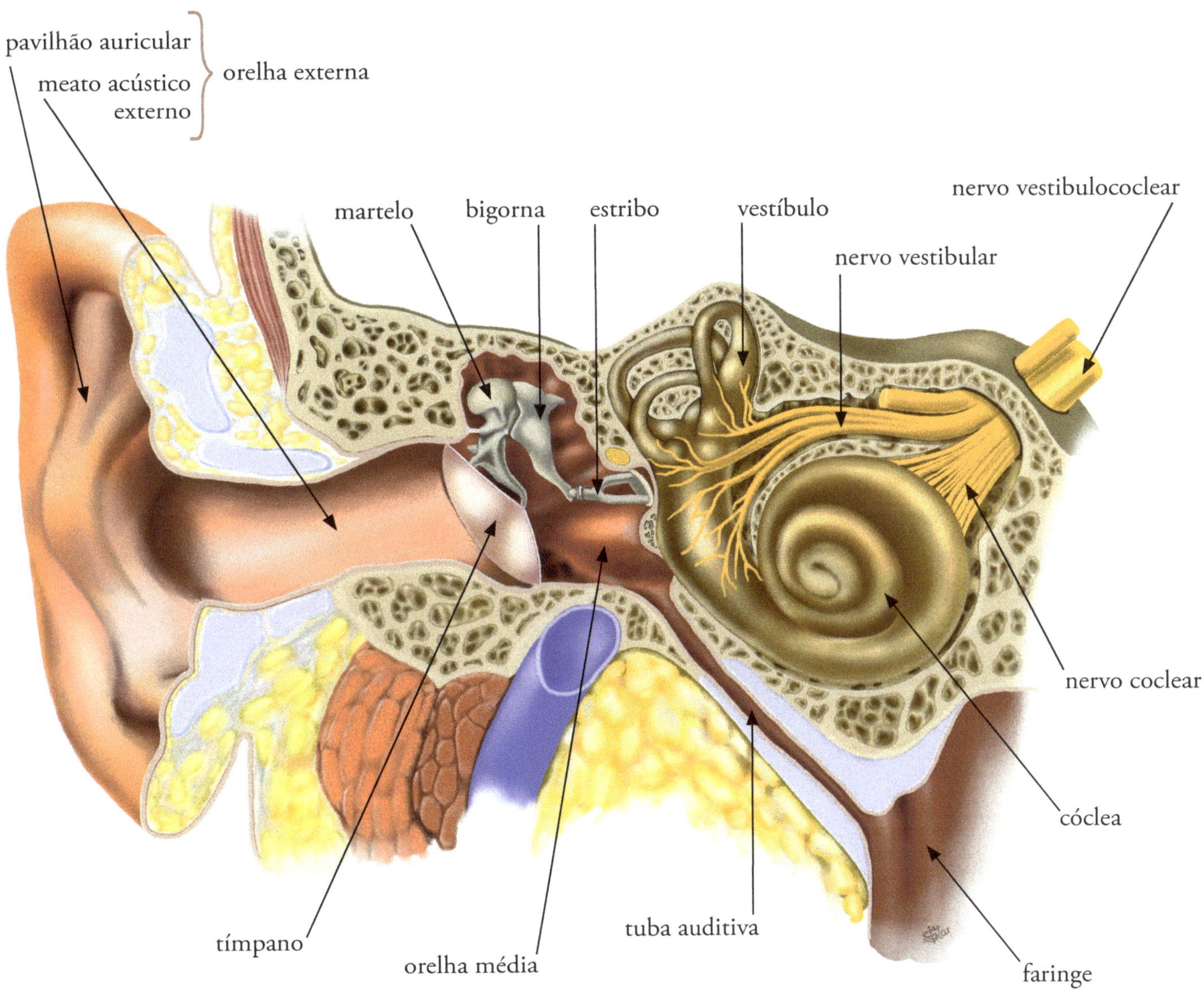

A orelha externa é composta pelo pavilhão auricular e pelo meato acústico externo. O pavilhão auricular é constituído de cartilagem e possui ondulações para captar melhor o som. Já o meato acústico externo é um tubo que conduz o som até o tímpano, uma membrana fina que está no fim desse canal. Além de ser o limite entre a orelha externa e a média, o tímpano é responsável por captar as vibrações das ondas sonoras.

No meato acústico também existem glândulas que produzem o cerume, um tipo de cera que serve para proteger a orelha externa de corpos estranhos.

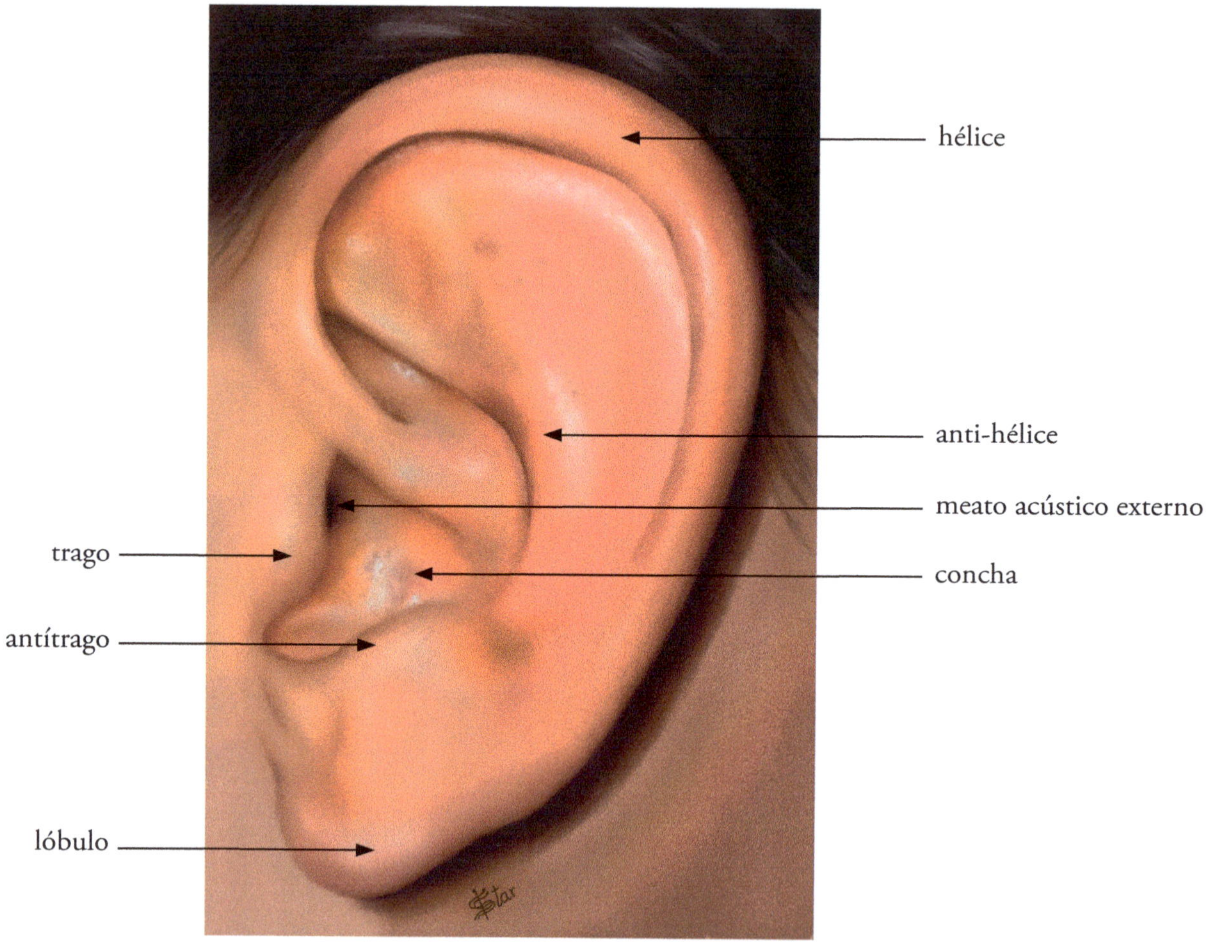

A orelha média, também chamada de caixa timpânica, é uma câmara que contém três pequenos ossos: o martelo, a bigorna e o estribo. O martelo está em contato com o tímpano e absorve suas vibrações, transmitindo-as para a bigorna, que as manda para o estribo, que, por sua vez, transmite as vibrações para a orelha interna, onde estão as terminações nervosas responsáveis pela audição.

A orelha média tem uma abertura através de um longo canal, a tuba auditiva, que desemboca na faringe. A função desse canal é conduzir o ar da faringe para a orelha média com a finalidade de manter o equilíbrio entre a pressão da orelha média e a pressão externa.

Um exemplo comum de distúrbio relacionado a essa diferença de pressão é observado quando subimos a uma altitude maior do que aquela em que estávamos. Durante ou após a subida, dependendo da altitude, sentimos abafamento do som e zumbidos no ouvido porque a pressão externa do ar diminui e a pressão de dentro da orelha média mantém-se relativamente maior por algum tempo, forçando o tímpano para fora. Ao descermos, sentimos os mesmos sintomas pelo processo inverso: a pressão externa é maior que a da orelha média, forçando o tímpano para dentro.

Nos dois casos, o tímpano tem a função prejudicada por estar excessivamente esticado. Não é preciso tomar nenhuma providência especial, pois o equilíbrio da pressão se estabelece rapidamente e a orelha volta ao normal. Para amenizar o desconforto, pode-se bocejar ou fazer movimentos de deglutição, o que provoca uma abertura maior da tuba auditiva na faringe, comunicando a orelha média com o ambiente e igualando suas pressões.

A orelha interna é formada por duas porções. A primeira é a cóclea ou caracol, que recebe as vibrações da caixa timpânica e as interpreta por meio de filamentos nervosos que se reúnem e formam o nervo coclear. A segunda porção é o vestíbulo, formado por três canais semicirculares que têm grande importância no equilíbrio e na percepção da posição da cabeça. Essa função se deve a um líquido existente no vestíbulo, a endolinfa, que provoca estímulos no nervo vestibular, o qual leva as informações que indicam a posição do nosso corpo. O nervo vestibular se junta ao nervo coclear, formando o nervo vestíbulococlear, encarregado de levar esses estímulos nervosos para serem interpretados no encéfalo.

Gustação

A gustação (ou paladar) permite distinguir o sabor dos alimentos e de outras substâncias pelo contato com os receptores gustatórios, espalhados por toda a superfície da língua. Esses receptores são os botões gustatórios, terminações nervosas especializadas em sentir o gosto, localizadas em pequenas elevações da superfície da língua, as papilas. Há quatro tipos de papilas linguais:

- **Filiformes** – mais numerosas e semelhantes a fios. Têm a capacidade de reconhecer calor, frio e pressão, mas não identificam o gosto dos alimentos, porque são as únicas que não possuem receptores gustatórios.

- **Fungiformes** – são arredondadas (com formato de cogumelo) e avermelhadas, distribuídas por toda a língua. Há cerca de cinco botões gustatórios em cada papila deste tipo.

- **Valadas** – são também arredondadas e avermelhadas, porém bem maiores do que as papilas fungiformes. São aproximadamente 12 e se localizam em uma região mais posterior da língua, em forma de V. Possuem mais de 100 botões gustatórios cada uma.

- **Folhadas** – são pequenas pregas localizadas nas laterais da língua, sendo pouco desenvolvidas no adulto.

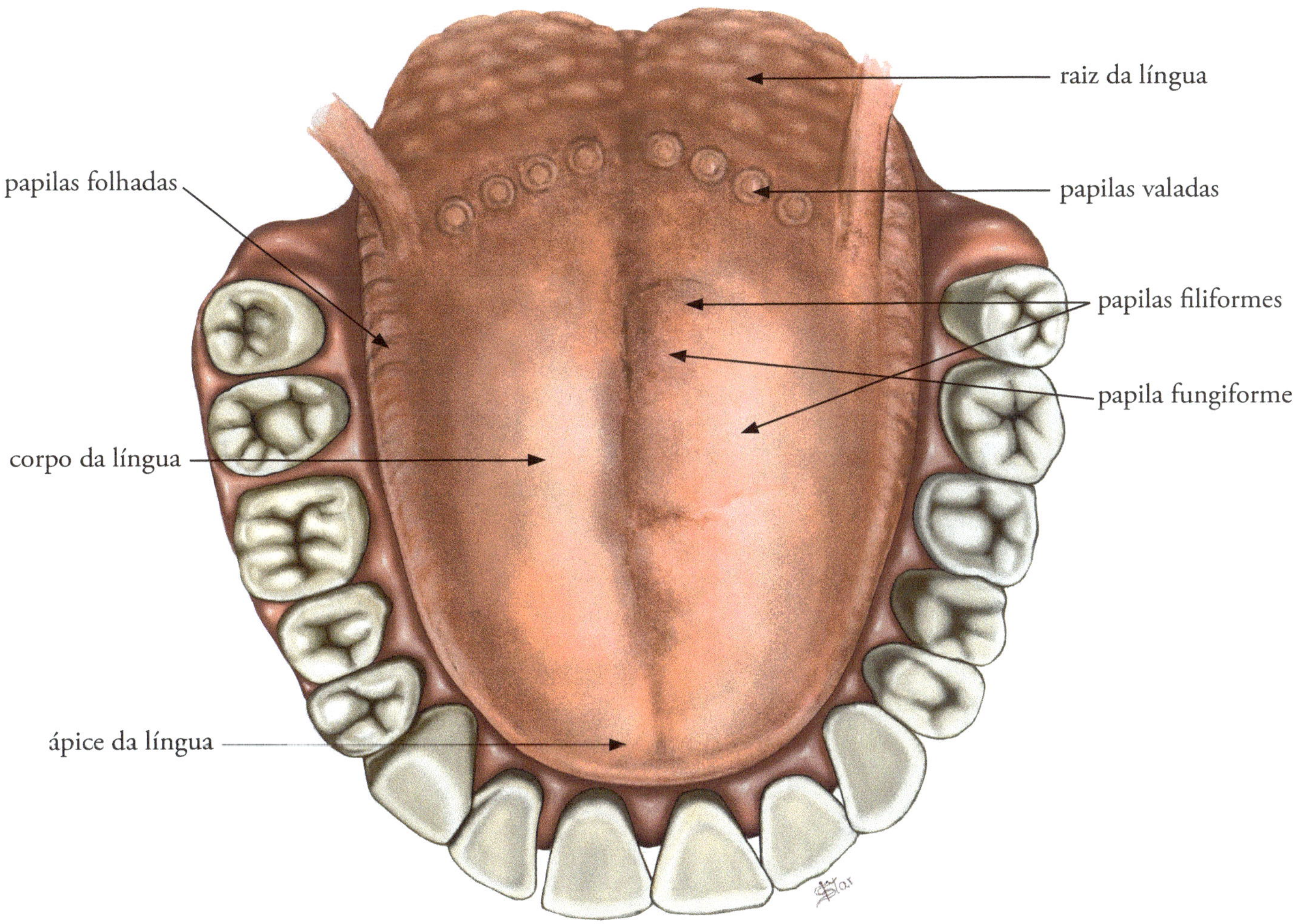
raiz da língua
papilas folhadas
papilas valadas
papilas filiformes
papila fungiforme
corpo da língua
ápice da língua

O paladar é capaz de distinguir entre quatro tipos básicos de sabor: doce, salgado, amargo e ácido. Porém, existem alguns sabores que não se enquadram bem nessa classificação, podendo ser considerados classes à parte. Exemplo disso é o sabor umami, comum na culinária oriental e relacionado à presença do glutamato de sódio. Tradicionalmente, aprendemos que cada um dos sabores é mais bem percebido em determinada parte da língua. A ponta da língua e a porção anterior percebem melhor o doce e o salgado; as regiões laterais, o ácido e o salgado; e o fundo da língua, o amargo. Embora de ampla divulgação, a relação da percepção de tipos de sabor com as regiões da língua recentemente vem sendo questionada por alguns pesquisadores.

O sabor dos alimentos só pode ser percebido se eles estiverem em estado líquido. Por isso, os alimentos sólidos são, em primeiro lugar, dissolvidos pela saliva e só depois é que entram em contato com as papilas linguais, causando estímulos que são recebidos pelos receptores gustativos. Esses estímulos são então levados pelos nervos facial, glossofaríngeo e vago, chegando ao tronco encefálico; daí seguem para o tálamo e por fim para o córtex cerebral para serem analisados.

O sentido do paladar está bastante associado ao do olfato, o que significa que o sabor dos alimentos não é bem percebido se o cheiro também não for. É por essa razão que uma pessoa com o nariz obstruído não percebe muito bem o sabor dos alimentos.

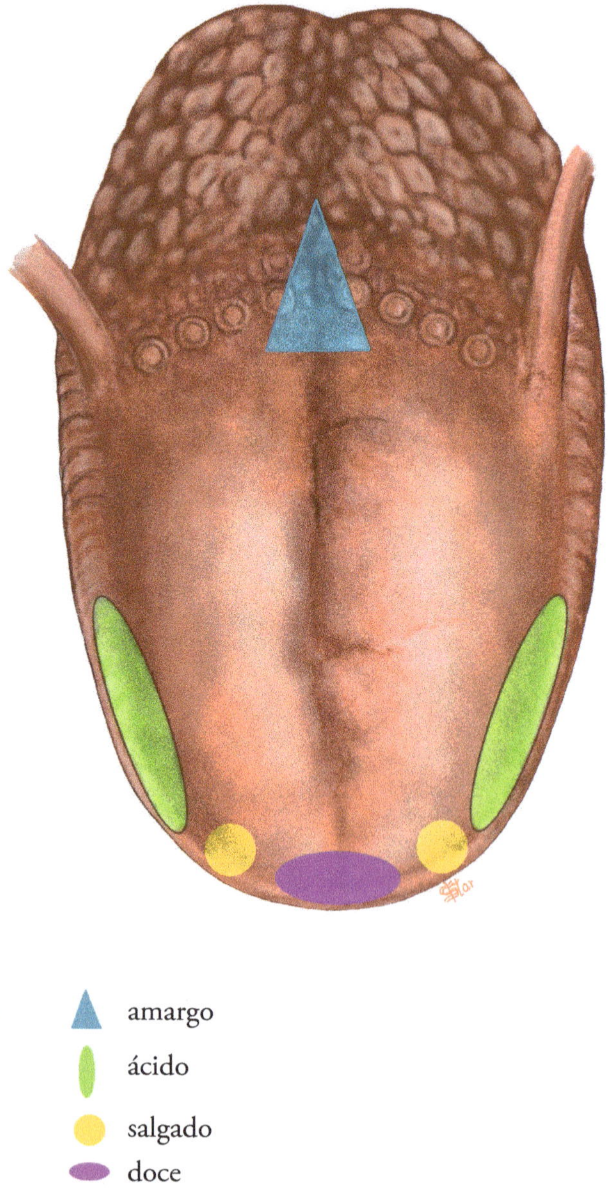

Identificação dos sabores básicos na língua

Olfato

O olfato permite perceber pequenas partículas que são desprendidas dos objetos e transportadas pelo ar até as fossas nasais, onde são interpretadas como odores. Os receptores de olfato estão na mucosa nasal olfatória, a parte superior da cavidade nasal por onde passa o ar durante a inspiração. Eles são ativados pelas partículas odoríficas e transmitem impulsos nervosos ao cérebro pelo nervo olfatório. Este faz conexões importantes com o sistema límbico, região do cérebro que cuida da memória e das emoções. É por isso que cheiros muito desagradáveis, relacionados com experiências passadas (ter comido algo estragado e passado mal), podem desencadear reações emocionais de aversão intensas.

Os resfriados fazem com que uma grande quantidade de secreção seja produzida pela mucosa nasal, diminuindo o contato das substâncias odoríferas com os receptores do olfato. Por tal motivo, nessas situações, a percepção olfativa diminui.

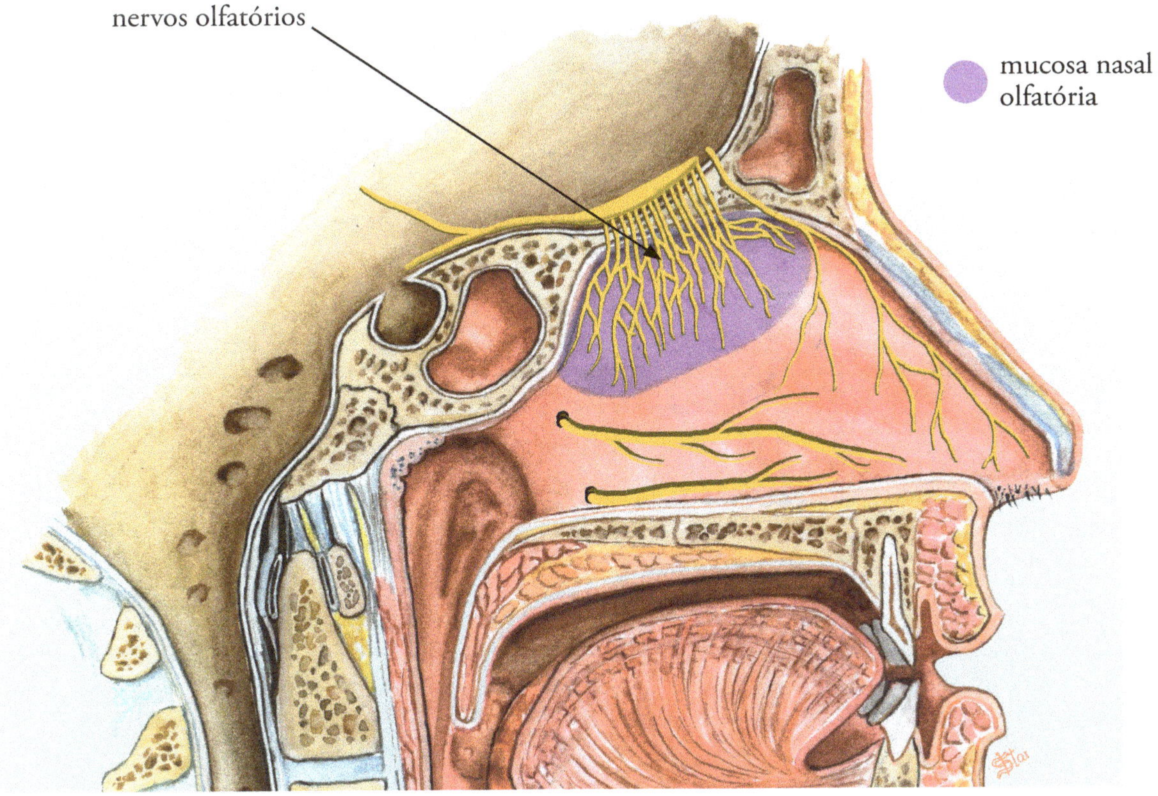

Tato

Sensações somáticas (ou tato) estão relacionadas a receptores presentes na pele, no tecido subcutâneo, nos músculos e articulações e em estruturas mucosas próximas à pele (boca, vagina, ânus). Elas dependem do tipo e da quantidade de receptores existentes, podendo ser subdivididas em modalidades:

- **Tato discriminativo** – percepção da textura e da forma de um objeto, além do local exato de contato com o corpo.
- **Tato grosseiro** – percepção de que "algo nos tocou", sem determinação exata de forma, local ou textura.
- **Sensação de pressão** – sensação contínua de toque sobre uma área mais extensa do corpo.
- **Sensação de vibração** – percepção de sinais sensitivos repetitivos e rápidos.
- **Coceira** – estimulação de receptores nervosos livres por substância químicas, geralmente provenientes de atividade inflamatória.
- **Sensação de temperatura** – percepção de frio e calor (com receptores diferentes), compartilhando parte de sua via no sistema nervoso central com a sensação de dor.
- **Dor somática** – sinal de agressão externa ao organismo importantíssima como mecanismo de sinalização de perigo. É bem localizada, depende de nociceptores (terminações nervosas livres) e tem um complexo sistema de regulação no sistema nervoso central.
- **Dor visceral** – também dependente de nociceptores em órgãos profundos. Geralmente, não é bem localizada e está relacionada a estímulos diferentes da dor somática.
- **Sensação proprioceptiva** – é a percepção da posição dos segmentos corporais, importantíssima para o equilíbrio, a locomoção e o posicionamento do corpo. Depende de proprioceptores, distribuídos nos músculos e tendões, além do vestíbulo ou labirinto, como visto anteriormente.

Os receptores se comunicam com os nervos periféricos da região, que levam os estímulos ao cérebro. A maior ou menor sensibilidade de partes do corpo está relacionada à quantidade de receptores na região.

Receptores somáticos

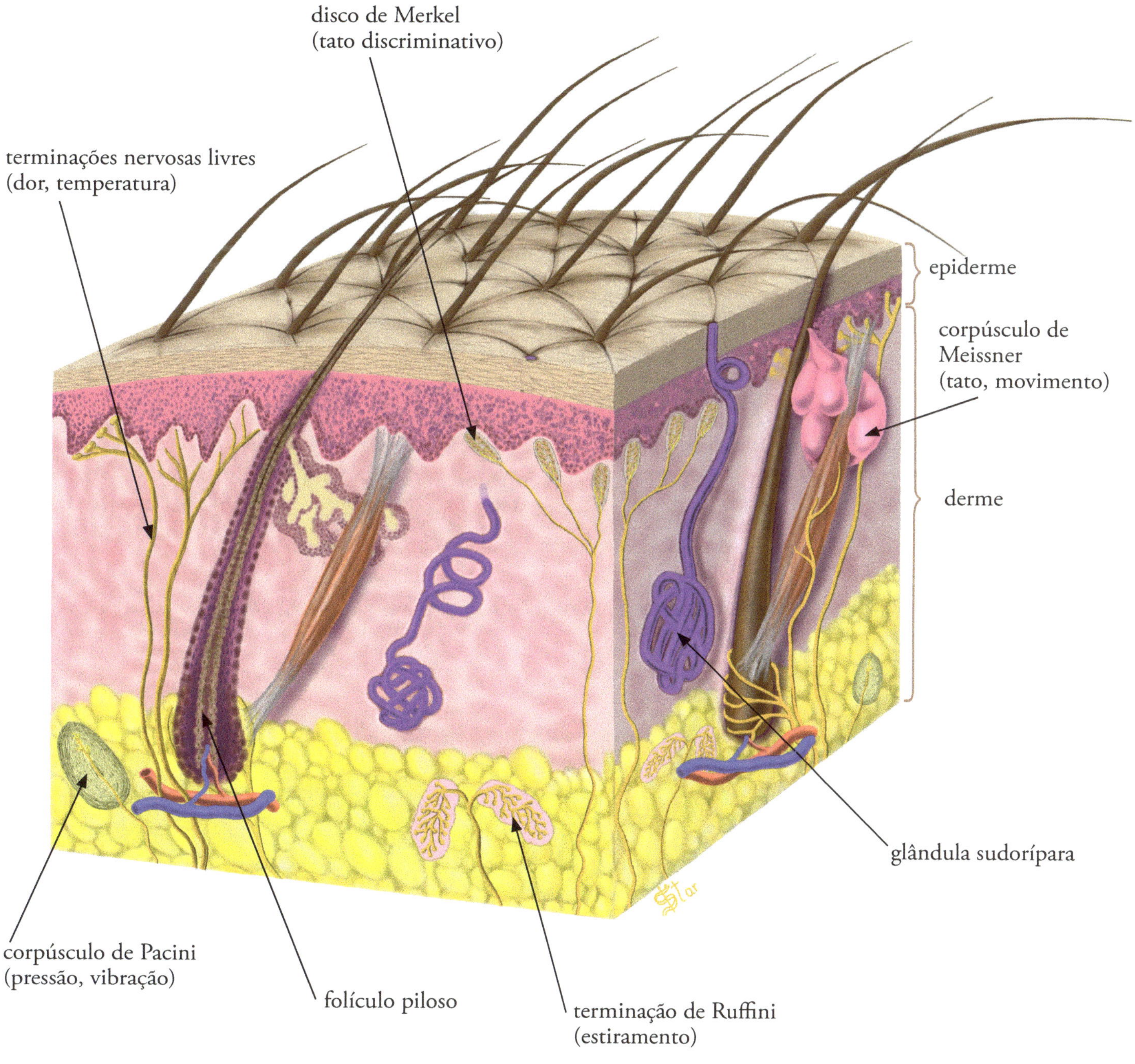

Referências

AFIFI, A. K.; BERGMAN R.A. **Neuroanatomia funcional:** texto e atlas. 2. ed. São Paulo: Roca, 2008.

DANGELO, J. G.; FATTINI, C. A. **Anatomia humana sistêmica e segmentar**. 3. ed. Rio de Janeiro: Atheneu, 2007.

DI FIORE, M. S. H. **Atlas de histologia**. 7. ed. Rio de Janeiro: Guanabara Koogan, 1986.

DIDIO, L. J. A. **Tratado de anatomia sistêmica aplicada**. Rio de Janeiro: Atheneu, 2002.

DRAKE, R. L.; VOGL, W.; MITCHELL, A. W. M. **Gray's anatomia para estudantes**. Rio de Janeiro: Elsevier, 2005.

GANONG, W. F. **Review of medical physiology**. 22nd. ed. New York: Lange, 2005.

JUNQUEIRA, L. C.; CARNEIRO, J. **Histologia básica**. 9. ed. Rio de Janeiro: Guanabara Koogan, 1999.

KASPER, D. L.; BRAUNWALD, E.; FAUCI, A. S. et al. **Harrison's principles of internal medicine**. 16th. ed. [S.l.]: McGraw-Hill, 2005.

LENT, R. **Cem bilhões de neurônios**: conceitos fundamentais de neurociência. 2. ed. Rio de Janeiro: Atheneu, 2004.

MACHADO, A. **Neuroanatomia funcional**. 2. ed. Rio de Janeiro: Atheneu, 1993.

MCPHEE, S. J.; ANONG, W. F. **Pathophysiology of disease**. 5th. ed. New York: Lange, 2006.

MOORE, K. L.; DALEY, A. F. **Anatomia orientada para a clínica**. 5. ed. Rio de Janeiro: Guanabara Koogan, 2007.

NETTER, F. H. **Atlas de anatomia humana**. 4. ed. Rio de Janeiro: Elsevier, 2008.

PORTH, C. M.; MATFIN, G. **Pathophysiology:** concepts of altered health states. 8th. ed. Philadelphia: Lippincott, 2009.

PORTO, C. C. **Exame clínico:** bases para a prática médica. 5. ed. Rio de Janeiro: Guanabara Koogan, 2004.

SCHUNKE, M.; SCHULTE, E.; SCHUMACHER, U. **Prometheus, atlas de anatomia**. Rio de Janeiro: Guanabara Koogan, 2006.

SMELTZER, S. C.; BARE, B. G. **Brunner & Suddarth**: tratado de enfermagem médico-cirúrgica. 9. ed. Rio de Janeiro: Guanabara Koogan, 2002.

SOBOTTA, J. **Atlas de anatomia humana**. Editado por R. Putz e R. Pabst. 7. ed. Rio de Janeiro: Guanabara Koogan, 2007.

SOCIEDADE BRASILEIRA DE ANATOMIA. **Terminologia anatômica internacional**. São Paulo: Manole, 2001.

TORTORA, G. J. **Princípios de anatomia humana**. 10. ed. Rio de Janeiro: Guanabara Koogan, 2007.

WOLF-HEIDEGGER, G. **Atlas de anatomia humana**. 3. ed. Rio de Janeiro: Guanabara Koogan, 1978.

www.ingramcontent.com/pod-product-compliance
Lightning Source LLC
LaVergne TN
LVHW070614061026
849580LV00019B/2895

2023 Report of Pudong Health Development

2023
浦东新区卫生发展报告

上海市浦东新区卫生健康委员会
上海市浦东卫生发展研究院

编

上 海 科 学 技 术 出 版 社

图书在版编目（CIP）数据
2023浦东新区卫生发展报告 / 上海市浦东新区卫生健康委员会，上海市浦东卫生发展研究院编. -- 上海 : 上海科学技术出版社，2024. 7. -- ISBN 978-7-5478-6701-3
Ⅰ. R199.2
中国国家版本馆CIP数据核字第20245A5J57号

2023浦东新区卫生发展报告

上海市浦东新区卫生健康委员会
上海市浦东卫生发展研究院　编

上海世纪出版（集团）有限公司
上海科学技术出版社　出版、发行
（上海市闵行区号景路159弄A座9F-10F）
邮政编码 201101　www.sstp.cn

开本 787×1092　1/16　印张 9
字数：100千字
2024年7月第1版　2024年7月第1次印刷
ISBN 978-7-5478-6701-3/R·3051

《2023浦东新区卫生发展报告》编审委员会

主　任　张娣芳

副主任　白　云　孙晓明

委　员　陈　英　朱　卫　郁东海　傅筱瑾　赵　兵　周　宇

《2023浦东新区卫生发展报告》编辑委员会

主　编　白　云

委　员　唐周华　杨小红　王兰钧　陈苏苏　俞步青　丁志宏
庄悦红　林　涛　张宜民　许　靖　叶振中　刘姗姗